AF358459

LA MÉDECINE NOUVELLE

BASÉE

SUR DES PRINCIPES DE PHYSIQUE

ET

DE CHIMIE TRANSCENDANTALES

ET

SUR DES EXPÉRIENCES CAPITALES QUI FONT VOIR MÉCANIQUEMENT
L'ORIGINE DU PRINCIPE DE LA VIE

PAR

LOUIS LUCAS

Auteur de la Chimie nouvelle et de l'Acoustique nouvelle, etc.

TOME SECOND

PARIS

E. SAVY, LIBRAIRE   E. DENTU, LIBRAIRE
RUE HAUTEFEUILLE, 24   13, PALAIS-ROYAL

1865

PARIS. — IMP. SIMON RAÇON ET COMP., RUE D'ERFURTH, 1.

LA MÉDECINE NOUVELLE

BASÉE

SUR DES PRINCIPES DE PHYSIQUE

ET

DE CHIMIE TRANSCENDANTALES

ET

SUR DES EXPÉRIENCES CAPITALES QUI FONT VOIR MÉCANIQUEMENT
L'ORIGINE DU PRINCIPE DE LA VIE

PAR

LOUIS LUCAS

Auteur de *la Chimie nouvelle*, de *l'Acoustique nouvelle*, etc.

TOME SECON

PARIS

F. SAVY, LIBRAIRE | E. DENTU, LIBRAIRE
24, RUE HAUTEFEUILLE | PALAIS-ROYAL, GALERIE D'ORLÉANS

1863

LA
MÉDECINE NOUVELLE

DIGESTION.

I

Principes fondamentaux de la digestion.

La médecine est divisée, aujourd'hui encore, aussi bien que du temps de Sylvius et d'Hofmann, en *solidistes* et en *humoristes*. Lors du mouvement dogmatique instauré au collége de France par Magendie, l'enseignement était presque entiérement *solidiste*, si l'on en croit les plaintes qu'il a insérées dans ses *Phénomènes physiques de la vie;* on sait quels efforts il fit à cette époque pour attirer l'attention publique sur le rôle que jouent les liquides de l'organisme; jusqu'au point de simuler en certains cas expérimentaux les effets les plus saillants des maladies qu'on regardait comme vouées à un système d'inflammation indiscutable. Ce n'est pas ici le lieu de développer les détails des expériences de Magendie; qu'il suffise de faire voir l'antagonisme sérieux et persistant qui s'est établi entre les deux écoles du *solidisme* et de l'*humorisme* dans ces derniers temps. Sommes-nous en mesure de décider la question avec plus d'avantage que nos devanciers; et de prouver laquelle de ces deux écoles est dans le vrai? Oui certainement... car, chaque école présentant la thése et l'antithése d'un point synthétique supérieur, il est facile, une fois ce point établi, de descendre avec sécurité dans le *solidisme* et dans l'*humorisme*.

J'ai fait voir qu'un dépôt natif de force condensée et tonalisée existe chez tout animal vivant : c'est ce qui constitue la transmission des êtres par la génération ; que ce dépôt appelé énormon, organisé primitivement par des forces libres, est soumis aux lois générales et fatales de la nature tout entière. Or, la première loi de ces forces physiques est : « *Que le mouvement ne peut déterminer d'effet spécialisé qu'en s'appuyant sur la matière, qui lui sert de support.* » Nous pouvons vérifier ces faits par la vue des grandes étincelles des machines électro-statiques ; et, bien mieux encore, par les effets si variés de la foudre. Lorsque, par une tension excédante, le mouvement, électrique ou non, s'est séparé de la matière qui le supporte, il erre à travers l'espace trop peu résistant, jusqu'à ce qu'il se soit jeté sur le support matière, qui lui est fatalement nécessaire pour garder un équilibre relatif, une station persistante. La force agit donc sur la matière en la pénétrant ; comme la matière réagit sur la force en la modelant par des spécialisations incessantes. De ces faits naissent : 1° les phénomènes physiques, représentant la force agissant sur la matière d'une façon prédominante ; 2° les phénomènes chimiques, représentant la *matière* agissant sur la *force* par ses spécifications propres.

Dans la physiologie, nous avons affaire à un ensemble des deux phénomènes : la force unie à la matière, par un principe d'asservissement réciproque gradué, tonalisé. Au centre de l'économie vivante surtout, et, dans une certaine proportion, diffusée dans toute la masse charnue, une force est là présente, enchaînée à la matière, sous l'impression des lois d'asservissement mutuel que je citais. Cette masse est douée d'un écoulement normal et incessant ; et revivifiée par un remplacement du même genre. Mais, dans les détails, cet asservissement, cette tonalisation-principe, n'a plus lieu avec la même régularité. La force libre, intérieure ou extérieure ; la matière intérieure ou extérieure, se dégagent parfois des liens tonalisateurs qui les enchaînent ; comme cela se voit si bien en acoustique, elles font des échappées partielles qui semblent souvent de nature à briser l'ensemble. En physiologie, comme en pathologie, nous nous trouverons toujours en présence de deux éléments antagonistes : la force libre, la matière spécifiée. Les effets de force libre constituent les diverses évolutions que j'ai attribuées à l'énormon ; l'enseignement les range, d'une façon aveugle, passablement discordante, sous la rubrique d'effets nerveux. Or, comme les forces libres et la matière se répondent constamment dans leur équilibre antagoniste, nous aurons forcément à traiter dans la pathologie un effet double : 1° la maladie produite par l'effet de la force libre ; 2° la maladie produite par l'effet de la matière spécialisée ; non plus avec les divisions des *solidistes* et des *humoristes* seulement ; mais en tant que *solide, liquide, gazeuse.* Quand le travail synthétique de la force énormon se scindera, il y aura polarisation des éléments matériels qui peuvent lui obéir, comme cela se voit dans les maladies typhiques à l'égard des liquides de l'organisme ; quand la matière vivante se scindera dans ses spécifications il y aura trouble par les solides, les liquides, les gaz. Mais toujours les maladies devront être considérées avant tout sous deux points de vue primitifs, basiques, élémentaires : 1° les effets de force libre ; 2° les effets de matière spécialisée. Le choléra se développera aussi bien sous l'influence de la FORCE LIBRE, sortant de l'imagination éréthisée, qu'il apparaîtra par l'intoxication d'un aliment indigeste, dont le départ enrayé conduira au retrait de l'énormon vers les centres splanchniques. La phthisie sortira de l'hérédité, ou d'un froid adventice, appelée par l'énormon impuissant ; comme elle prendra naissance sous la désorganisation que lui fait souffrir la blessure des corps purement matériels que le boulanger, l'aiguiseur, le carrier, introduisent dans la trame pulmonaire par la respiration. Il n'est pas une seule maladie qu'on ne puisse produire par ces deux voies extrêmes et antagonistes. Voilà ce qui a tant trompé les solidistes et les humoristes ; joignons-y les gazéistes, moins connus du public. Tour à tour, à défaut de l'analyse exacte des phénomènes, ils se rejetaient la balle, empruntant plus ou moins aux animistes, qui expliquent tout par un seul principe ; stérile, à son tour, lorsqu'il s'agit des spécifications matérielles. L'animiste se tirera fort bien des explications à donner sur les causes de la phthisie provenant de l'hérédité : « Dieu nous a donné une âme phthisique !.. » Que voulez-vous faire à cela? Mais le carrier en grès, admirablement constitué, qui accepte un tel travail avec la certitude qu'il ne passera pas l'âge de quarante-cinq à cinquante-cinq ans, entraîné par une phthisie fatale?... Qu'est-ce que l'âme, INNÉE, doit voir là dedans? L'homme sain est maître d'aller ou de ne pas aller à ce travail funeste! Il n'y a dans ce fait, complétement volontaire, ni prédisposition héréditaire, ni prédestination, ni quoi que ce soit de préconçu. Les corps introduits dans le poumon sont vulnérants comme un coup d'épée. La phthisie, ici, ressort de la matière influençant la force. La circulation attirée dans les capillaires du poumon agit par la solidarité réciproque qui existe entre la force libre influençant la matière, comme la matière influence la force libre. La tonalisation des organismes est donc, comme je le disais plus haut, la forme arrêtée par la nature pour enchaîner l'antagonisme de la FORCE et de la MATIÈRE dans un but synthétique. Mais, comme tout état pathologique est justement la destruction totale ou partielle de la tonalisation, et le retour aux antagonismes déchaînés; toute maladie doit présenter un effet sortant de la force libre, frauduleusement dominante; ou un effet de la matière spécialisée, tyrannisant anormalement la force libre. Les phénomènes de polarisation de forces, ceux de *solidisme*, *d'humorisme*, *de gazéisme*, ne viennent qu'après et pour chacun des antagonismes FORCE, MATIÈRE, pris à part. La matière sait aussi bien tyranniser la force libre que la force libre sait opprimer la matière. Qu'à une source d'électricité donnée j'oppose une matière fortement condensatrice : la force libre va se tendre outre mesure, s'exaspérer, au point de fournir ces chocs violents dont je rappelais il y a un instant les effets désastreux en parlant des ravages de la foudre. Au lieu de cela, à une force électrique très-tendue opposez une matière dispersive de la nature des carbures, de la baleine, des cheveux, etc. : la force libre deviendra douce et agglutinative; obéissant à toutes les spécifications qu'on lui opposera jusqu'à perdre les caractères primitifs d'une force tendue. Trop de force libre appliquée à la matière la plus résistante de nos métaux les volatilise, ôte en un mot leur spécification basique; c'est ainsi qu'avec un nombre suffisant de piles électriques on gazéifie, on volatilise les métaux les plus réfractaires; avec de la matière en excès, et douée de dispersion native, on détruit la tension de la foudre... on appelle cela des paratonnerres.

des principes et les faits de la physique transcendantale! Et, pour
en faire une application utile, servons-nous de l'étude du diabète.

Qu'on ne s'étonne pas de rencontrer à chaque instant de la pathologie au milieu des études physiologiques, et notamment, ici, le diabétisme; comme je ne suis pas chargé de composer quelque *vade mecum* destiné à la vente courante, j'use de mon droit de prendre les choses quand je crois qu'elles doivent venir. La discussion qui s'est établie entre MM. Bernard, Mialhe et Alvaro Reynoso est ce qui résume le mieux le débat diabétique. Mais lequel des trois a raison? Ce qu'il y a de plus étrange à cet égard, c'est qu'ils ont raison tous les trois; pour des causes qui leur sont inconnues à eux-mêmes, et qui dérivent des principes que je viens de poser. Je rappellerai seulement, pour mémoire, que la dispersion des matières alimentaires, servant bien plus à créer une PENTE au départ organique qu'à donner une excrémentation stérile, compose la première partie du travail digestif; secondement, qu'il faut trouver les voies de SOLIDIFICATION spéciale que la nature emploie pour engager dans les tissus, d'une façon suffisamment stable, les éléments introduits dans les organes digestifs; dont l'utilisation est connue jusqu'ici sous le nom d'assimilation. En un mot, il nous faut décrire comme on l'a vu ci-dessus la voie physique, la voie chimique.

Dans la partie abstraite qui parle des forces vitales j'ai donné une expérience capitale avec laquelle on peut suivre *de visu* les phénomènes qui président à l'existence des êtres vivants; ici, *partie chimique*, en quelque sorte, je dois donner de nouvelles expériences capitales, chimiques, pour faire voir comment se fonde la plasticité des éléments chimiques de l'organisme. En ce moment j'en signalerai deux seulement, assez vulgaires; me réservant de donner à la fin du volume une série d'expériences, inconnues et de premier ordre, pour appuyer les principes de ce livre. C'est donc à la fin du volume qu'il faut se reporter pour les preuves qui touchent les questions-principes.

PREMIÈRE EXPÉRIENCE.

Si l'on mêle ensemble trois substances que j'indiquerai plus tard, au bout d'un certain temps il se formera dans le composé

II

De l'hygiène publique à propos du diabétisme, de l'albuminurie, etc.

Il suffit de raisonner quelques instants les expériences que je viens de présenter pour voir que la plasticité et la non-plasticité organiques régissent beaucoup d'affections mal classées en pathologie; et, notamment, ce qui se rapporte au diabète, à l'albuminurie, etc. Les faits ici sont si patents, qu'il n'y a pas moyen de balancer. L'alimentation se développe presque en entier sous la forme chimique d'un liquide sucré qui est le chyle. Si donc les éléments comburants manquent 1° du côté des forces libres, le poumon porte-oxygène; 2° du côté de la digestion par les corps pyrophoriques; la plasticité de cette masse sucrée, relativement énorme, ne se fera pas, ainsi que la dispersion-pente dont nous connaissons la nécessité; et, comme le sucre, l'albumine, la graisse, et tant d'autres éléments restés solitaires dans le liquide sanguin ne peuvent être longtemps supportés par ce dernier, il se produira de force une élimination qui prendra la désignation de *diabétisme*, albuminurie, etc., selon que le corps non plastique sera du sucre, de l'albumine, de la graisse, etc., etc. La loi fatale en physiologie, c'est que toute substance réalise son adjonction à la tonalisation normale de l'économie vivante; ou serve à la PENTE organique qui crée la chaleur et le mouvement vitaux; sous peine d'être éliminée par des exutoires *appropriés*, ou même extraordinaires, dont l'inversion d'effet nuit tant à l'économie. En un mot, il faut que nous puissions retrouver dans la DIGESTION les grandes voies de la chimie ordinaire : *per descensum, per ascensum*; puis l'équilibre, la liquidité, la tonalisation vivante. Donc, 1° PRÉCIPITATION, en physiologie, répond à *solidification; plasticité*, à *assimilation*; 2° VOLATILISATION à *dispersion, pente*, excrémentation; 3° LIQUIDITÉ à *équilibration, suspension, tonalisation*. L'analyse de MM. Bernard et Mialhe étant tout à fait incomplète, on verra, à cause de cela, qu'elle touche seulement à l'une des faces de la question physiologique supérieure. Une partie

de notre alimentation doit par PRÉCIPITATION se solidifier; une autre
se répandre au dehors; une autre se tenir en équilibre liquide.
Voilà pourquoi j'appelle ordinairement DISPERSIFS cette partie qui
fournit la *pente*, et non pas excrémentation; car ce n'est pas à titre
d'excrément que la *majeure partie* des corps qui traversent la périphérie doivent être compris, mais à titre d'éléments NEUFS, MO-
TEURS. Je ne veux pas non plus me servir du mot *sécrétion*, qui répond mieux à une transformation glandulaire utilisable dans
l'économie. La création des essences factices que j'ai indiquée ci-
dessus montre quelles voies suit la nature dans ses adjonctions;
de façon à alimenter ses mécanismes. Par la seconde expérience
je fais voir quels sont les moyens employés par la nature pour
atteindre la plasticité ou solidification; ce sont les corps pyrophoriques capables d'agir sur les composés albuminoïdes, et même
à la rigueur sur le sucre. Enfin, par une troisième expérience, je
montrerai les allures de la liquidité; de la liquidité outrée même,
d'où sortent le diabète, l'albuminurie, les émissions de gélatine,
pseudo-gommeuses, etc. On a eu bien tort de tant crier contre
M. Liebig lorsqu'il divisait la digestion en éléments respiratoires et
en éléments plastiques; si l'on découvrait dans son système des
parties vicieuses, il fallait les discuter, mais non repousser la pensée
fondamentale. J'ai fait voir ailleurs que le dualisme de M. Liebig est
incomplet comme tout dualisme; ce qui a vicié sa conclusion et
une grande partie des détails d'observation; il est inutile d'y revenir ici.

Certains peuples du Nord ne sont sensibles que quand on les
écorche, disait Voltaire. En médecine on ne commence à s'occuper
d'un point philosophique qu'au moment où il prend la forme d'un
accident pathologique d'une extrême gravité. Ne soyez pas étonnés
de rencontrer sous la discussion du diabétisme la seule théorie un
peu importante qui existe sur l'alimentation. M. Mialhe dit ceci :
« Les corps neutres, fécules, gommes, sucres, ne sont COMBUSTIBLES
qu'à la condition de se trouver en présence des alcalis du sang. Le
sang est alcalisé à l'état normal, il doit, à la rigueur, comburer ces
corps neutres; mais, soit que cette alcalinité se montre trop minime, relativement; soit qu'il y ait là-dessous quelque acidité dis-
simulée, les corps neutres ne se comburent pas assez bien dans

1.

l'économie... . » Prenez des alcalis ! J'allais me laisser aller à dire :
Prenez mon ours !... M. Mialhe est pharmacien. Que ceci soit reçu
comme je le donne, c'est-à-dire avec l'estime la plus réelle. L'attention que je porte aux travaux de M. Mialhe prouve, plus que je ne
puis le dire, la haute considération que je me plais à professer pour
ce savant. De son côté, M. Bernard répond à M. Mialhe : « Vous pré-
tendez que les corps neutres sont forcés de recourir aux alcalis du
sang pour arriver à la combustion ; mais le sang n'a jamais montré
trace d'acidité ; même quand on ingère des acides, bien autrement
en excès que vous n'ingérez des corps neutres ; c'est le système nerveux qui est atteint dans le diabétisme !... et la preuve, c'est qu'en
piquant le plancher de votre quatrième ventricule je vais vous rendre diabétique si vous insistez ! » M. Mialhe refuse de continuer la
discussion sur ce terrain. Mais, tirant de sa poche une note de son
confrère en chimie, M Alvaro Reynoso, il fait voir à M. Bernard que
l'on devient diabétique par d'autres moyens que la désagréable pi-
qûre du quatrième ventricule ; c'est-à-dire que tout embarras dans
la respiration produit le même effet ; du chloroforme, de l'éther,
des anesthésiques en général. Il rappelle en même temps les observations empruntées aux cliniques médicales, montrant que la phthisie, la pulmonie, etc., dans le sens du poumon ; la scarlatine, l'érysipèle, la variole, etc., dans le sens de la périphérie, amènent les
mêmes résultats. M. Bernard voulait utiliser, pathologiquement, les
belles études qu'il a faites sur la résection de ces trois nerfs : il n'y
a pas de mal à cela ; mais il n'a donné qu'une des faces de la question asphyxie, la face nerveuse, comme M. Alvaro Reynoso n'en
donne que la face chimique. Pourquoi ne pas étudier l'analyse des
faits dans tout leur développement? Chacun a raison, mais pour
une part seulement. Avec M. Bernard, j'accepte la lésion nerveuse ;
mais je ne l'accepte pas seule, ce serait ridicule, puisqu'il faudrait
supposer que dans tant de cas divers et si étranges il n'y aurait là
qu'un effet nerveux ! Avec M. Alvaro Reynoso j'accepte les anesthésiques demi-asphyxiants, comme diabétisants ; et cela d'autant mieux,
que cette observation plus explicite nous dévoile la cause diabéti-
sante que nous rencontrons dans tous les cas d'asphyxie quelconque
par le poumon ou par la périphérie. Voilà pour ce qui a trait aux
forces libres, à la physique de la question, aux actes aériens qui

s'exercent sur l'alimentation. M. Mialhe répond à la seconde partie, à la partie vraiment chimique de cette alimentation; ne se préoccupant nullement du mécanisme qui introduit l'agent aérien dans son affaire, il n'entend observer que les corps qui accaparent le gaz comburant. « Il faut, dit-il, des alcalis pour comburer les corps neutres, donnons des alcalis ! » Moi, je réponds à M. Mialhe : Il est vrai que les alcalis ont une action telle sur les corps neutres, qu'ils leur créent souvent une pyrophorie spéciale, qui permet à ces corps neutres de s'unir à l'oxygène dans certaines circonstances. Mais êtes-vous sûr que cette pyrophorie si désirable se produira chimiquement **au** milieu des éléments du sang, si bien tonalisés? Pour ma part, un doute là-dessus est ce que je puis dire de plus poli. En tout cas, laisserez-vous les gens s'empoisonner pour avoir le plaisir de leur verser le contre-poison? A quoi bon ingérer des corps neutres dépouillés de la pyrophorie que la nature y a attachée avec tant de prévoyance? Les animaux herbivores, dites-vous, ne sont jamais diabétiques! Je le crois bien!... ils n'ont pas eu la stupidité d'élever à grands frais ces raffineries de sucre où l'on prend le jus de la canne encore suffisamment pyrophorique pour vous le rendre à l'état toxique. Ils n'ont pas inventé les fécules de table, arrow-root, tapioca, etc., ces pains de gruau, et jusqu'au pain du pauvre, non cuit, chargé d'eau, dans lequel la fécule se présente encore entière, indigeste, non assimilable; qui à eux seuls font plus de diabétiques et de phthisiques que les ordonnances de tout le corps médical. Et ces glucoses que la Faculté laisse consommer par milliards de tonneaux sous le nom de bière, de sirops rafraîchissants, soda, etc., jusqu'à permettre qu'on ait remplacé le sirop de vraie gomme, si adoucissant, par la fécule gluante tirée au moyen de l'acide sulfurique, le glucose [1]. J'apprendrai en passant à la Faculté une chose dont j'aurais pu faire un magnifique Mémoire ; c'est que ces gommes produisent un grand effet sédatif lorsqu'elles sont pourvues surtout d'une certaine dose

---

[1] Je dis LE glucose et non LA glycose ; car je ne comprends pas qu'on fasse rapporter glycose ou glucose à un féminin, lorsqu'il s'agit ici du SUCRE glycose ; comme on dit sucre de cannes, de réglisse, de raisin, de carottes, etc. On a fait la même faute, quand, après la découverte des gaz, on a pu établir que l'ammoniaque était un de ces gaz ; on devait dire LE ammoniaque, LE GAZ ammoniaque ; et non LA ammoniaque, répondant, par un féminin, à la pensée alchimique qui n'était plus en cause.

d'acide prussique que j'ai découvert dans les *sortes* très-thérapeu-
tiques, observation que je n'ai pas le temps de conduire à un état
démonstratif public en ce moment; mais dont je ne ferai pas grâce
aux thérapeutistes, si Dieu me prête vie. Quand certaines bières de
café, à base de glucose, vous tombent sur l'estomac, on dirait qu'on
a avalé un pavé; aussi le consommateur se hâte-t-il de prendre
force petits verres pour se réchauffer. De même qu'après l'injection
de force petits verres il a recours à la bière pour se calmer; l'un
portant l'autre, voilà le mécanisme de la consommation des boissons dans la bonne ville de Paris et sa banlieue. Je n'invente pas les
faits... je les surveille... comme un chasseur opiniâtre. Dans deux
maisons, situées aux deux bouts des constructions que j'ai fait élever boulevard Montparnasse, n° 25, les débitants m'en apprennent
plus à cet égard que les plus beaux livres de médecine. Entre autres
faits à ma connaissance, je viens de voir mourir encore du diabète
un petit industriel, vrai pilier de café. Autrefois on ne connaissait
guère cette maladie que chez les gens riches; aujourd'hui je la
vois se répandre d'une façon incroyable chez les buveurs de bière.
Après cela plaignez-vous que le débit des alcools envahisse les populations! N'est-ce pas un admirable mécanisme, sorti de la chimie
industrielle moderne, qui permet au client de marcher sur la corde
roide de la soûlerie avec le balancier du glucose sulfurique et des
eaux-de-vie de betterave? Nous devons à la chimie les plus belles
applications des temps modernes; mais, si elle continue, nous lui
devrons le plus beau linceul de l'humanité, la mort par asphyxie
alcoolique. Quand le fabricant ne savait faire de l'eau-de-vie qu'avec
de bonnes barriques de vin, le cœur lui saignait de brûler ce beau
jus de la treille, si vermeil, si pur, si bienfaisant; j'ajouterai, moi,
si pyrophorique; mais, quand il ne s'agit que de se débarrasser
d'éléments à demi putréfiés, comme cela a lieu dans les fabriques
de betteraves et de fécules, il n'y a guère à balancer; le monde sera
d'autant plus inondé d'alcools, que le sucre raffiné, que le grain
raffiné, poisons solides, seront déversés eux-mêmes en plus grande
quantité sur le marché. Les poisons s'attirent et se soutiennent.
Lisez plutôt les prospectus des marchands de fécules habillées des
noms et des formes de toutes les substances connues, avec appro-
bation médicale; vous verrez s'il est permis d'avoir quelques sous

dans sa poche sans être tenté de s'empoisonner en aussi belle et en aussi savante compagnie? Certaines fécules dont on contrefait la nature constituent le plus souvent des aliments natifs, accompagnés des éléments pyrophoriques qui en font un corps sain et confortable; il n'en est plus de même des affreux amidons qu'on nous donne à leur place : l'un pourrait à la rigueur servir de remède ; tandis que l'autre a toutes les chances de nous empoisonner.

Après ces développements, j'ai honte, en vérité, de reprendre la discussion sur le diabétisme. A quoi bon dépenser tant d'argent dans les raffineries de sucre, de grain, de fécules, de boissons, etc., pour être forcé piteusement d'aller chercher chez le pharmacien ces nauséeux alcalis avec lesquels nous sommes condamnés à boire du vin qui prend d'eux le goût distingué du pissat? Revenons donc à la bonne et franche nature. Quand le chimiste se présentera à nous avec des teintures nouvelles, pas trop plombifères; avec les piles de combinaison, dites galvaniques; créant la télégraphie, la galvanoplastie; avec la plaque photographique mordue par les chloroïdes; bénissons le chimiste!... mais, quand ce savant touchera à ce qu'a créé la nature avec tant d'intelligence et de prévision, arrêtons-le tout court; comme on écarte la main d'un ami qui s'abuse. « Ne touchez pas à la reine... à la nature, cette reine de la terre; nous ne devrions la regarder qu'à genoux; nous ne devrions y toucher qu'avec un saint respect! Arrière, chimistes, ignorants ou coquins, qui spéculez sur l'aveuglement actuel des masses pour envahir la consommation! Vous déshonorez une des mamelles de cette grande nature votre mère, la chimie, qui préside aux mutations de la matière, comme la physique régit l'emploi des forces libres! »

N'allons pas dire avec M. Mialhe (p. 75, *Chimie physiologique*) : « Nous concluons que la maladie diabétique reconnaît pour cause un vice d'assimilation de la glucose *par* DÉFAUT D'ALCALINITÉ *suffisante dans les humeurs de l'économie animale.* » Mais que le diabétisme reconnaît, *généralement et pratiquement*, pour cause, un véritable empoisonnement par injection d'aliments déviés de la nature pyrophorique, nécessaire à l'assimilation organique. Je dis : *généralement et pratiquement*, parce qu'il faut y joindre les cas transitoires et exceptionnels qui reconnaissent pour base une asphyxie commençante, une lésion des nerfs, du poumon, etc.; en un mot, la partie de cette maladie la moins ordinaire, celle qui se rapporte à une action incomplète des forces libres sur l'alimentation. Il se fait bien autrement de diabétiques par la chimie organique que par la physique d'appareils. Sans cela, sans les folies de la nutrition moderne déviée, verrait-on les cas de diabétisme, si rares autrefois, se multiplier outre mesure? Cette année, à Vichy, dans un seul hôtel, les diabétiques étaient presque en majorité sur les maladies des reins!... Quand on va se saturer de carbonate de soude dans cette localité pendant les célèbres vingt-deux jours indiqués comme campagne thérapeutique, je vous demande quelle action cela peut avoir sur les fécules que vous reprendrez en rentrant à la maison; sur la bière que vous êtes habitués à boire dans le cercle ou dans le café attitré; sur les PATONS de votre boulanger, qui vous traite comme on traite les dindes en Normandie; enfin sur la nourriture de onze mois, mise en présence de vingt-deux jours de traitement? Il faut que les hommes soient bien ignorants ou bien fous pour ne pas rire au nez du médecin qui leur propose une semblable plaisanterie de guérison. Je comprends qu'un spléenique, un ictérique, aillent essayer de défaire à Vichy un accident accompli; mais boire des alcalins pour un travail de onze mois à venir... c'est trop fort! laissez donc là vos poisons, malheureux qui souffrez! vous n'aurez plus besoin après cela d'aller à Vichy que pour y faire danser madame, avec son cousin l'officier.

Quels que soient les palliatifs qu'on emploie, le carbonate d'ammoniaque, préconisé à juste titre par M. Bouchardat comme sudorifique; agissant bien dans ce sens, et non comme alcalin, ainsi que le veut M. Mialhe; les bains, la flanelle, les sulfures, la viande prise exclusivement, la graisse, le pain de gluten, etc., etc., il faut revenir à l'alimentation naturelle; au pain de froment composé de tous ses éléments; au vin rouge brassé sans addition de sucre; à la viande non *maquignée*; au sucre non raffiné, mais seulement rapproprié; au miel non mélangé de glucose; bien mieux, au miel fait par la mouche en pleine campagne, avec les éléments des fleurs; et non, comme cela se pratique aujourd'hui, en faisant ramasser par les essaims les ordures des raffineries. Ah! si j'étais hygiéniste !..

Dans tous ces cas divers vous créez des substances neutres sans

élément pyrophorique, fécules, gommes, sucres, miels, vins, etc. !
Et cela en vertu des décrets de la chimie moderne, qui a statué dans
sa sagesse que pour le vin le fait capital... la richesse, la vinosité...
c'est l'alcool! « Empoisonnons-nous... c'est le plaisir le plus
doux. » Je viens de suivre M. Mialhe, M. Bernard, M. Alvaro Reynoso, dans leurs déductions physiologiques; on peut voir après cela
que les germes de cette terrible maladie ne sont exclusivement ni
dans la lésion nerveuse, ni dans le mécanisme respiratoire, ni dans
l'alcali du sang; mais surtout et avant tout dans des fautes de
l'hygiène publique. Je vais apporter à l'appui de cette opinion des
faits qui sont à ma connaissance personnelle. Seulement, avant cela,
je prierai qu'on m'excuse sur la nécessité où je me trouve de revenir encore sur la liqueur de brou; comme c'est la première fois
qu'elle est introduite dans le commerce, il n'est pas étonnant que
je puisse y rencontrer des faits très-inconnus et fort curieux. Je
remarquai, dans les rapports que j'avais avec les courtiers et les
consommateurs, que beaucoup de clients devenaient fanatiques de
la boisson qu'on leur livrait; parce que, prétendaient-ils, cela
changeait entièrement leur état de santé. Des gens abandonnés des
médecins, des vieillards usés, des hommes dévorés par la syphilis,
y trouvaient de grands adoucissements. Ce que je n'avais vu jusque-
là qu'au point de vue alimentaire m'intéressa au point de vue thérapeutique, et l'occasion d'en faire l'essai ne tarda guère. Le choléra ou
de très-fortes cholérines se mirent à sévir avec une certaine violence;
un de nos hommes de magasin en souffrait si cruellement, que la fabrication fut interrompue. L'idée me vint de lui faire prendre une
petite dose de notre jus pur, gardé précieusement en réserve pour
la fabrication. L'ouvrier fit une affreuse grimace en avalant ce
breuvage âpre et noir; mais il fut guéri au bout de cinq heures.
D'autres recommencèrent et obtinrent les mêmes effets. Plus tard,
un de nos charretiers qui fournissait des maisons de filles, ayant
approché de trop près sa clientèle, revint avec une maladie secrète
qui l'empêcha de travailler. Je lui fis prendre du brou, comme aux
autres, et le chômage disparut. Si la syphilis n'avait pas quelque
chose de déplaisant pour la publicité, je citerais le nom et l'adresse
de cet excellent ouvrier, employé aujourd'hui dans une des premières brasseries de Paris; comme il fut moins discret que je ne le

suis ici, au bout de quelque temps on put apercevoir dans la pharmacie d'un de nos voisins la liqueur de brou servant à injectionner les syphilitiques, les femmes à flueurs blanches, etc., etc., et depuis elle a envahi toutes les pharmacies de la capitale. Des effets si certains me poussèrent à étudier le brou dans ses rapports avec le sucre, pris solitairement; c'est alors que je vis de mes yeux ces grandes solidifications de l'élément sucré sous l'influence des pyrophoriques, et depuis je n'ai cessé de poursuivre des expériences sans nombre sur une question que je regarde comme la base de l'architectonie organique. M. Montagne, l'illustre cryptogamiste de l'Institut, MM. les docteurs Tripier, Marey, Huguet, Mercier, Delente et tant d'autres, médecins, chimistes, physiciens, savants, ont eu l'occasion de voir les membranes énormes que j'ai obtenues par mes procédés; M. Montagne en a envoyé des spécimens par toute l'Europe. Mais ce qu'on n'a pas vu, parce que je le cache, comme se rattachant à une question industrielle marchande, c'est l'action des pyrophores sur le sucre pur concentré; sur l'albumine, la gélatine, etc. Plus tard j'en ferai l'objet de publications séparées, aujourd'hui je les garde pour le commerce. Il faut que tout le monde vive!... n'ayant ni chaires, ni places, pour me solder, je me sers de l'industrie; j'en suis même arrivé à aimer tellement ce genre de travail, que je regarderais comme le plus beau jour de ma vie celui où je pourrais me présenter comme le premier marchand d'allumettes de la capitale. Le travail étant l'avenir du monde, pour moi, l'homme instruit et loyal dans son commerce me semble constituer l'apogée du genre!

Les études que je fis sur le brou m'ont amené à la thérapeutique rationnelle du diabète, dont j'ai été heureux de voir la confirmation dans l'examen des traitements anciens de cette maladie; et même dans l'analyse des succès obtenus par les cliniques particulières modernes. 1° Le chyle, pris dans sa masse, doit être doué d'une dispersion suffisante; notre première expérience capitale nous éclaire sur ce point; 2° les matières destinées à se plastiquer, l'albumine et même partie du sucre, doivent être introduites dans l'organisme avec un fond de pyrophorie suffisant pour amener ce résultat; c'est à cela que peuvent servir les astringents, dans une sage mesure, et surtout les *végétaux* ENTIERS; car en eux se trouveut contenus des principes sagement et *préalablement* équilibrés qui ne détruisent pas les tonalisations de notre sang; enfin, des boissons chargées, à suffisance, de leurs principes pyrophoriques. Ce qu'on appelle EXTRACTIF, pour ne rien dire d'utile. Quant à un traitement détaillé, on comprend que je dois l'abandonner à la sagacité du médecin, bien pénétré de ces principes, et tenant un juste compte de la position de son client. La nature a pris soin dans notre intérêt d'équilibrer les principes assimilables; pourquoi dévier ce beau travail? Là est le secret des guérisons diabétiques. Un jour j'espère publier sur ce sujet un travail complet et détaillé qui ne peut trouver sa place ici faute de développement, je ferai voir qu'au moyen d'un réactif inconnu je suis arrivé à connaitre, à métrer moléculairement les liquides de l'organisme, urines, salive, bile, suc pancréatique, etc.; non pas comme on le fait, par le grillage, en désassociant leurs éléments complexes, ni même en les séparant par fractions plus étendues; mais en les mettant dans ma balance, ENTIERS; en les comparant ENTIERS, les uns par rapport aux autres. Je puis savoir quelle est la force-mouvement qui répond au sucre, à la fécule, à l'albumine, à la salive, à la bile, etc. Avec des éléments doués d'une tonalisation spéciale, partielle, il faut agir sur des ensembles de force et non sur des détails; sans cela que sait-on physiologiquement? Rien! la physiologie constituant justement l'étude de groupes automates. Étudions donc les ensembles! *Le diabétisme naît, 1° d'une alimentation déviée; 2° d'une dispersion excessive des carbures, amenée par les deux voies normales : 1° concentration des forces libres; 2° emprisonnement des gaz dans l'organisme.*

III

De la pyrophorie organique.

Nous n'en avons donc pas fini avec le rôle que jouent les ferments dans l'organisme; ou du moins que jouent les substances qui se conduisent comme le type élémentaire ferment que j'ai essayé d'établir. Aussitôt qu'on veut toucher à la digestion, il faut immédiatement revenir sur l'état pyrophorique, dont je n'ai donné jusqu'ici qu'une idée préalable. Or rien n'est plus obscur que le rôle de ces ferments dans les faits organiques, encore plus que dans les faits industriels. Les uns croient que ce sont des végétations cryptogamiques, les autres n'y voient que des polarisations simples. Sans doute il y a polarisation, puisqu'il y a fixation de l'oxygène par similitude, par communication; mais il y a aussi combustion. Un ferment varie suivant sa combustibilité propre ou acquise. La chaleur ne modifie-t-elle pas les produits de la fermentation avec le même ferment? Ainsi le lait avec ferment donne à chaud de l'alcool, quand, à froid, il ne donne que du sucre de lait. Le brou donne de l'acide butyrique, très-souvent, lorsqu'il ne peut atteindre aux réalisations alcooliques. Il en résulte ceci : la levûre, qui, fraîche, peut porter l'eau sucrée au dédoublement acide carbonique et alcool, produira de l'acide lactique, de l'acide butyrique, de la mannite, de l'hydrogène, etc., si on la broie dans un mortier, où elle aura perdu de sa force, par le commencement d'oxydation que lui fait éprouver le broiement de ses cellules cryptogamiques. Les organismes des ferments présentent donc un moyen de conserver leur combustibilité, comme l'introduction d'une essence dans une capsule gélatineuse en garantit les propriétés actives. La bile, dans l'organisme, agit comme un ferment, par son oxydabilité extrême ; elle aide les aliments à se dédoubler en gaz et acides gras des fèces; en graisses, en corps plus ou moins assimilables. La nature et la quantité de cette bile règlent ces dédoublements qui fixent la santé ou la maladie. Selon qu'on a plus ou moins de bile en opération, on est maigre ou gras. Les tempéraments très-bilieux sont secs, maigres, etc., mais se portent bien. Les vins du Rhin produisent de l'acide butyrique par leur défaut de combustibilité, tandis que les vins du Midi n'en ont jamais. Il y a mieux, le bouquet de ceux-ci, inconnu en Bourgogne, vient d'une seconde réaction du ferment sur l'alcool, dont une partie s'éthérise par excès de combustibilité. Le grand tort de la science est donc d'avoir constamment entrepris l'étude des ferments au moment de leur fixation de combustion ; au point d'arrivée, en un mot; au lieu de les prendre initiativement, c'est-à-dire au point de départ. De là viennent toutes les fautes commises dans leur étude. Les recherches de MM. Louvet et Lassaigne, de MM. Gruby et Delaffond, ont fait voir que la digestion, — surtout la digestion des ruminants, — amenait la présence d'animalcules nombreux au milieu du bol alimentaire. De ce fait, qui semble incontestable, si l'on s'en rapporte à l'honorabilité et au talent des hommes qui le patronnent, résulte-t-il cependant qu'il faille étudier là le mystère de la digestion? Les animalcules se forment accessoirement dans ce phénomène organique, comme ils se forment au milieu de bien des faits pathologiques, sans éclairer; — je dis plus, — sans influencer les faits de l'un et l'autre genre. Il en est de même en chimie en ce qui touche les fermentations : ce qu'on accepte pour ferment *initial*, n'est qu'un RÉSULTAT, un *produit* de fermentation. Or, qui dit produit, dit matière composée. En effet, les ferments que nous étudions dans nos laboratoires ne sont pas autre chose que des combinaisons d'un corps éminemment oxygénable, jouant le rôle comburant ou acide avec un corps moins oxygénable, le sucre, jouant le rôle de base. Ce qui a trompé les chimistes dans l'étude des ferments, c'est qu'ayant affaire à des éléments non arrêtés, non saturés, non rassasiés d'oxydation, si je puis m'exprimer ainsi, les phénomènes initiaux se représentent pour partie, et font croire que le ferment déjà copulé est une substance MORTE *sui generis*; il n'en est rien. Ce qu'on remarque d'animalisé dans le ferment est un résultat similaire à l'animalisation des digestions; et cette animalisation joue un grand rôle dans les fermentations subséquentes. Cela agit, avec le RESTANT d'oxydabilité contenu, avec le MOUVEMENT retenu dans le *ferment-résultat*. La preuve en est, qu'à un moment donné, moment de véritable saturation combustible, le ferment se trouve paralysé dans ses effets et n'agit plus en cette qualité. Le *noir* de platine est un fait scientifique qui met complétement sur la trace des effets de fermentation; j'en dirai autant des qualités pyrophoriques amenées par l'extrême division des poudres métalliques. J'ai fait voir ailleurs que tout, dans la nature, pouvait revêtir cet état pyrophorique par une extrême division. Les accidents attribués aux poudres de guerre dans les grands ateliers du gouvernement ne reconnaissent pas d'autre cause que la perméabilité possible que ces corps acquièrent en face de l'oxygène ambiant. J'ai vu des torchons de laboratoire effilés outre mesure par l'usage, amenés à un état dangereux de pyrophorie. Tout le monde sait que dans les campagnes on remplace l'amadou par des espèces de charpies très-divisées; l'amadou lui-même ne doit ses propriétés de facile combustion qu'à une division naturelle, excessive, qui amène aussi la pyrophorie. Que de choses on pourrait expliquer en géologie par ce phénomène si mal compris encore aujourd'hui! Il n'en est pas moins vrai que l'oxygène reste complétement inerte en face de la plupart des substances, tant qu'elles se présentent à lui sous une masse consistante et prépondérante; et qu'il peut au contraire se combiner avec les mêmes substances, si la volonté ou le hasard amènent une division convenable. Dans les phénomènes de fermentation, la cause agissante est la division extrême du carbure presque libre qui doit s'unir avec l'oxygène par une première opération; et s'unir à l'état naissant ensuite, avec une partie composante du sucre, dont le dédoublement devient le résultat-fermentation. La fermentation n'est donc ni un fait de chimie proprement dite, ni même un fait d'organisation cryptogamique; si ce n'est dans son point d'arrivée. Le principe en est tout physique, c'est l'EXTRÊME DIVISION! Cela est si vrai, que tout ce qui peut masquer la division *actuelle*, physique, matérielle, des corps les plus fermentescibles ordinairement, enraye ou retarde, par cela même, toute fermentation quelconque. Les industriels n'ont pas d'autre échelle de travail que la *dilution* des corps en voie de fermentation. Si l'on sirupise les liqueurs, elles restent inertes pendant longtemps, et au milieu des circonstances les plus propices, les plus irritantes pour la fermentation : c'est ainsi que dans l'industrie en grand j'ai pu, pratiquement, me rendre compte de faits très-singuliers et très-inconnus aux hommes qui croient trouver les mystères des choses dans une capsule de laboratoire. Pour bien étudier, on doit voir ces faits en grand. Faut-il l'avouer? la nécessité veut qu'on ait devant soi un certain nombre de billets de banque en voie de gagner le ruisseau, si l'on ne trouve pas vite et sûrement un moyen de leur faire reprendre le chemin de la caisse, par une idée industrielle qui éloigne le danger dans lequel on est tombé. L'esprit humain est si paresseux, que l'intérêt seul est armé d'une assez bonne cravache pour nous stimuler. Mais alors on tombe sur des phénomènes aperceptibles; et si à la pratique industrielle on joint un

esprit indépendant, chercheur, laborieux, on peut rendre de
très-grands services au public, en le faisant profiter des écoles
et des péripéties par lesquelles on a passé soi-même. Je regarde
comme mon titre le plus sérieux à la confiance du lecteur le
travail incessant qui m'a jeté toute ma vie dans l'industrie en
grand ; vivant au milieu de vastes usines où les phénomènes s'exagèrent par l'étoffe de leur développement, où l'œil les surprend
plus facilement. Aujourd'hui, je suis en mesure de faire voir de
toutes pièces pourquoi les fermentations varient dans tant de me-
sures, relativement aux rendements de leurs parties constituantes.
Voulez-vous de l'alcool : augmentez, forcez la partie combustible !
Ne cherchez-vous qu'à atteindre les végétations membraniformes
qui se rencontrent dans les ferments épuisés : soyez sobres de
ce même combustible. C'est ainsi qu'avec le principe du brou, si
curieux dans ses applications, j'ai pu produire des organisations
insolites et des traces seulement d'alcoolisation. J'en suis venu, en
un mot, à ce point de saisir la loi de la plasticité organique, au
milieu d'une cuve de fabricant ; la loi de l'organisation des carbures,
basée sur un livre de caisse. Laissons donc là, provisoirement, les
fermentations des liquides, que je me réserve de reprendre ailleurs,
et passons à ce qui doit nous préoccuper spécialement, c'est-à-dire
à la PLASTICITÉ organique. Mais rappelons-nous que *fermentation*,
plasticité, sont deux phases d'une même action, la combustion des
carbures ; dont les effets se divisent, s'écartent et s'éloignent à
l'infini en se bifurquant.

IV

De la plasticité organique.

Je prétends, et l'avenir ne me démentira pas, que les matières
organisables, tenues dans un état convenable de liquidité, soumises
à l'action d'un carbure suffisamment divisé pour jouer le rôle de ferment, se dédoublent en corps 1° gazeux, 2° liquides, 5° plastiques ;
en raison directe du volume comparatif du ferment contre la masse
fermentescible, ou en raison inverse de la masse à son lever, contre

la masse *soulevante*, le ferment. C'est dire, sous une autre forme, qu'un carbure suffisamment divisé pour atteindre à la pyrophorie organique, qu'on appelle ferment, produira des résultats gazeux, liquides ou plastiques, en raison de son effet de combustion sur les liquides qui lui sont adjoints. Quand j'accepte ici le mot *combustion*, comme représentant le grand principe organique, c'est uniquement pour simplifier l'explication de phénomènes déjà très-compliqués par eux-mêmes ; l'idée de combustion est néanmoins insuffisante, et ne représente qu'un côté des évolutions de la pyrophorie organique. Un pyrophore attire non-seulement l'oxygène pour réaliser des plasticités ; mais surtout il sert de noyau au mouvement pour se condenser, pour s'enrouler, pour s'agglutiner autour d'un centre matériel. L'oxygénation n'est là que subsidiaire. Je suis en mesure de faire toucher ces principes au moyen d'expériences frappantes, développées à la fin de ce volume sous un point de **vue** synthétique. Continuons à employer l'idée usuelle de combustion pour plus de laconisme ; mais n'oublions pas que la pyrophorie accapare avant tout du mouvement complexe, voilà pourquoi les meilleurs ferments ont toujours une base albumineuse ; l'albumine étant de tous les composés organiques celui qui peut le mieux s'emparer du mouvement et l'enrouler autour de ses molécules. Au chapitre intitulé : Mystères de la vie, que j'annonce ci-dessus, je ferai toucher du doigt bien des choses dont on ne se doute guère encore ; mais dont la conclusion unique est celle-ci : « *Ce que la science entend aujourd'hui par oxydation, combustion, combinaison ; subsidiairement, par densité, chaleur latente, chaleurs spécifiques, etc., n'est pas autre chose que les conséquences de l'enroulement de forces libres autour des molécules solides.* » Cette pyrophorie est une espèce d'état de liberté, de causticité organique, si l'on veut me permettre ce mot, qui a été fort mal étudiée jusqu'ici, si même on y a fait la moindre attention. On connaît parfaitement les phénomènes de causticité attribués aux métaux alcalins ; la classification Thénard, sur l'oxydabilité relative des métaux, depuis si longtemps développée dans l'instruction publique, nous a habitué à la causticité relative de ces mêmes métaux ; mais jusqu'ici, je le répète, je ne vois pas la science se préoccuper sérieusement de la causticité réelle du carbone, chez lequel

plus grand nombre de cas, la gazéification, comme le produit ferment, ne montre qu'un accessoire extrêmement mutable et modifiable. Nous devons donc rentrer dans la voie plus large des
COMBINAISONS physico-chimiques. Elles nous font moins courir les
risques de ces idolâtries catalytiques; démissions formelles, en face
du travail analytique. Qu'y a-t-il, en effet, de différent entre une
combinaison de ce genre et une fermentation organique? Rien que
le produit! Justement, parce que le produit est organique et qu'il
ne perd pas aussitôt le bénéfice de son origine; mais les voies
d'action sont tout simplement physiques et chimiques. Si les savants s'étaient bien pénétrés de cette vérité, ils ne fussent pas restés
sitôt découragés à la vue du *reliquat-ferment* qui leur en imposait
dans leur travail. N'ont-ils pas vu clairement le phénomène d'oxydation,... le phénomène de dédoublement?... Pourquoi ne pas aller
jusqu'à la physique elle-même, après s'être butté sur la chimie,
pour reconnaître cette pyrophorie singulière qui conduit à tant de
phénomènes? Lorsqu'on abandonne une dissolution de sucre à elle-
même, parfaitement pure; elle ne fermente pas, — dit-on; —
la science appelant fermentation le dédoublement organique SPÉ-
CIAL qui s'opère en donnant des gaz d'un côté, des résidus liquides
et solides de l'autre. Il est clair, d'après cela, que les végétations
cryptogamiques du sucre pur n'ont pu être rangées dans la classe
des fermentations. Cependant, si l'on eût compris la fermentation-
principe dans toute sa largeur, au lieu de choisir pour type un accident, un fait spécial, les choses eussent bien changé de place; ou
alors il fallait rayer le mot FERMENTATION de la science et lui substituer celui de DÉDOUBLEMENT. Quand on abandonne une dissolution
de sucre à elle-même, il se forme une cryptogamie. Voilà un fait
admis. Mais on oublie toujours ici la production d'acide carbonique
et de gaz qui accompagne le développement de cette cryptogamie, ainsi que je m'en suis assuré moi-même. Si vous ajoutez
un pyrophore à la dissolution de sucre, le dédoublement gazeux
va se produire alors avec plus d'intensité, parce que vous attelez à
la *matière-sucre* résistante une force vive, l'oxygène; qui se sent
capable d'en soulever une partie *per ascensum* sous le nom de gaz
acide carbonique, hydrogène, acide sulfhydrique, etc. Mais, *voici
ce qui est* CAPITAL, et sur quoi je ne saurais trop insister : le py-

souvent ; notamment dans le règne végétal, qui n'a pas en lui les ressources d'une azotisation très-avancée. Voilà ce qui donne naissance à tant de végétations rudimentaires, amenées sous l'effort d'un pyrophore insuffisant ! Car, dans la vie organique, le pyrophore est presque toujours en quantité assez minime pour ne pas dépasser les phénomènes de plasticité simple. La loi normale, générale. palpable, c'est qu'une fermentation, un dédoublement, ne s'opèrent jamais sans produire une gazéification, si peu importante et si peu apparente qu'elle soit, lorsque la plasticité est le résultat prédominant : de même, on rencontre toujours une plasticité quelconque, dans un dédoublement, quand la gazéification est le résultat majeur du phénomène. Il n'est donc pas étonnant que ce reliquat qu'on appelle aujourd'hui *ferment* présente toujours un caractère d'organisation. Seulement, gardez-vous de prendre le phénomène, tout accessoire, point d'arrivée... pour le principe fondamental. Car la pyrophorie, dans ce ferment, encore adhérente à la plasticité, vous tromperait sur les phénomènes que vous observez. Si vous pouvez déterminer la fermentation dans un liquide saccharin, au moyen de cette pyrophorie soufflée de plasticité qui sort des liquides fermentés, rappelez-vous que le bouillon de viande, le vin, le cidre, le lait, et tant de liquides complexes, armés de pyrophores naturels, ne présentent aucune trace d'organisation de plasticité. N'est-ce pas, au contraire, de ces liquides normaux que sortent les résidus plastiques auxquels vous attachez tant d'importance, toute l'importance ? Un ferment est une création organique qui peut partager son mouvement acquis avec des liquides pauvres en pyrophorie ; de façon à donner le branle à ceux-ci, qui ne s'animeraient pas sans cette adjuvance. Quand dans la poudre de guerre vous attelez du charbon, pyrophorisé par sa ténuité extrême, vous ne voyez d'abord aucune combinaison des trois éléments qui composent cette poudre. Les sels ne se présentent à l'état combiné qu'après l'explosion ! Direz-vous, ici encore, que c'est le sel qui fait l'explosion gazeuse ? — Non ! — vous savez que ce sel n'est qu'un résidu ! Pourquoi donc ne pas mieux saisir les principes des dédoublements organiques ? Il n'y a pas là de différence ; le coton-poudre, et tout ce qui arrive à l'extrême division pyrophorique, n'est-il pas également ment dans le même cas ? .. Avec ces idées de haute physique, reprenez toute la physiologie végétale et animale, et vous serez étonnés des difficultés organiques que vous pourrez franchir. Les expériences que je vais donner à la fin de cet ouvrage sont tellement importantes, que je ne veux pas scinder les conclusions que je dois en tirer; je prie donc le lecteur de recourir tout de suite à l'exposé de ces expériences; ou d'attendre jusque-là, pour conclure sur le grave sujet qui nous occupe.

Cherchons, maintenant, à appliquer ces études à la respiration, qui, selon moi, ne diffère en rien des faits précités. Le sang est un liquide carburé chargé de globules. Cette globulisation est loin d'être nuisible, comme on voit, à l'action de l'oxygène qui doit se combiner avec lui; mais elle n'est pas rigoureusement nécessaire pour tous les organismes, puisqu'on rencontre de ces organismes inférieurs chez lesquels la globulisation n'existe pas; de plus, la grosseur des globules semble être en raison inverse de l'activité respiratoire. Dans les globules, on trouve un élément très-combustible, qu'on a classé sous les noms multiples de creatine, créatinine, etc., et qui n'est autre qu'un fractionnement infinitésimal de la globulisation très-arrêtée que notre microscope nous découvre aujourd'hui. Les éléments du sang sont donc bien plus soumis aux phénomènes de l'absorption des gaz et du mouvement, par pression extérieure, qu'ils ne relèvent des fractionnements primaires et secondaires de tels éléments. La chaleur extérieure fournie par le climat est-elle suffisante pour entretenir la vie sans trop de dépenses combustibles intérieures : l'instinct poussera les peuples à manger peu, et partant à peu recourir aux excitants de combustibilité; le riz, par exemple, cette gomme-fécule, suffira à une combustion intérieure, relayée par les rayons brillants d'un soleil tropical ou équatorial. J'en dirai autant, quoique dans un sens inverse, des régions hyperboréennes, où l'air condensé agit sur le poumon, comme le soleil agit sur la fonction alimentaire générale. A quoi bon, ici, aiguiser la soif de l'oxygène pour les carbures, puisqu'elle est déjà excédante? loin de là, ne faut-il pas plutôt l'enrayer? C'est ce qu'on fait avec des huiles dépourvues de corps pyrophoriques, par un commencement de décomposition. Les contrées tempérées seules donnent lieu à ces combinaisons alimentaires où l'on trouve tantôt un excitant, tantôt un palliatif de combinaisons. Dans les habitudes con-

stantes et locales des peuples, il est excessivement facile de suivre
à la trace les bonnes fortunes que l'instinct de l'homme a su réaliser
en fait d'alimentation. Maintenant, qu'on dise que les matières albuminoïdes sont seules aptes à l'alimentation plastique, parce qu'elles
contiennent les vrais éléments du sang ; il ne faudrait pas ajouter
quelques instants après que la graisse peut se transformer en sang.
Qui peut sonder aujourd'hui les mystères de la plasticité ? L'azote
absorbé n'a-t-il jamais à remplir non plus un rôle de ce genre ?
Voilà ce que nous ne nous chargeons pas de résoudre. Seulement,
une étude attentive des lois naturelles à l'organisme démontre que si
tel ou tel instrument d'un appareil vivant est créé et placé là pour
remplir une fonction spéciale, il arrivera bien souvent qu'en cas
du manque de cet appareil, l'organisme s'en passera et fonctionnera
quand même, en s'aidant de moyens accessoires. C'est là ce qui
peut être constaté dans la névrologie, où l'on a été si étonné de
voir les actions nerveuses subsister après la disparition des fais-
ceaux normalement destinés à ce genre de fonction expérimentée.
On a eu tort d'expliquer cela par des actions réflexes et récurrentes;
quand il n'y a qu'une grande harmonie, spécialisée sans doute,
mais qui fait retour et appel à la masse dans les cas extrêmes. Il en
est de même de l'azote absorbé à l'état de gaz. Pourquoi ne vien-
drait-il pas en aide aux hydrocarbures incomplets pour la fixation
de l'élément ternaire indispensable à la vie organique ? Les travaux
sur la physiologie végétale semblent prouver que la nutrition des
plantes se fait ainsi, dans le cas où les racines n'auraient pas d'é-
lément azoté à fournir à la plante : cette dernière puiserait l'azote,
à défaut de mieux, au milieu de l'atmosphère. Quand M. Liebig
vient dire (IIe vol., *Lettres*, p. 141) que les matières azotées sont
rebelles à la combustion, et, en quelque sorte, le plastron de l'existence, il commet une grave erreur; c'est justement le contraire
qui a lieu. En effet, parmi les animaux, quels sont ceux qui font
le moins de graisse? Ce sont ceux qui respirent le plus énergiquement, ce sont les carnassiers; et cela, parce que la combustion
se fait avec une si grande vigueur chez eux, qu'ils usent toutes
leurs provisions au fur et à mesure. Si vous nourrissez un porc,—
animal alternativement herbivore et carnivore, — avec de la
viande, il prendra des forces, mais non du lard. Chez lui, la com-

bustion respiratoire s'active ou s'arrête donc alternativement? Je comprends très-bien que les physiologistes tendent à rejeter la division du célèbre chimiste allemand en aliments plastiques et en aliments respiratoires. Il n'y a rien d'aussi tranché que cela dans la nature ; à plus forte raison dans la nature organique, où **tout est** nuance sériée et harmonie. Il n'est pas dit non plus que la combustion se fasse directement, sans avoir passé par la sanguification. Il est même probable que cette idée de M. Liebig est erronée ; car, dans l'organisme, comme dans nos réactions de laboratoire, l'ensemble reçoit une impulsion des parties, sans se fractionner. Des expériences nouvelles ont fait voir que la théorie de M. Liebig sur les matières organiques n'a pas la rigidité qu'il lui avait attribuée. Je montrerai ailleurs que M. Liebig a confondu le *phénomène* de DÉPLACEMENT *alimentaire avec une fonction respiratoire illusoire*.

Ce qu'il est impossible de révoquer en doute, puisque des millions de créatures vivantes en témoignent, c'est la valeur relativement comburante de certaines substances, exclusivement employées selon les lieux et les temps. Quand je vois des centaines de millions d'hommes habitant les Indes ne vouloir toucher qu'à du riz, des féculents, ne puis-je pas dire qu'on doit savoir à quoi s'en tenir sur un tel sujet? La graisse, que M. Liebig compare lui-même aux fécules, et qu'on pourrait appeler une fécule animale, ne nous donne-t-elle pas la contre-partie de l'observation ci-dessus pour les habitants des régions polaires? L'Allemand n'abandonnerait pas facilement ses ragoûts graisseux aux pommes de terre, sorte de compromis entre deux hémisphères. Comment se fait-il que M. Liebig en soit arrivé à dire que :

« Les médiateurs des fonctions organiques, par lesquels les aliments plastiques, comme les aliments de respiration, sont rendus aptes à entretenir la vie, ce sont les PARTIES INCOMBUSTIBLES ou les SELS du sang. »

Dans ce cas, à quoi bon se préoccuper d'un choix dans les carbures, puisque leurs modificateurs-nés sont placés dans les sels incombustibles du sang? Le régime hygiénique, celui des convalescents, l'emploi des tisanes, sirops, teintures, lavements, etc., etc., n'a donc aucune valeur, puisque tout devient égal devant la chimie

2.

binaire et ternaire des hydrocarbures ou des azoto-hydrocarbures? Nous avons dit déjà comment on doit s'expliquer le rôle des métaux alcalins dans le sang, c'est justement par leur activité combustible que cela se comprend, il est probable qu'ils existent dans l'organisme à l'état de métal, et que c'est le passage du métal, éminemment combustible, à l'état d'oxyde plus ou moins saturé, qui étaye et assure la combustibilité des autres éléments sanguins, auxquels ils impriment, par leur émiettement moléculaire, pyrophorique, cette diffraction élémentaire qui anime les carbures dans cette même voie pyrophorique, si nécessaire à la combinaison. Pourquoi donnez-vous au malade convalescent certains vins très-tannés au lieu de lui délivrer une forte ration d'eau-de-vie? si vous aimez mieux, au lieu de lui peser un poids considérable de tartrates, carbonates et chlorures alcalins? Il y a donc là des phénomènes de combustion organique spéciale que la science méconnaît. D'un trait de plume M. Liebig raye toute la thérapeutique végétale!... tisanes, extraits, teintures; car c'est de ces corps, plus ou moins *aides-comburants*, que naît la thérapeutique. Pourquoi les chiens de M. Magendie, au bout de quatre jours seulement, ne voulaient-ils déjà plus toucher aux jaunes d'œuf, cet aliment par excellence? C'est que les éléments albuminoïdes que ces jaunes d'œuf recèlent en trop grande quantité les brûlaient comme un fer rouge. *Jamais l'organisme ne refuse ce qui est pauvre en force!* Témoin, dans les naufrages, les alimentations anormales, de cuir, d'huiles infectes, de résines, de gommes. Mais ce qui brûle, ce qui active le feu de la faim au lieu de l'éteindre... jamais! Les chiens du collége de France se montrèrent plus conséquents que les savants chargés de leur faire passer un aussi mauvais quart d'heure! Ils auraient pu se dire : « Avoir faim, cela se comprend avec la chaîne qui nous lie; mais irriter cette faim, nous brûler nous-mêmes, c'est bon pour les hôpitaux scientifiques; où les hommes, manquant d'instinct, se laissent empoisonner avec l'ignorance qui caractérise cette noble, mais ridicule espèce! » En Angleterre, cependant, il paraît qu'il y eut des malades assez osés pour se révolter contre un régime exclusivement carnivore. (Darwin, cité par Liebig, p. 252, *Lettres*, IIe vol.) Une fois M. Liebig lancé dans la voie des sels, il ne s'arrête plus en si beau chemin! Il établit les valeurs nutritives du bœuf et du veau sur les données salines. Il est impossible de croire à une semblable aberration scientifique de la part d'un homme dont nul au monde ne peut contester la valeur; on se demande comment la science peut sortir sans trop de lésions de ces incartades extrêmes. Les carbures sont essentiellement, foncièrement combustibles. Pourquoi allez-vous chercher, organiquement, autre chose qu'un PLUS et qu'un MOINS dans cette combustibilité? Comment! vous allez mettre en ligne de compte quelques atomes de fer entre le bœuf et le veau? Est-ce qu'il n'y a plus de droguistes dans toutes les Allemagnes? Ce n'est pas, à coup sûr, un kilogramme d'oxyde de fer qui a jamais ruiné quelqu'un! On ne dira pas que ce métal a besoin de s'organiser pour agir; quand sa présence est utile dans l'organisme, les bons effets qui en résultent ne se font pas attendre. Les discussions qui viennent d'avoir lieu à l'Académie de médecine n'établissent-elles pas que l'absorption du fer dans ses divers traitements se fait en des proportions presque impondérables? L'usage du thé, du café, ne peut se comprendre que par l'effet combustible spécial qui leur est dévolu. Le café trop brûlé arrête la digestion comme une solution de gélatine trop brûlée, elle aussi, dans l'organisme arrête cette digestion. Mais une torréfaction habile amène des combustions étranges qui activent ces digestions. Les animaux carnivores consomment plus d'oxygène qu'ils ne rendent d'acide carbonique, — dit-on. À quoi sert cet oxygène en excès, si ce n'est à attaquer les agents provocateurs de combustion, dans cette alimentation trop combustible? Laissons donc un instant l'azote de côté, en tant qu'azote, pour nous occuper du rôle probable que jouent les fécules, les sucres, les gommes. D'après M. Liebig lui-même, il est très-probable que c'est à ces corps non azotés qu'est due la production la plus ordinaire des graisses animales. Comment expliquer ce fait, si ce n'est par le principe que nous émettons ci-dessus? Les corps auxquels il n'est pas normalement attaché un déterminatif de combustion, ou auxquels on n'en adjoint pas un suffisant, sont portés à stationner dans l'organisme, jusqu'à ce que des adjonctions fortuites ou des circonstances d'inanition forcent la graisse à se brûler d'elle-même et seule. Tout cela dépend, bien entendu, des besoins et des dépenses que pourra faire l'individu.

Un homme de plume, qui a si rarement l'occasion de prendre un vrai exercice, ne doit pas se gorger de substances aussi peu combustibles par elles-mêmes que les fécules, sans cela il peut s'apprêter à devenir très-obèse. Un médecin intelligent peut le mettre à un régime qui l'équilibre avec ses besoins spéciaux. Au contraire, un ouvrier qui passe jour et nuit sur pied, ne prenant que quelques instants de repos par-ci par-là, a le plus grand besoin d'opposer des féculents aux efforts d'une respiration hors de mesure. Il n'y a pas à craindre l'obésité, puisque la combustion des fécules suffira pour le débarrasser des carbures en excès dans l'organisme. Cette singularité des matières azotées à former des combustibles énergiques n'a pas échappé aux physiologistes, et surtout aux médecins pratiques ; les uns et les autres ont attribué ce pouvoir à la présence de l'azote, qui n'est pour rien dans l'affaire. Personne ne niera que la gélatine soit certainement azotée. Eh bien, quelle puissance a-t-elle ? soit comme aide-comburant, soit comme plastique ? Aucune ! Elle enraye plus qu'elle ne sert. Ce n'est donc pas l'azote qui joue ici le rôle réel, mais le carbure oxydable qui accompagne la substance azotée. La gélatine doit être pour les substances azotées ce que la fécule est pour les composés végétaux. Aussi, dans les déjections cholériques, rend-on des espèces de fécules d'un côté, et de la gélatine putréfiée de l'autre. Tout le monde sera de l'opinion des physiologistes lorsqu'ils feront voir, expérience en main, que le défaut d'exercice peut amener même les corps albuminoïdes à produire de la graisse par un repos trop prolongé. Voici les deux causes principales qui peuvent satisfaire aux résultats logiques dans l'hypothèse de la respiration : 1° l'oxygène, le comburant faisant défaut ou restant insuffisant ; 2° le combustible étant trop rebelle à la combustion ; ou restant en trop grand excès, en face de cette combustion. Les physiologistes, et M. Liebig mieux que personne, ont mis en lumière le premier point, le manque ou l'insuffisance d'oxygénation. Le second point leur a complétement échappé. Et, cependant, à la plus simple inspection, on voit que la proposition reste boiteuse ! Peut-on supposer un seul instant que l'oxygène soit seul en jeu dans la respiration ? C'est faire injure à la logique que d'oublier qu'il y a deux termes dans toute proposition. L'élément combustible doit être aussi for-

rience démontre le contraire. La rapidité de digestion est pour les extraits azotés. Ce qui fait la conservation du corps humain, c'est la différence d'état moléculaire entre la nourriture qui arrive au milieu des canaux digestifs et celle de la construction organique de ces mêmes canaux. Pourquoi de faibles tigelles des plantes feraient-elles échapper à la gelée les liquides qu'elles contiennent, lorsque des cours d'eau énormes se prennent en aires solides à leurs pieds? A cause de leur construction propre! répond le physiologiste. La structure est une chose qui n'a pas dit son dernier mot dans les faits qui nous occupent. Ingérez des végétaux ou des produits animaux sans mastication préalable, et vous verrez quels troubles il en résultera. Tout le monde a fait du cérat dans une carte à jouer; c'est-à-dire, a fait bouillir des huiles sur du papier. Le feutrement et la solidarité de fibres quelconques portent leur force, leur résistance relative aux agents extérieurs, à des hauteurs inconnues. Depuis le travail des hauts fourneaux, jusqu'à la dernière décomposition des corps par la pile, on a pu voir des effets prouvant que les corps doués d'un certain état moléculaire jouissent d'un privilège particulier vis-à-vis des corps nouveaux venus et transformés mécaniquement. C'est donc sans raison que M. Liebig conclut ainsi : « De tous les agents de respiration la graisse est donc le meilleur, la fibre musculaire le plus mauvais. » Avant de continuer mon argumentation sur la théorie de M. Liebig, j'éprouve le besoin de dire combien j'établis de différence entre ma critique spéciale des aliments respiratoires et plastiques de M. Liebig et son talent de chimiste. M. Liebig, l'un des chefs de la chimie officielle; c'est-à-dire, de cette science qui prétend s'imposer au monde *enchappée* d'infaillibilité; armée de péchés mortels, véniels, et d'excommunication à l'endroit de tout hérétique; M. Liebig, dis-je, s'est toujours montré au-dessus de ses collègues, ainsi que quelques rares savants pour lesquels je garde toute ma sympathie, et parmi lesquels je compte avant tout mon maître, M. Dumas. Ce sont des hommes qui subissent plus qu'ils n'acceptent le rigorisme officiel. Bien des fois n'ont-ils pas cherché à faire quelques fugues dans le domaine de l'indépendance? Mais nul n'est plus enchaîné de court que les princes. J'ai entendu maltraiter plusieurs savants du premier mérite, chaque fois qu'ils disaient quelques paroles de cœur; ou trop avancées pour la science,

ment négative. Est-ce là ce qu'on devait à un homme de la force de M. Liebig?... Non, sans doute! M. Liebig, signataire du grand contrat dualistique, n'avait pas le droit de sortir des corps *atomés* pour faire un pas dans la voie sérielle. Aussi a-t-on tiré dessus; mais M. Liebig n'en a pas moins été saisi un beau jour d'une inspiration instinctive d'une grande valeur, en croyant à l'existence de séries de nutrition. Malheureusement, la série de forces ne peut vivre avec la série atomisée. M. Liebig doit abjurer le dualisme des chiffres, des formules hypothétiques, ou rester dans le programme de sa secte. Dans la *Chimie nouvelle* je me suis efforcé de démontrer que toute la nature, corps simples en tête, est fractionnée, sériée par nuances de force et de résistance, ce qui est tout un. Lorsque vous prenez un carbure, son état physique, autant que son état chimique, le place dans une nuance de résistance aux oxydations; en dehors de toute combinaison intrinsèque. Pourquoi cela? J'en ai déjà dit mon sentiment, l'avenir le complétera. Il est singulier qu'on ne puisse pas voir que les résistances relatives n'aient rien de commun avec les formules atomistiques; malgré les romans arithmétiques qu'on bâtit sur les carbures de la chimie organique. Il est patent, pour tout homme qui a expérimenté, que la résistance des fécules à l'oxydation n'est pas la même que celle des gommes et des sucres. Ce qui fait la cacophonie intellectuelle de la chimie organique, c'est la négation complète de la physique et de ses lois dans l'explication des phénomènes. Le chimiste, si ignorant — neuf fois sur dix — en dehors de tout ce qui sort de sa cuisine, ne sait jouer qu'au jeu des multiples! Il devient si flatteur pour lui de singer l'algébriste, et de se prélasser dans la défroque du mathématicien chamarrée de chiffres de la tête aux pieds. Malgré cela, les faits donnent tous les jours des démentis à l'abus du mathématicisme. Le phosphore rouge auquel on ne peut pas mettre un nouveau bonnet de multiples atomistiques a-t-il la moindre ressemblance physique avec le phosphore anciennement connu et employé? Quelle variété de résistance aux oxydations! J'en dirai autant des transformations protéiques nouvelles des nitro-benzines. Les formules deviennent ridicules et mensongères lorsqu'elles tentent d'expliquer des séries de couleur. J'avais prédit dans la *Chimie nouvelle* qu'on trouverait prochainement des éléments carburés tonalisés en blanc, dont on saurait briser la marche sérielle, pour en faire sortir, à volonté, les nuances les plus variées des gammes optiques. J'ai même indiqué la base résineuse nécessaire pour rentrer dans la voie de solidité industrielle qui nous est tracée par la contexture de l'indigo ; tout cela s'est réalisé ! Mais nous ne sommes pas au bout. Je prédis de nouveau, et cela à coup sûr, que d'autres essences remplaceront bientôt les benzines, comme base des principes colorants industriels. Il n'y a pas un carbure qui ne soit susceptible d'être détonalisé et poussé dans les nuances sérielles. Que manque-t-il pour cela ? Il manque de comprendre les lois de la physique abstraite et de savoir bien manier les réactifs !

Quand M. Liebig divise les aliments en plastiques et en respiratoires, il commet la plus lourde erreur logique qu'il soit possible d'imaginer. Cependant, son instinct, comme sa pensée, est juste ; il s'agit de mieux comprendre et de mieux classer le phénomène en question. Si M. Liebig avait dit : La respiration est l'antagonisme de la plasticité !... Ceci eût été incontestable... et M. Liebig avait raison de vouloir en sonder les profondeurs. Mais en quoi un aliment va-t-il être plus ou moins apte à résister aux oxydations aériennes, c'est-à-dire à devenir et à rester plastique ? Ce n'est pas parce qu'il est azoté ou non ! La réponse est illogique. C'est parce qu'il sera plus ou moins facilement oxydable ou combustible ! Quand moi, ingénieur ou architecte, je désire connaître la valeur des matériaux de construction pour un pont, pour un rempart ; est-ce que je les soumets à l'analyse quantitative ? Je les soumets immédiatement à la machine inventée pour juger la résistance aux écrasements. En effet, sans cela, la chimie me vanterait le grès de Fontainebleau comme une pierre plus inattaquable aux acides que le granit lui-même, dont les éléments sont moins riches en silice. La craie diffère-t-elle tant des carbonates à moellons ? Mais le grès s'égrène... La craie s'effrite ! Il faut donc avoir recours à la consta'ation de ce qu'il y a de plus direct, de plus logique... l'écrasement ! Il en est de même dans l'alimentation. En face de l'oxydation respiratoire, quel est l'élément dont la résistance sera la plus grande ? Voilà toute l'affaire ! et non pas, quel est l'élément plus ou moins azoté *intùs?* La plasticité n'est qu'un effet résultantiel qu'on ne peut pas invoquer en principe. L'Esquimau qui vit d'huile n'édifie-t-il rien de plastique au milieu de cet air condensé qui envahit le poumon comme un acide caustique ? Le Chinois, l'Hindou mangeurs de riz, devraient être dévorés par l'acte respiratoire, puisque sous leur soleil brûlant, d'après votre théorie, ils ne jetteraient dans le brasier organique que des matières irritant la combustion. Il est patent que M. Liebig, plus chimiste qu'analyste, n'a pas vu clair dans les propositions qu'il formulait ; chacun son métier, et il n'est pas donné à tout le monde de suivre imperturbablement les labyrinthes du raisonnement. La théorie de M. Liebig, excellente par l'intention, pèche avant tout par une faute de logique ; les confrères de M. Liebig n'ont eu, en quelque sorte, qu'à la nier pour qu'elle tombât de soi. Mais l'intention reste ! il faut la relever et s'en servir dans l'intérêt de l'hygiène et de la thérapeutique. Seulement, n'allons pas tomber dans le système d'autres chimistes qui prennent la panse digestive pour un verre à expérience ; et qui vous expliqueront tout, eux aussi, par des réactions matérielles. Je convie, de rechef, messieurs les chimistes à un peu de physique ; et surtout à se baser plus souvent sur les expériences qu'on peut tirer de la comparaison instinctive des peuples et des époques ; comparaisons plus solides, par leur généralité, que beaucoup de petites expériences d'amphithéâtre qui ne prouvent rien la moitié du temps. Il est avéré, pour moi, que les aliments albuminoïdes peuvent être placés sur la ligne des alcools, par la rapidité de leur effet combustible. La preuve de cela, c'est qu'on associe le bouillon avec le vin généreux dans les convalescences. Avant qu'aucun aliment hydro-carburé puisse être supporté par l'organisme, autrement dire organisé, on commence par employer les bouillons de poulet, de veau, etc. Or, je vous prie, à quoi cela servirait-il, si réellement ces aliments azotés étaient rebelles à la combustion ? Est-ce qu'il pourrait exister par hasard une alimentation quelconque, sans combinaison de ses éléments ? Les médecins doivent diviser leurs malades et leurs convalescents en diverses classes : celles qui se font remarquer par un abus du système respiratoire ; celles qui présentent des phénomènes contraires ; enfin les nuances intermédiaires, pour lesquelles il faut avancer alternativement en aiguillonnant l'acte de combustion et l'acte de résistance. Le tact et l'expérience du praticien feront plus, pour le classement des aliments en ces divers groupes, que l'ange qui préside aux groupements formulaires des chimistes algébrisants. Alors, l'honnête médecin pourra penser au traitement de son malade, sans crainte de tomber dans l'idiotisme; en se chargeant le cerveau des H^{95}, C^{57}, Az^{19} des atomistes. Pauvre bon sens! trop regrettable vérité! Quand viendrez-vous rassurer la nature humaine contre les exploitations intéressées du fabricant de menottes intellectuelles? Quand la science ne ressemblera-t-elle plus à ce labyrinthe du jeu d'oie, où il faut attendre qu'une balourdise en vienne relever une autre? Il est clair qu'on peut, GROSSO MODO, dire qu'il y a des aliments *respiratoires* et des aliments *plastiques,* comme on appelle, en matière de combustion, allumettes, copeaux, paille, etc., les corps d'une combustibilité si rapide, qu'ils semblent plutôt servir à allumer les autres qu'à brûler pour leur propre compte. Mais ceci n'est qu'un fait analytique assez étroit, et faux au point de vue même de M. Liebig; puisque les bouillons de poule, de veau, d'escargot, etc., sont donnés ainsi, — quoique azotés, — pour rallumer le feu des digestions.

Quand je dis : « Un homme *victorieux!* » est-ce que cela suppose une matière victorieuse? Non!... le mot *victorieux* et le mot *plastique* sont des vocables qui représentent des faits RÉSULTANTIELS excessivement complexes. *Victorieux* indique une somme de produits de détail qui mène au résultat général appelé *victoire.* D'après la théorie de M. Liebig, la partie même des aliments qui, par des phénomènes compliqués, échapperait à la combustion oxygénante des actes respiratoires peut être dite *plastique;* parce qu'elle est arrivée à un état résultantiel appelé fixation... *Un aliment n'est pas fixé parce qu'il est plastique...* Il peut être appelé plastique, APRÈS COUP, quand il a été fixé. Comme un capitaine ne peut être appelé *victorieux* qu'après avoir fixé la *victoire.*

Dans cet acte complexe des plasticités, il est donc vraisemblable que tout dépend des actes de résistance de l'aliment en face de la force variable de l'oxydation. Le même aliment doit être plus ou moins plastique, en faisant varier la force comburante du tirage respiratoire; comme, dans un poêle, le même charbon durera plus ou moins, selon qu'on variera la force ascendante de la colonne d'air comburante. A la rigueur, on peut se chauffer longtemps avec des copeaux en construisant un fourneau convenable! Il y a des gens qui ne vivent que d'eau-de-vie. J'ai eu un maître de dessin qui ne buvait que cela; la seule exception qu'il se permit était quelques morceaux de sucre. M. Liebig nous cite l'extrême résistance des phosphure et hydrure d'azote à la combustion; cela est bon en chimie minérale; pourquoi ne nous rappelle-t-il pas de même l'extrême putrescibilité des productions organiques azotées, par rapport aux hydro-carbures simples? Dans l'hiver et sous une forte pression on dégage plus d'acide carbonique qu'en été et sous une faible pression. Il en est de même avec des carbures dont le *pour cent* varie. M. Liebig lui-même se donne la peine de mettre en table la valeur relative des diverses substances alimentaires, quant au carbone qu'elles contiennent :

> La graisse donnant. 100
> Il faut d'amidon. 240
> Sucre de canne. 249
> Sucre de raisin, de lait. 263
> Esprit-de-vin, 50 centièmes. . . . 266
> Chair musculaire. 770

Il est donc probable que la résistance suit la condensation des carbures; et, par conséquent, que les faits cités par M. Liebig sont juste en contradiction avec sa théorie. Puisque les carnivores émettent moins d'acide carbonique, c'est que la chair brûle mieux et plus vite. Leur urine est acide et phosphorique; tandis que celle des herbivores est alcaline et carbonique. Ceci est d'autant plus étonnant que d'après M. Liebig lui-même les carnivores n'auraient pas de transpiration cutanée. Chez les hommes du Nord nous sommes étonnés de voir suiffer les vêtements, les chemises surtout. C'est pour empêcher l'introduction de l'oxygène par la peau. Page 90 de sa *Physiologie* M. Liebig se donne bien du mal pour démontrer que sans féculents on n'arrive pas à faire naître la graisse dans les tissus, même chez le porc, qui, avec des nourritures azotées, devient seulement charnu. Comment se fait-il donc alors que M. Liebig n'ait pas vu que les hydro-carbures sont des anti-combustibles relativement, puisqu'ils s'entassent dans l'économie plutôt que d'y brûler franchement comme les azoto-carbures, pourvus d'éléments pyrophoriques dans leur état de contexture spéciale? Tout ce qui tend à affaiblir la force physiologique de l'organisme entrave la déjection carbonique, l'oxygène se trouve employé intérieurement à autre chose, à faire de l'eau. En effet, si nous nous rappelons cette contexture pyrophorique observée dans les ferments, dans la viande musculaire, dans les extraits végétaux, etc., nous verrons qu'il existe dans les végétaux, comme dans les animaux, une matière assez semblable aux tannins; mais globulaire comme les fécules. Cette matière s'oxyde aussitôt qu'elle éprouve le contact de l'air par une cause quelconque. C'est cette matière qui fonctionne comme ferment, dans les corps réunissant en même temps du sucre et de l'eau en quantité suffisante pour continuer et favoriser cette fermentation. Les parties végétales et animales possèdent peu ou beaucoup, relativement, de cette matière éminemment combustible. Quand ils en possèdent beaucoup, comme le raisin et comme la pomme, on les utilise sur une grande échelle pour la fabrication de boissons *ad hoc*. Quand ils en possèdent peu, ces aides-combustibles se contentent de produire une désagrégation spéciale qu'on appelle souvent putréfaction, ou qu'on confond avec ce dernier phénomène. N'ai-je pas fait voir que les actions comburantes, rapportées jusqu'ici à des fermentations mal classées, doivent être comprises rationnellement comme constituant une série de soulèvements carburés? Un carbure se présente-t-il sous une forme pyrophorique très-apte à retenir l'oxygène et à s'unir à lui, il atteindra les nuances qu'on appelle aujourd'hui fermentations. Si son état pyrophorique est tel qu'il ne puisse accaparer les gaz libres que d'une façon obscure et lente, il ne se produira que ces décompositions confuses, plus ou moins énergiques, qu'on appelle putréfaction, décomposition spontanée, etc.

V

Volatilisation des aliments, base de l'assimilation.

Ici je vais m'efforcer de faire voir avant tout que le canal intestinal, base de tout organisme, est construit sur les données des four-

neaux industriels; plus loin nous verrons comment s'attellent à ce
fourneau les appareils accessoires dont nous attendons des résultats si utiles. Aristote, déjà frappé de cette ressemblance, essaya
d'en établir le parallèle; depuis ce grand homme il n'est guère de
penseur qui n'ai tenté de reprendre le même rapprochement. Aux
uns il a manqué la clairvoyance, aux autres les éléments nouveaux
que l'industrie nous fournit en ce moment d'une façon qui me
semble complète. Je souhaite donc, par le soin que j'ai mis à étudier ces éléments, par les secours que me procurent mes longues
études sur la physique, avoir la chance de mieux réussir que mes
devanciers; c'est ce dont on va pouvoir juger bientôt.

Il s'agit pour cela de ne pas confondre la vie de *tension*, avec la
vie d'alimentation; celle qui détermine l'assimilation variée des
corps plus ou moins inertes qui entrent dans la charpente générale
des êtres vivants. La vésicule organique est constituée à un double
point de vue, si nous admettons la théorie de physiologistes célèbres. Nous venons de montrer la part qui incombe à la force
vitale ou de *tension*; disons un mot sur les assimilations, nécessaires pour entretenir la puissance et le jeu de cette machine.
La cellule simple ou complexe, qui paraît le type de la vie végétale, doit être assez perméable aux agents extérieurs, pour les attirer vers elle, en éliminant certains autres principes qui font un
vide dans ses entrailles. Si l'on suppose une vésicule globulaire entièrement pleine d'un liquide non déplaçable par une diffusion,
une expansion, une évaporation quelconque; il y a tout à parier
que ce globule restera inerte, comme le plus inerte des minéraux.
Le développement organique est basé sur une *succion*; et la succion ne se produit que par un vide, ménagé d'une façon quelconque. Si, au contraire, le globule formé de matières volatilisables se trouve en même temps à la portée de corps introductibles
en lui-même par succion, à travers les mailles distendues de son
enveloppe; le phénomène de la nutrition et du développement se
manifestera, et la vie végétative en résultera. La VOLATILISATION des
éléments internes des capsules occluses, remplaçables par succion
au moyen des substances ambiantes, est donc le point capital des
fonctions d'assimilation, ou de la vie végétative. Il y a mieux, la
confection particulière des appareils qui règlent l'ÉVAPORATION d'un

côté, la succion de l'autre, constituera la somme de progrès proportionnel à reconnaître dans l'échelle des animaux. Quand je considère cette cellule simple, végétale, composée d'une étoffe strictement globulaire; dans laquelle se tient un liquide plus ou moins affecté de mouvement, je n'ai pas de peine à me figurer que les phénomènes de la vie vont s'y produire avec la plus extrême parcimonie. La vie d'un globule ainsi formé se bornera le plus souvent à une diffusion de liquides qui se remplaceront en des circonstances obscures et confuses; la *volatilisation* de son ou de ses liquides étant obligée de suivre les mêmes chemins que ceux que la *succion* va parcourir elle-même. On conçoit ce qu'il faut attendre du temps et de circonstances adventices pour qu'il s'y détermine quelque chose de sérieusement actif; et cela, que le globule rudimentaire soit supposé muni ou non d'un hyle. Mais montons d'un cran! Arrivons à l'animal déjà vasculaire, introduisant, *intùs*, des éléments qui n'auront plus à lutter contre l'antagonisme des succions? Les faits vont changer étrangement. Que l'animal ait un orifice unique, bouche et anus; cela n'y fait rien; c'est un plus ou moins d'énergie dans la faculté assimilatrice; mais l'antagonisme n'existe plus en face des *succions*. Le vaisseau digesteur, en comprimant le corps introduit en vue d'alimentation, le pousse mécaniquement, par son ressort organique; physiquement, par sa chaleur propre; afin qu'il passe à travers le réseau de son enveloppe et qu'il arrive jusqu'aux déjections extérieures, gazeuses, liquides, solides. Le travail d'élaboration, ici, est vasculaire, marchant dans le sens de la longueur; et non pas globulaire, comme dans la cellule élémentaire; munie ou non de son hyle.

C'est bien autre chose, quand l'animal est pourvu d'un système inspirateur et expirateur, complétement distinct du sac assimilateur : là on peut étudier à son aise les grands phénomènes de *volatilisation* et de *succion* qui font la base de la vie organique. Qu'est-ce en effet que cette vie vésiculaire, dans laquelle l'*action* n'apparaît que par le mouvement d'un liquide sollicité à tourner sous l'impression d'un agent adventif : électricité, chaleur, lumière; quand on la compare à cette puissance admirable des êtres supérieurs chez lesquels chaque organe est un appareil distinct, concourant à étayer les deux fonctions nécessaires, fondamentales, de la vie, VOLATILISATION... SUCCION? Quand je mêle, dans un laboratoire, de l'eau et de l'acide sulfurique, je produis incontestablement de la chaleur. Mais quel fait d'utilisation peut-il en sortir, à moins de compliquer les choses outre mesure? Aucun! Nous avons mis en présence les réactions de la nature morte. Qui dit VIE dit ENCHAÎNEMENT! Or, pour utiliser la chaleur, la force produite, il faut donc constituer un enchaînement. Si, au lieu de mêler de l'eau et de l'acide sulfurique ensemble, je m'élève jusqu'à la conception d'un corps rapproché d'un autre corps, dont le produit volatilisable sera engagé dans un appareil excréteur, j'aurai sans contredit une machine productrice d'action; et d'une action d'autant plus énergique que j'aurai su mieux ménager l'activité dévorante des deux corps en présence; leur faculté de se saisir, de s'étreindre; la place commode, entraînante, qui les pousse dehors, une fois réunis par une combinaison chimique. N'est-ce pas décrire exactement le mécanisme d'un bon fourneau? Prendre l'oxygène en de sérieuses conditions d'appel et de condensation; le projeter sur le charbon, intelligemment réparti pour le recevoir; établir une cheminée d'appel qui expulse les produits gazeux; afin que cette expulsion garantisse toute réaction de la fumée sur la combustion normale; voilà bien les phénomènes qui président réellement à la production de la chaleur industrielle. Ne sont-ce pas là aussi les conditions complètes d'alimentation, que nous voyons se réaliser dans l'économie animale? Sans combustion des aliments, pas de chaleur! sans vaporisation constante de certains produits, pas de tirage; partant plus de combustion régulière. Les produits comburés, ne trouvant plus d'issue à leur décharge vers l'extérieur, refluent dans les appareils de combustion qu'ils enrayent, qu'ils enfument, qu'ils frappent d'impuissance. Toutes les conditions qu'on exige pour une combustion puissamment industrielle se retrouvent identiquement dans les besoins qui président aux travaux de notre organisme. Les mauvais combustibles... les aliments peu volatilisables, demandent un tirage exceptionnel. Souvent, il faut mélanger le combustible trop dense avec un combustible plus léger, les aliments trop lourds avec des aliments plus volatils, pour que la combustion marche régulièrement. Quand le foyer fume, c'est-à-dire quand la fumée reflue...., c'est que l'aliment oppresse, par faute de volatilité! il faut mettre du bois plus sec dans le foyer, des corps plus volatils dans l'estomac, pour exciter le tirage. Si, par cette constatation, la VOLATILISATION organique, opposée à la SUCCION qui lui correspond dans les phénomènes d'assimilation, nous n'avions en vue que ce qu'on sait déjà, nous ne nous y arrêterions guère. Il a été fait sur la digestion et sur la respiration, ainsi que nous venons de le dire, des travaux excellents que nous n'avons pas la prétention de recommencer. Ce sur quoi nous entendons appuyer avec le plus grand soin, la plus grande opiniâtreté, ce sont les phénomènes de volatilisation peu connus jusqu'ici; mais qui peuvent prendre, sur l'hygiène et sur la thérapeutique, une si grande influence, que tous les systèmes actuels de médecine en recevraient un contre-coup très-important. On comprend que ce n'est pas le lieu, à cet endroit de notre travail, d'entrer dans des considérations aussi détaillées que celles que nous indiquons; nous tenons seulement à montrer, dès à présent, que l'*assimilation* n'a pas reçu des physiologistes l'attention qu'elle mérite, au point de vue de la *composition* physico-chimique de VOLATILISATION respective de ses éléments divers. Le physiologiste a prié le faiseur d'analyses de lui dire combien tel ou tel agent nutritif contient d'azote! Il s'en est tenu là. Prenez un traité quelconque! celui d'un chimiste faisant de la physiologie; ou celui d'un physiologiste faisant de la chimie, vous verrez si j'exagère. Les comptes rendus de l'Institut ne sont remplis que de Mémoires de gens qui pèsent l'azote dans tel ou tel aliment, telle ou telle plante: bien mieux, de telle ou telle partie de la plante! Comme toujours, parce que l'azote est le producteur juré des grandes assimilations animales; ce n'était pas une raison pour ne pas monter jusqu'à la loi rationnelle des volatilités normales; en cela, on a fait comme Lavoisier pour sa théorie; on a dit: L'azote seul est alimentaire, foncièrement! Le grand chimiste avait écrit: L'oxygène seul est acidificateur! Si l'azote est un grand volatilisateur, il ne partage pas moins cette faculté à des titres relatifs quelconques avec les sulfures, les phosphures, les iodures, etc. De même que l'oxygène, grand acidificateur, n'empêchera jamais le chlore et ses congénères de constituer les éléments franchement acides. Dans les sciences, c'est toujours un vice de s'en tenir à un agent chimique, si vaste qu'il se

3.

coup encore, lorsque les femmes prennent l'habitude de rester
tard au lit le jour ; on peut assimiler les résultats qui en dérivent à
ce que l'école de Salerne dit de la sieste méridienne :

> Sit brevis aut nullus somnus tibi meridianus :
> Febris, pigrities, capitis dolor atque catarrhus,
> Quatuor hæc somno veniunt mala meridiano.

Le matin, le café au lait débilite et amène des anémies pour les
hommes ; des diathèses scrophuleuses, des phthisies, pour les
femmes ; il engendre, de plus, les flueurs blanches, qui sont suivies
d'ulcérations utérines, etc ; car le déjeuner de midi n'est pas assez
solide ; encore moins le dîner de cinq ou six heures, puisque la
digestion a eu si peu de temps pour se terminer. Dans l'économie
vivante deux grandes fautes ont été commises théoriquement :
d'abord celle que nous citions il y a un instant : l'alimentation, regardée uniquement comme une cause de réfection architectonique ;
secondement, le sommeil admis comme réparateur de forces, à un
point de vue confus. L'alimentation est un grand moteur de la machine humaine, sans doute, comme l'eau courante des fleuves est
le moteur de nos usines hydrauliques ; mais elle n'est pas le seul ; il
faut compter aussi bien avec la respiration annexe nécessaire de ce
premier point de départ. Il faut donc étudier le mécanisme de cette
alimentation au point de vue tout nouveau que je signale. Les effets
expansifs de la digestion portent dans tout l'organisme, du centre
vers la périphérie, des éléments dynamiques aussi bien qu'architectoniques ; de sorte que l'emploi de ce dynamisme est rigoureux
par une voie quelconque. Les uns font tourner l'emploi actuel de
ce dynamisme du côté du travail musculaire, en entreprenant des
marches rapides, longues, escarpées, ou tranquilles, modérées,
selon le tempérament et les habitudes du sujet ; les autres, et c'est
la grande majorité, aiment mieux faire absorber par le sommeil le
trop-plein de forces émises par la digestion. De là, l'usage si ré-
pandu des siestes, dont les bons effets sont précieux pour le vrai
observateur :

> Digerit, impinguat, animi calidumque vigorat ;
> Hinc mens clarescit, requiescunt corpora quando
> Vires confortat ; dissolvit, digerit escas,
> Appetit et gaudet, præservat, digerit, ardet...

Non-seulement les siestes sont observées avec un grand soin dans les pays orientaux, mais dans les contrées septentrionales même on rencontre souvent le travailleur couché auprès de ses outils, soit dans le champ qu'il fauche ou laboure, soit près de la maison qu'il construit, de la route qu'il perce. Si la digestion était un travail purement architectonique, si le sommeil était un élément répara- teur, les faits ne se passeraient pas ainsi; on ne verrait pas deux prétendus réparateurs s'accoler aussi généralement dans les in- stincts humains. Ou, alors, l'homme en digestion se servirait de la force acquise pour vaquer à ses plus rudes travaux, sans avoir recours au sommeil; ou il aborderait ce sommeil RÉPARATEUR, sans le faire précéder de la réfection alimentaire. Les habitudes géné- rales des êtres organisés, hommes ou bêtes, sont complétement en désaccord avec cette manière de voir. L'homme, comme l'animal, tendent à s'assoupir aussitôt la digestion commencée : de même, il est à remarquer que les enfants, dont la vitalité est relativement plus considérable que celle de l'homme fait, usent fortement du sommeil. Nous en dirons autant des habitants des pays chauds. Si ce sommeil était purement réparateur ou emmagasineur des forces, ces gens-là auraient moins besoin de s'y livrer que ceux des autres pays, puisque la vie leur est donnée à moitié par la chaleur am- biante. Donc, là où le mouvement est en excès, si le sommeil do- mine, nous sommes forcés de croire que le sommeil est plutôt un dispersif qu'un emmagasineur de forces. Dans l'alimentation, les faits mieux observés nous font voir que plus il fait chaud moins on a besoin de se nourrir. Plus il fait chaud, plus on a de facilité à absorber le mouvement et plus il faut le rendre. C'est pour cela que le sommeil est un *travail de* SÉCRÉTION; *la sécrétion du mouvement condensé et sa dispersion nécessaire!* Or, plus il fait chaud, plus cette dispersion est facile et normale. Si l'on a bien compris le mé- canisme de mon système, rien n'est plus simple à saisir. L'alimen- tation doit produire, outre son effet MÉDIAT d'architectonie, un effet IMMÉDIAT de dynamisme; pour produire cet effet dans son plus grand développement, il est plus normal de donner congé aux sens qui pourraient en faire dévier la direction. Le sommeil n'est donc au fond qu'une vacance des emplois musculaires qui se taisent pour laisser l'alimentation se développer à sa guise pendant le sommeil.

Voilà pourquoi on a pu dire, par une analyse incomplète des faits : Le sommeil est réparateur. Les sens cessant d'employer le dynamisme organique, on a cru que le sommeil emmagasinait ce dynamisme, et nous le rendait avec de grands bénéfices. Le sommeil perd ou emploie, comme on voudra, moins de dynamisme que les efforts musculaires, ceci est loin d'être bien connu et établi ; en tout cas, il en emploie beaucoup. La différence très-distincte qui existe entre lui et l'effort musculaire consiste en ce que la perte se fait plus doucement, plus harmonieusement ; que cette perte profite à la masse générale de l'organisme, qui est visitée, pénétrée par le dynamisme alimentaire. Voilà pourquoi tout ce qui entrave ou brise le mouvement centrifuge de l'expansion digestive est une cause de maladie ou de mort. Voilà pourquoi les maladies typhiques sont déterminées particulièrement et presque exclusivement pendant la digestion, au début de cette digestion et souvent aux approches du sommeil. Voilà encore pourquoi le travail d'intelligence, de bureau, d'assiduité, pris immédiatement au sortir de table, fait courir de si grands dangers pour la santé. Le sommeil est le plus normal des états organiques pour aider à la digestion ; de même le sommeil entrepris à jeun est le plus funeste pour la santé. Il y a longtemps que nos aïeux s'étaient mis en garde contre cet effet pernicieux, rappelé par l'école de Salerne :

Dummodo non longus somnus, nec proximus escæ...

Beaucoup d'états pathologiques rebelles à tous les efforts du médecin, mystérieux dans leur cause déterminante, n'ont pas d'autre raison d'être que de sommeiller à jeun. J'ai fait une étude, souvent bien pénible, de ces inanitions prolongées pendant les longues nuits d'hiver. Au milieu du sommeil on se trouve bientôt réveillé par un malaise indéfinissable ; le sang se porte autour des yeux, qui deviennent douloureux comme dans un paroxysme de fièvre ; l'insomnie s'établit, soit pour une fois, soit comme habitude, lorsqu'on n'a pas le bonheur de saisir la cause de ce malaise et d'y porter rapidement un remède. Les médecins sont étonnés, depuis quelque temps, des cas si nombreux d'anémie et de chloro-anémies qui se présentent dans leur pratique. Ils ont beau employer le fer, les analeptiques, les toniques de tout genre : le sang obéit d'abord à leurs prescriptions en reprenant un état plus normal ; mais la santé revient, ou lentement, ou point du tout, sous l'effet de ces inanitions non soupçonnées par le sujet, et non soupçonnables par le médecin. Qu'il prenne, au contraire, l'envie, au praticien, de s'enquérir de l'état alimentaire au moment du sommeil ; il y trouvera une voie extrêmement fructueuse pour le bien-être et le rétablissement de ses clients. Le sommeil est un dispersif de forces aussi énergique que le travail musculaire ; la différence dans la quantité de ces forces épandues ne nous est pas connue aujourd'hui. Celui donc qui se couche sans souper commet une faute grave ; car il fait charbonner la lampe ; le proverbe « Qui dort dîne » n'est applicable que pour ceux qui sont obligés d'en passer par la dure nécessité des grandes privations. J'ai dit que le sommeil est la SÉCRÉTION *normale* du fluide vital ; ceci est patent par les analogies. En effet, Liebig dit qu'un observateur peut reconnaître le changement de nationalité au volume des excréments répandus sur les routes de l'Allemagne. On pourrait généraliser ce fait physiologique, en disant : que l'homme du Midi et l'homme du Nord se distinguent par le poids et l'état chimique des fèces. L'homme du Nord, ne relevant de l'atmosphère qu'un mouvement peu condensé, est obligé de faire équilibre à cette défaillance spéciale par une alimentation forcée. Il se nourrit de carbures d'autant plus résistants qu'il a moins autour de lui de mouvement tout condensé, sous le nom de chaleur, etc. L'homme du Nord a donc une excrétion alimentaire excessive, au-dessus de la moyenne. L'homme du Midi, trouvant dans l'atmosphère ambiante un mouvement très-condensé, n'aura pas besoin de s'alimenter comme l'homme du Nord, ses fèces alimentaires seront très-minimes ; mais, en revanche, le mouvement étant chez lui en excès, la sécrétion de ce mouvement sera aussi en excès ; d'où son recours incessant au sommeil, et sa somnolence, sa rêverie presque permanentes.

Dans une machine à combustion, les produits comburés sont en relation directe avec les matières combustibles. Si vous employez des essences vous n'aurez guère que des gaz ; si vous avez recours aux anthracites, il vous restera des masses énormes de fèces pesantes. Dans notre organisme pourquoi en serait-il autrement ?

La production de chaleur étant un fait prépondérant dans cet organisme, il est compréhensible que là où nous pouvons saisir cette chaleur toute condensée, toute produite, nous ayons en moins les reliquats de cette condensation préalable. L'homme du Nord aura plus de fèces, l'homme du Midi plus de sommeil. Les excrétions sont en raison des absorptions. On a vu des états pathologiques entièrement basés sur un abus des sécrétions pures de mouvement par le sommeil. C'est ainsi que Richerand cite dans sa *Physiologie* (II° vol., page 189) l'exemple d'un homme dans une sorte d'imbécillité, qui, doué d'une faim dévorante, passait tout son temps à dormir, dépensant sans utilisation musculaire les forces que l'alimentation lui fournissait. Si les enfants dorment beaucoup, les vieillards dorment peu. Les enfants ont beaucoup à dépenser, les vieillards ont à peine de quoi vivre. Les animaux carnivores dorment plus régulièrement et plus longtemps que les animaux herbivores. Leur force et leur quantité d'alimentation, leur fournissant plus de mouvement condensé, leur imposent par cela même une sécrétion de mouvement plus considérable. Le sommeil est en rapport avec les forces actuelles. Mais n'oublions pas que si le sommeil semble être amené quelquefois par certains faits débilitants, comme des saignées abondantes, des bains de pied, des purgatifs, la digestion, le coït, le froid extérieur très-vif, l'ivresse, etc., cela doit être expliqué par le principe des DÉTERMINATIFS organiques auxquels nous renvoyons. Qu'il nous suffise de dire qu'une dispersion attire une autre dispersion qui se continue. De même une sécrétion fait taire généralement une autre sécrétion; c'est ainsi qu'un sommeil profond, celui des enfants, enraye les autres sécrétions. Si par une circonstance quelconque la réplétion des appareils urinaires, intestinaux, est trop grande, il y a seulement expulsion inconsciente; les enfants âgés de huit à douze ans éprouvent trop souvent des selles et des besoins urinaires involontaires. La digestion, dans le sommeil, est plus longue et plus régulière que dans l'état de veille; ce qui est très-important sans doute pour l'activité sécrétoire de notre organisme. Les aliments assimilés sont mieux et plus énergiquement répartis dans toutes les parties du corps. Mais les érections intellectuelles et érotiques sous l'impression dispersive croissent considérablement. De là, la puissance du lit sur le cerveau des hommes d'imagination ; sur les impuissants et sur les quasi impuissants. Après l'âge de cinquante ans, combien trouve-t-on d'hommes qui puissent se passer du lit pour satisfaire aux actes vénériens? Les femmes souffrent moins du défaut de sommeil que les hommes. Les pléthoriques ont plus besoin de sommeil que les émaciés, etc.; toute anémie emporte le sommeil, soit pour le tout, soit pour partie. Les pathologistes ont très-bien vu que le sommeil, si réparateur, selon leurs vues, pour les pirexies franches, est funeste pour beaucoup d'affections complexes, et obscures dans leur appréciation. Ne connaissant pas les effets dispersifs du sommeil, secondés par une alimentation normale présente, il est clair qu'ils n'ont pu se rendre compte des dangers qu'il y a pour le sujet à disperser du mouvement, par le sommeil, sans en recevoir par la voie alimentaire. Il y a tant de maladies où l'alimentation est suspendue de force ou par l'effet de nos habitudes modernes de thérapeutique, que le sommeil intervient moins souvent avec bénéfice dans leur traitement d'aujourd'hui que dans celui d'autrefois. Du temps d'Hippocrate on avait soin d'entretenir l'alimentation au moyen de cette PTISANE si facile à prendre pour la généralité des malades. Cette tisane était une décoction d'orge ou de graines incomplétement saccharifiées, qui portaient dans l'organisme un élément lent de digestion, sans excitation accessoire. Le malade avait là une réserve combustible, qui échappait aux exigences d'une digestion vulgaire. Si, donc, le *sommeil* arrivait à vaincre la *fièvre*, disons mieux : si la DISPERSION pouvait vaincre la CONCENTRATION; cette dispersion trouvait en la tisane un élément adjuvant qui lui permettait d'épandre le mouvement fâcheusement accumulé dans l'organisme, sous le nom de FIÈVRE ; et la marche harmonique des faits d'expansion se reproduisait bientôt. Aujourd'hui l'on sait que l'on purge, que l'on débilite, sans se préoccuper de cette alimentation, base de la vie; comme si elle ne pouvait aider au travail de dispersion engagé contre la fièvre ! il ne faut donc pas s'étonner que les accès morbides soient souvent consécutifs au sommeil des malades. Que de fois la somnolence devient un symptôme accusateur des dangers que court le moribond ! Je le répète donc, pour bien fixer les idées : l'alimentation se divise en deux parties utiles, dans la digestion comme dans les grandes voies du fluide nerveux : la première est fixe et sert de base à la réfection organique; la seconde est volatile; elle aide à la dispersion du fluide vital trop condensé par le travail musculaire. Le sommeil, sécrétion par écoulement du fluide vital, a besoin d'un dispersif initial pour produire cet écoulement; comme si le fluide, dans son état de condensation, n'était pas capable de passer à travers les mailles épidermiques; ou si, par cet état de condensation même, il ne rentrait pas en des habitudes trop centripètes. Dans la nature, le mouvement ne marche seul qu'à la dernière extrémité; et cela n'arrive jamais sans un danger patent pour les organismes. Ainsi la foudre n'est qu'une isolation du mouvement dont la rentrée sur les matières organisées est souvent terrible.

La fièvre nous montre, comme je l'ai dit, l'énormon, produisant un effet de claustration et un état de débordement et de refoulement du fluide vital; sous l'influence de l'air, du sec, du froid, etc. A cet état fébrile simple, si l'on a soin d'opposer des dispersifs en des circonstances favorables au sommeil, à la transpiration; il y a lieu de croire qu'on déviera l'état fébrile pour passer à l'état de dispersion normale. Par contre, il est essentiellement dangereux de suivre cette marche, si la maladie constitue une de ces rares anémies franches, pour lesquelles la concentration des forces doit être plutôt recherchée que repoussée. C'est ainsi que la miliaire représentant une forme exagérée de dispersion, on dirait, dans le cas nosologique, que le corps se vide des condensations de mouvement; aussi les acides, si condensateurs de ce mouvement, ont-ils seuls réussi jusqu'ici à amener quelques résultats favorables. Ce qu'il y a peut-être de plus curieux, comme de plus instructif dans ces phénomènes, c'est de voir l'alimentation se diviser en deux parties, comme cela arrive pour le mouvement vital : une partie condensable, une partie volatilisable. Après cela s'établissent les sécrétions, les excrétions, à la faveur de tous les éléments de l'organisme. Car, non-seulement la partie volatile des aliments, par sa partie physique, montre le chemin des sécrétions et les excrétions, en faisant derrière elle une sorte de vide; mais elle disperse par sa nature chimique les condensations de mouvement si défavorables à ces mêmes sécrétions. Le travail musculaire, ne pouvant s'exercer qu'en serrant les freins de la machine, pour obtenir la condensation nécessaire au déploiement de ses forces, a besoin d'agents de dispersion qui réagissent sur cette masse ultra-condensée, quand le travail musculaire a duré trop longtemps ou s'est montré trop énergique.

VIII

Exagération de la dispersion normale.

L'expression hibernation, ou sommeil d'hiver, est fort impropre, ainsi que le fait remarquer Burdach, puisqu'il y a nombre d'animaux qui dorment dans les plus grandes chaleurs, aussi bien que d'autres s'endorment pendant le sommeil d'hiver. Burdach, après avoir analysé toutes les raisons qui semblent se rapporter le mieux à ce phénomène, penche pour la difficulté qu'auraient ces animaux à se procurer de la nourriture pendant ce sommeil, d'où ils seraient portés à s'endormir. Mais Burdach ne voit pas que cette explication, fort sagace du reste et très-vraisemblable, n'est qu'une explication d'économie domestique chez les animaux, et non une explication physiologique. Les animaux à long sommeil sont des êtres qui comptent sur une dispersion lente, pour écouler un trop-plein qu'ils ont réuni pendant les jours les plus favorables à leur nutrition ordinaire. Ce que l'instinct produit chez l'animal, d'une façon régulière et patente, les habitudes, le climat, l'état pathologique, les passions, le produisent aussi d'une façon tout aussi sûre chez l'homme, quoiqu'elle se montre moins consciente. Dans l'Orient, dans l'Inde surtout, les indigènes, éprouvant de certaines difficultés à s'alimenter de telle ou telle façon, mangent à des intervalles fort éloignés, et dorment en conséquence. Ceci est encore plus remarquable chez les Patagons, qui restent si longtemps sans manger et qui dévorent des masses de chair quand un cheval ou un buffalo leur tombe enfin entre les mains. Seulement, le sommeil est en rapport avec ce genre d'alimentation. Leur sommeil est lourd et apathique comme celui des serpents. Sans aller chercher aussi loin nos exemples, combien un médecin ne voit-il pas tous les jours d'individus qui se gorgent d'aliments en un seul

repas et dont le sommeil se prolonge ensuite démesurément !
C'est parmi ces natures généralement paresseuses et inconsidé-
rées qu'on rencontre le plus d'apoplexies. Ces faits prouvent que le
sommeil est le répartiteur de la nourriture et le dispersif des forces
démésurément condensées pendant la veille. L'animal se nourrit
du chyle déversé par les lymphatiques dans la circulation, comme
il se nourrit encore de la condensation de mouvement accumulé
au milieu de ses organes ; que le sommeil transforme en mouvement digérable par ces mêmes organes généraux. Il doit être certain que le mouvement contracté, tendu outre mesure pendant la
veille, n'est pas plus propre à l'assimilation immédiate de l'ensemble que le bol alimentaire, au sortir du tube digestif, n'est propre
à passer dans la vie artérielle. Le bol doit être atténué par l'effort
vital, comme le mouvement contracté a besoin d'être atténué par
la dispersion ordinaire du sommeil. Les nerfs font office, en quelque sorte, de canal intestinal pour le mouvement ; mais ils ne produisent pas plus la force que les intestins ne produisent la vie. Ils
l'emmagasinent pour un emploi ultérieur. L'estomac et les nerfs
digèrent chacun de son côté le bol alimentaire et le mouvement
fournis par l'estomac et le poumon ; mais ils n'ASSIMILENT rien par
eux-mêmes. L'assimilation se fait *surtout* pendant le sommeil. Les
exceptions que nous voyons dans l'espèce humaine se poser en face
de cette règle presque générale dans toute la nature n'est nullement à l'avantage de notre santé. Il n'y a pas un physiologiste qui
ne se soit élevé contre l'abus du travail après le repas. Barthez a dit
que les hommes habitués à de grandes fatigues après le repas, sont
tous remarquables par leur peu de résistance aux maladies ataxiques, et par une caducité anticipée.

On voit, en réfléchissant sérieusement sur l'hibernation, combien
ce phénomène est plus étendu et plus important qu'on ne le pense
vulgairement. L'anatomie comparée a jeté sur la zoologie plus de
lumière que des siècles de syllogisations ; la physiologie comparée
peut donner d'aussi excellents résultats si on veut bien la prati-
quer avec intelligence. Dans l'hibernation de ces animaux chargés
de nourriture, la fonction d'assimilation semble avoir été repoussée
tout entière vers l'époque de somnolence, quoiqu'on puisse comparer également l'hibernation à une sorte de catepsie, enfantant

une dispersion lente, insensible, plutôt qu'une assimilation continue et régulière. Il en est de même de certains individus qui travaillent pendant tant de jours sans dormir, ou qui, passant des saisons avec un sommeil insuffisant, réparent ensuite le temps perdu, tout d'une haleine. Les habitants des contrées polaires dorment à peine pendant leur été, qui est un jour de six mois ; mais ils se réveillent à peine aussi pendant leur hiver, qui est une nuit de six autres mois. Je connais un homme de lettres qui passe l'hiver sans dormir ; lisant, écrivant, produisant ; tant que la chaleur ne s'est pas fait sentir. Mais, aussitôt que les beaux jours arrivent, il dort la nuit très-profondément, sans manquer pour cela de se livrer le jour à des siestes très-longues. Les artistes les plus éminents sont remarquables par cette alternative d'énergie et de paresse, qu'on leur reproche bien à tort ; puisqu'elle est si commune dans toute la nature organisée. L'enfant, qui assimile tant, dort toujours ; et assimile d'autant plus qu'il dort plus, normalement. Chez le vieillard, c'est tout le contraire ; la machine étant construite, il n'a plus besoin d'y rien ajouter ; aussi son sommeil se met-il en rapport avec ses fonctions digestives. De sorte qu'on pourrait dire : « Les gens dormeurs sont ceux qui digèrent le plus facilement et le plus *utilement*. » Quand le vieillard s'endort de son meilleur sommeil, c'est aussitôt après le repas, à table, sur une chaise, et cela pour peu de temps. Sur dix personnes choisies au hasard, du même âge environ, de la même profession, vivant à la même table, ayant une santé convenable, j'ai remarqué que la force digestive était toujours en rapport avec la régularité du sommeil. Les personnes fortes sont moins portées au sommeil à cause de leur graisse qu'elles ne sont grasses à cause de leur penchant au sommeil. Le sommeil paisible est, dit-on, le privilège des natures honnêtes, douces, justes, etc.

> Quand on fut toujours vertueux,
> On aime à voir lever l'aurore.

Si ce proverbe chanté est vrai, cela prouverait que les gens vertueux n'ont pas souvent l'occasion de sortir du lit très-matin pour jouir de ce brillant spectacle. Les grands travailleurs, l'homme méchant, turbulent, passionné, agité par les passions, ne dorment guère ;

aussitôt que les désirs sexuels arrivent à l'adolescence, elle perd le sommeil; ce qui a fait dire encore que les amoureux vivent d'amour et d'eau fraîche; car, en même temps que le sommeil se perd, la digestion est suspendue. La femme hystérique perd l'appétit; son estomac est livré à des goûts bizarres, en même temps que ses nuits se passent en contractions musculaires et en soubresauts nerveux. Hippocrate. Galien surtout, avaient bien raison de rester quelquefois auprès de leurs malades pour en étudier le sommeil. La veille fournit au médecin des appréciations appartenant au malade; mais, la nuit, on peut dire que le diagnostic est livré tout entier au médecin. Le jour, les fonctions d'architectonie commencent; la nuit elles s'exécutent réellement. J'ai eu plusieurs fois l'occasion de voir que des hommes forcés à une veille excessive débutaient par ne plus pouvoir manger, et ne s'adonnaient aux liqueurs fortes que pour obtenir une dispersion rebelle à tous leurs efforts. Ayant toujours occupé beaucoup d'ouvriers, et surtout d'ouvrières, j'ai remarqué que les jours où l'on passait les nuits, et encore plus le lendemain, ces dernières ne voulaient accepter que du café, du lait, du thé, des liqueurs; en un mot, des aliments renfermés sous un faible volume; bien mieux, qu'elles se cachaient pour acheter de l'eau-de-vie. A Paris, on peut dire sans crainte d'être démenti que, dans tout atelier où l'on passe la nuit, et dans chaque saison où cela devient nécessaire, il y a immédiatement abus des liqueurs fortes; parce que l'estomac ne peut plus assimiler que de tels aliments pendant l'état de veille continué. Dans les pays de long repos, comme l'Orient, les peuples sont voués aux aliments les plus résistants, le riz, les fécules, etc. Là où la veille s'exagère étudiez la nourriture, elle se compliquera de boissons fermentées, de préparations légères, etc. L'Anglais riche qui passe sa nuit aux Chambres représentatives se gorge d'alcool et de viandes saignantes. Il repousse le pain. Les légumes qu'il accepte sont cuits à l'eau et ne représentent qu'une alimentation illusoire. La Parisienne qui court les bals d'hiver vit de pâtisserie et de tartines sucrées. L'été, à la campagne, vous la verrez accepter le pain bis, et la soupe aux choux de son fermier. Si la DIGESTION se fait pendant la *veille*, l'ASSIMILATION a lieu, particulièrement et normalement, pendant le sommeil. La *dispersion* amène ce phénomène d'*atténuation* des *ali-*

ments et des *forces* qui les rend susceptibles d'entrer jusque dans
les derniers rameaux capillaires. Les staticiens physiologistes qui
ont parcouru, un à un, les moyens que les centenaires ont pu
employer pour arriver à ce grand âge ont déclaré que ni la fortune, ni le climat, ni la sobriété même, ne pouvaient être invoqués
d'une façon exclusive. Mais tous ils ont été d'accord pour dire que
la tranquillité d'esprit réunit la majorité des vraisemblances, quant
à la longévité. Or, je le répète, c'est avec la tranquillité d'esprit
qu'on mange bien, qu'on digère facilement, qu'on dort paisible-
ment et qu'on assimile beaucoup.

IX

Phénomènes de déplacement organique.

Si l'on a bien saisi tous les termes qui constituent la série des
phénomènes de l'existence organique, on a dû voir que la question de *détermination* du mouvement est un fait capital dans ces
phénomènes.

Industriellement, ce fait de mouvement n'est-il pas capital lui-
même?... Vous avez beau posséder une roue motrice extérieure,
une roue de commande intérieure, des organes de production
appelés MACHINES, dans l'industrie; il n'en faut pas moins avoir
fortement égard au point déterminatif de toute cette production utile de force, à la loi de DÉPLACEMENT! Le canal alimentaire
doit être considéré comme un cours d'eau traversant l'organisme;
au lieu d'un moulin à ailes, le mécanisme ici consiste en des
mouvements hélicoïdes d'absorption et d'excrémentation. J'ai dit :
Jusqu'ici les physiologistes ne se sont guère occupés que du phénomène de réparation organique, dénoncé spécialement par l'alimentation à ce point de vue spécial. Magendie, le plus savant, le
plus intelligent de ces physiologistes, a essayé de ramener les mouvements organiques au jeu des pompes industrielles. Ses rapprochements sont pleins de vraisemblance; sa critique pleine de verve;
mais, au delà du mécanisme physique dont il se rapproche si bien,
et dont on ne peut nier l'analogie, il existe un phénomène capital

qui domine toute l'existence des animaux : c'est la présence du mouvement, sa marche et son emploi. Je veux bien admettre, avec ce grand physiologiste, que le cœur ressemble à deux pompes hydrauliques accolées ; renfermées dans une pompe aérienne, contenant tout le système respiratoire, dans le thorax ; je n'en suis pas moins acculé à des *appareils de fonction ;* et non aux prises avec l'action physique motrice qui doit les mettre en jeu. J'ai fait voir que le cœur, tout agencé qu'il soit en pompe aspirante ou foulante, doit être admis comme un condensateur de mouvement bien plutôt que comme un producteur de ce mouvement ; le cœur est le volant de cet appareil respiratoire, qui possède une bien plus grande union dans ses éléments qu'on ne le pense généralement. Le poumon transforme, condense déjà et emmagasine la force aérienne, déversée en lui par la trachée-artère. Il la répand dans une certaine mesure sur son annexe propre et immédiate, le cœur, chargé de la distribuer dans le reste de l'organisme. Mais où est la force mouvante?... le déplacement qui abreuve, nourrit et entraîne tous ces appareils spéciaux?... L'expérience que j'ai instaurée, appelée à cause de cela CAPITALE, nous donne la clef de ces principes, appuyée qu'elle est par les phénomènes de dispersion-énormon d'où elle tire sa première et sa plus radicale conséquence. Ces deux pôles du mouvement vital sont donc : 1° l'action modificatrice du poumon à l'endroit du fluide aérien introduit dans ses aréoles ; 2° l'action condensatrice du cœur ; 3° la dispersion que subit la masse-énormon à l'endroit opposé, aux confins de l'organisme. Le premier et le second phénomène déterminent une source de mouvement à s'emmagasiner ; le troisième phénomène établit cet *écoulement,* cette PENTE qui donne le branle à la machine, en créant l'action. Le cœur ne fait qu'en distribuer les éléments variés et variables. Lors donc que les physiologistes, aidés de toute l'imagination de Magendie, essayent de trouver un rouage matériel sur lequel on puisse fonder la vie, ils se trompent complétement. La vie n'est fondée que sur des principes abstraits de physique ; répondant, du reste, à l'idée que nous nous faisons de l'essentialité même de la force vitale. En mécanique, jamais un organe, *quel qu'il soit,* ne peut produire ou même augmenter la force. Tout ce qu'on peut obtenir, par ce moyen, ne dépasse pas une condensation et une appropriation de la force initiale. Les poumons transforment et emmagasinent la force qu'ils reçoivent de l'air, de l'air tout entier probablement ; s'ils ne gardent dans leur tissu que l'élément oxygène et que quelque peu d'azote, sans doute, cela est effectué en vue d'autres opérations subséquentes. La *réparation*, toute nécessaire qu'elle soit à la vie, peut subir bien des variations en plus et en moins sans nuire aux organismes. On doit très-bien supposer un animal qui ne perd pas assez, pendant son existence, pour souffrir de la pénurie de nourriture ; et qui cependant ne pourrait VIVRE, sans se soumettre au phénomène de MOUVEMENT *successif* ou de DÉPLACEMENT. Les reptiles trouvés dans des troncs d'arbres, dans les cavités des rochers, etc., expliquent ce point de vue, outre mesure. La VIE n'est donc pas la RÉFECTION d'éléments perdus, fatalement : la vie est plutôt le résultat, dans un organisme, des phénomènes de condensation, de transformation et de déplacement. Tous les jours une usine MARCHE, comme on dit, sans marcher *utilement*. Tantôt ce sont les crises matérielles, commerciales, financières, qui enrayent la production ; tantôt c'est le dérangement de telle ou telle pièce intérieure. Mais le moteur et les grands organes de l'usine peuvent continuer leur marche avec des variations infinies de production utile. Dans les organismes, même chez l'homme, où la réfection est si exigeante, on a vu des sujets vivre sans prendre de nourriture appréciable pendant de longs espaces de temps. Les phénomènes de *déplacement* n'en subsistaient pas moins, entés sur la respiration et une consomption d'éléments fixés autrefois.

La machine humaine possède des éléments complexes de déplacement ; on pourrait même dire des éléments antagonistes. L'appareil pulmonaire est un appareil qui se rapporte aux accessoires mécaniques désignés sous le nom de volontaires, par la fonction condensatrice qu'il exerce sur le mouvement libre ; tandis que l'estomac, son antagoniste, a plus de rapport avec les machines à combustion. En général, l'estomac, par la digestion, est chargé de produire le *déplacement*, d'où naît la VIE. La respiration s'en mêle bientôt, par l'adjonction de ses éléments volatils qui transforment les aliments pour une proportion considérable en éléments volatilisés. Mais il paraît que la respiration ne peut rien par elle-même comme point initial de ce déplacement, puisque nous la voyons s'enrayer dans des circonstances où rien n'agit directement sur elle, en tant qu'organe respiratoire. On sait combien est chétive la vie des individus qui se nourrissent peu. Il est probable que leur constitution intime amène un déplacement incroyablement ralenti et prolongé de la nourriture absorbée; de sorte que le phénomène respiratoire n'est pas, ici, plus *vital*, foncièrement, que dans les cas les plus usuels. On peut supposer, en effet, que les canaux de réparation alimentaire sont tellement capillarisés, qu'un faible déplacement suffit à l'existence rudimentaire qui se remarque chez les gens voués à l'inaction. Les phénomènes d'alimentation et de respiration se commandent réciproquement et se complètent, mais ils ne se remplacent jamais l'un l'autre. La respiration dégorge l'organisme des produits élémentaires qui ont rempli leur fonction; aussitôt que le bol alimentaire s'arrête par une cause quelconque, ce n'est pas l'acte respiratoire qui peut le remplacer ou même le tirer d'affaire; car la respiration périclite elle-même et s'arrête aussi. Il suffit d'analyser les phénomènes qui se passent dans les circonstances nombreuses d'engorgement vital, qu'on a désignés d'une façon générale sous le nom d'indigestions.

Par un moyen quelconque et dans un cas fortuit regrettable, s'il arrive qu'on ferme, dans une certaine proportion, les *vannes* ordinaires de la nutrition : peau, reins, intestins, poumon, il se produira immédiatement un reflux de la force de déplacement vers les organes producteurs de ce déplacement; et par suite vers les organes qui leur servent d'accessoires. Il en est de même en hydraulique, quand l'eau reflue vers les *palettes* du moteur hydraulique; et dans les machines à feu, quand la vapeur obstrue les tiroirs et leurs annexes. Dans tous les cas, industriellement ou organiquement, il n'existe qu'un enrayement du *déplacement*, le point de sortie. Les physiologistes modernes, et notamment M. C. Bernard, expliquent les indigestions, les enrayements de la nutrition en un mot, par une paralysie des nerfs gastriques, semblable, pour son effet, à la section du pneumo-gastrique, je suppose. Mais ceci n'est pas analyser : c'est mettre des mots à la mode à la place d'observations sérieuses! c'est inscrire une ficelle de plus dans la nomenclature du joujou anatomo-pathologique. Les lois de la vie ne sont pas cachées dans les résilles nerveuses; elles sont écrites dans la physique transcendante, dans l'analyse raisonnée des forces naturelles, dont le fait de section pneumo-gastrique n'est qu'un cas particulier expérimental, sur un appareil de détail régulateur. Comment se fait-il, par exemple, que la transpiration périphérique enrayée ne soit pas remplacée suffisamment par le travail d'élimination pulmonaire? Le poumon fait ce qu'il peut, mais cela ne suffit pas. *Le poumon n'est pas la vraie voie de* DÉPLACEMENT *organique; c'est un adjuvant; pour partie, doué d'une puissance incontestable; mais, je le répète, en tant que déplacement, ce n'est qu'un adjuvant.* Voilà pourquoi cet appareil diminue d'importance, plus on descend dans l'échelle organique; voilà pourquoi même on n'en retrouve plus de traces dans des cas immenses, relativement. Le poumon possède une double fonction : il est placé de façon à aider l'estomac et les canaux de déplacement à produire la PENTE vitale, au moyen de l'expiration qu'il fait succéder à l'inspiration. Ce qui fait que le poumon n'agit que très-imparfaitement dans les cas d'asphyxie alimentaire ; car, supposez l'appareil de combustion, l'estomac, s'arrêtant! que peut, à côté, l'organe accessoire qui le débarrasse pour partie du reflux des résidus comburés?... L'action du poumon expirateur peut se montrer utile dans les premiers moments de la défaillance, en sollicitant un déplacement plus énergique. Mais, si l'appareil comburant, la cheminée, n'a pas d'issue de déplacement, que pourrez-vous tirer de l'organe adjuvant?... rien ou presque rien! Le volant d'une machine lui donnera une impulsion acquise; mais ne fournira jamais une force effective. Le poumon-réservoir, et son annexe, le cœur, volant de machine, ne composent pas un système doué de plus d'initiative qu'un volant, qu'un réservoir et qu'un instrument de dégorgement partiel.

Je ne saurais donc m'élever assez contre la pensée physiologique actuelle qui attribue au poumon un rôle nécessaire, sauf à maltraiter, organiquement, les espèces non pulmonées, qui ne dérotent pas pour cela un vice de construction; puisque parmi les insectes, notamment, on trouve les natures les plus productives, les plus industrieuses. Lorsque les chimistes ont analysé l'entrée et la

4.

sortie comparatives des gaz aériens dans les aréoles du poumon, je ne comprends pas qu'ils n'aient pas été plus frappés du défaut de concordance qui existe dans cette entrée et dans cette sortie. Que de phénomènes de l'organisme sont accolés ensemble, ont l'air de se répondre, et qui, cependant, peuvent être attribués à des fonctions bien différentes, bien éloignées les unes des autres! L'air entre dans le poumon par l'inspiration... il fournit à l'économie animale la source de la vie; à la condition que cette source soit transformée, emmagasinée, condensée, et reprise par des organes accessoires. Au moyen de l'expiration, le poumon excrète des éléments tout différents de ceux qui sont entrés par l'inspiration. Car, si l'on ne tient un compte important que de l'acide carbonique rejeté, on a grand tort, au point de vue théorique surtout; puisque des métalloïdes nombreux, et des combinaisons gazeuses, accompagnent le plus souvent le rejet carbonique dans l'expiration. Le poumon, rien que dans son travail d'inspiration et d'expiration, présente donc deux fonctions distinctes. La seconde fonction, celle de l'expiration, se classe normalement du côté de la fonction de déplacement, dévolue à la périphérie et aux sécrétions générales externes. Divers observateurs ont comparé la fonction excrétoire du poumon avec celle de la transpiration, et la regardent comme étant à cette dernière dans une proportion grandement supérieure ; pour des chimistes cela suffisait peut-être; mais pour des physiologistes on a méconnu la question à examiner, qui porte sur toutes les excrétions externes. Je veux bien accepter le chiffre représentant la part que prend le poumon au déplacement vital; quel sera, pour moi; le point de repère qui me permettra maintenant de rapprocher ce chiffre, ayant une valeur physiologique, comparé aux éléments excrétés, liquides, solides et gazeux? Ce n'est pas aussi facile que cela en a l'air. Il reste donc dans mon esprit, involontairement, que le poumon n'est qu'une annexe de la fonction de *déplacement*; un rouage particulier, attaché accessoirement à cet organe ; comme l'urinasion est attachée, accessoirement aussi, à la fonction génératrice placée dans un tout autre ordre d'idées. Cela est si vrai, que l'anatomie comparée me donne raison sur chacun de ces points. On connaît des animaux qui vivent sans poumon ; *par conséquent sans excrétion pulmonaire* ; et l'on connaît d'autres animaux chez

lesquels l'appareil générateur n'est pas lié d'aussi court avec les
excrétions urinaires ; un *cloaque* convenable se chargeant de réunir
la partie solide et la partie liquide des produits de déplacement.
Lorsqu'on étudie séparément l'agencement des grands organes de
l'économie animale, on ne prend pas une grande responsabilité !...
Il est loisible de comparer tel ou tel mécanisme à un mécanisme
industriel donné, et tout va pour le mieux. De la sagacité, de l'esprit et quelques jolis rapprochements suffisent pour cela. Mais,
quand il faut réunir les diverses parties de la machine pour la
mettre en mouvement, les analogies cessent d'être aussi amusantes, par la résistance qu'elles montrent à se contourner au désir
de celui qui les mène et qui les tord souvent plus qu'il n'est possible pour la sûreté des vraies théories. Je ne dis pas cela pour
Magendie, dont j'admire les travaux et dont je vénère la mémoire.
Ceux qui ont connu cette nature puissante, humoristique, dédaigneuse des médiocrités, sauront toujours attribuer à Magendie la
part qui lui revient en tête de ce qui s'est fait de beau, de mâle
dans les travaux physiologiques de notre époque. Rien qu'à voir sa
figure animée, ayant une parenté incontestable avec les génies les
plus distingués du dix-huitième siècle, il était impossible de ne pas
accorder à Magendie ce beau caractère viril, indépendant, qui fait
une guerre d'instinct à tous les chapons de la basse-cour scientifique. Magendie était resté dans son dix-huitième siècle, comme
franchise et comme rondeur de caractère. Jamais il n'a pu s'habituer à la stéréotypie enseignante de notre époque, qui prétend à la
convenance, lorsqu'elle n'est que prétentieuse et qu'elle ne luit
que par son vernis au suif et au noir de fumée, comme il convient
à des gens très-mal décrassés, élevés, le plus souvent, dans les
taudis nauséabonds des petits séminaires. Magendie resta homme...
ce qui est plus beau, à mes yeux, que tous les savants de la terre.
Jamais on ne veut se rappeler que la science n'est pas un but, mais
un instrument !... La science fut dépassée par Magendie ; il attei-
gnit ce but, qui devrait être si cher à tous les grands cœurs... la
virilité ! J'admire, sans aucun doute, les travaux considérables de
l'illustre physiologiste, ils ont éclairé les commencements de ce
siècle ; mais je suis bien autrement sympathique encore à ce tempérament vigoureux, inaccessible aux sales compromis des cote-

ries et aux exploitations intéressées des sociétés savantes. Magendie, que les médecins, comme médecins, traitaient d'une façon très-badine, m'à sauvé la vie dans un cas très-délicat, et qui dénotait beaucoup de tact, de cœur, et d'expérience; je suis heureux de déposer ce chétif souvenir sur sa tombe glorieuse. Ce que Magendie a tenté, il l'a tenté bravement, loyalement; il faut s'en prendre aux éléments qui ont pu lui faire défaut, pour trouver la clef des insuccès qu'il a pu rencontrer dans ses vastes expériences. Rappelons-nous que le nouveau physiologiste venait après Bichat, dont l'autorité eût écrasé à jamais tout autre débutant que celui-ci. Magendie eut à combattre Broussais avec son INFLAMMATION !... Broussais, cette autre figure admirable et bien regrettable d'un temps qui n'est plus. Voilà deux grands champions, dignes de lutter ensemble... faut-il l'avouer avec tristesse?... dignes de mieux se comprendre! Mais, au moins, c'étaient des lutteurs!... des gens inspirés par le génie et par un travail consciencieux. Je doute que Magendie, comme chef d'école expérimentale; et Broussais, comme physiologiste psychologue, rencontrent jamais bien des rivaux.

X

Endosmose, exosmose.

C'est ici le lieu de s'expliquer une fois pour toutes sur ce grand dada des vitalistes-anatomistes, emprunté au mouvement enthousiaste de Dutrochet. Voici comment M. Robin définit l'endosmose dans le dictionnaire de Nysten : « Dutrochet a reconnu que, quand deux liquides hétérogènes et miscibles sont séparés par une cloison membraneuse, il s'établit à travers les conduits capillaires de cette cloison deux courants dirigés en sens inverse et inégaux en intensité, et que celui des deux liquides qui reçoit de son antagoniste plus qu'il ne lui donne accroît graduellement son propre volume d'une quantité égale à l'excès de ce qu'il reçoit sur ce qu'il donne. Les premières expériences ayant été faites de manière que le liquide qui augmentait de masse se trouvait renfermé dans une vessie, il donna d'abord le nom d'endosmose au courant dirigé de dehors

en dedans, et celui d'exosmose au courant dirigé de dedans en
dehors, exprimant par le premier de ces mots l'idée d'une entrée,
et par le second celle d'une sortie. Aujourd'hui endosmose signifie
le courant fort, et exosmose le courant faible; de sorte que, dans
cette nouvelle acception, l'endosmose peut tout aussi bien se diriger de dedans en dehors que dans le sens inverse. » Je demanderai
qu'est-ce qu'il y a de commun entre la PÉNÉTRATION proportionnelle
des liquides à travers des membranes poreuses, et cette espèce
d'agent endosmotique *à tout faire*, que les vitalistes emploient de *hic*
et de *nunc* suivant les besoins de la cause organique? Quoique Raspail ait eu cent fois raison de réduire la découverte de Dutrochet à
sa juste valeur, c'est-à-dire à une pénétration relative des liquides
à travers des corps poreux, montrons-nous plus accommodant que
l'illustre chimiste, et acceptons l'endosmose dans les proportions que
lui concède l'article ci-dessus. Je le répète encore, où trouvez-vous,
dans cette endosmose, le secret du grand ressort vital?... Quand
les éléments anatomiques, comme le croit M. Raspail; quand l'économie tout entière aurait une faculté-principe d'inhaler et d'exha-
ler... cela nous mettra-t-il sur la trace du grand moteur vital ? On
se payera donc toujours de mots sans suite et sans emploi?... Ce
qu'il faut au physiologiste, c'est bien moins une raison détachée
qu'un terrain d'analyse sur lequel il puisse suivre les faits organiques. La première condition d'une théorie sérieuse pour l'avenir
n'est-elle pas, avant tout, de présenter un réseau d'idées analytiques conséquentes; faciles à poursuivre à travers la trame si em-
mêlée des phénomènes ; et concordantes dans tous ses points?
Certes, jamais on ne tirera rien de pareil de l'endosmose et des en-
dosmoseurs ! L'endosmose représente un fait remarquablement
détaché, s'arrêtant très-vite, aussitôt que son échange est réalisé
par l'équilibre admis. Défions-nous donc de cet air mystérieux et
emphatique avec lequel les vitalistes présentent l'endosmose comme
une *nouvelle qualité de tissu* répondant à tout. La verve de Magendie et de quelques autres avait fait bonne justice des *entités, irri-*
tabilité, propriétés de tissu, inflammation, etc. N'oublions pas
que les physiologistes ressemblent grandement aux gargotiers, qui
servent plusieurs fois le même plat à une sauce différente. Prenons
donc l'endosmose pour ce qu'elle vaut... pour une ratatouille vi-

talo-anatomique. Je trouve l'endosmose, en tant que propriété physiologique, tellement indigne de discussion, que je ne me sens pas le courage d'en aborder les détails ; il faut que l'école actuelle soit bien descendue, quant à la conception des grands principes philosophiques, pour se servir de semblables instruments d'investigation. Tout ce que je puis faire, c'est de former les vœux les plus sincères pour que mes contemporains aient la chance de trouver de meilleurs outils !

XI

Le sommeil, sécrétion normale du fluide vital.

D'après tout ce que nous venons de voir, le sommeil, qui joue un si grand rôle dans la vie des êtres organisés, ne présente donc pas une fonction active et directe de la réparation des forces, comme on le croit généralement ; mais la cause d'un riche et remarquable déplacement ; *l'acte normal sécrétoire de la dispersion du fluide vital.* Hippocrate avait probablement tort de dire : « *Somnus labor visceribus, motus in somno intro vergunt;* » à moins qu'il n'entendît que dans l'acte de dispersion, le sommeil amenant une assimilation plus exacte des éléments chyleux, il n'incombât par là « *labor visceribus,* » qui établirait un rôle accessoire d'assimilation au sommeil. Il en est de même pour le règne végétal, qui rejette son mouvement *en trop* pendant la nuit, l'acide carbonique. Rien qu'à considérer le plaisir qui accompagne cette fonction vitale, il apparaît tout de suite que c'est à un dégagement de force condensée qu'on a affaire ; qu'on veuille bien se rappeler l'observation grave que nous avons émise à cet égard : « *Tout déplacement de force, toute* EXPANSION *est suivie d'un* PLAISIR *dans* TOUTE *la nature organisée, animale ou végétale.* » Analysez les circonstances particulières qui entourent le sommeil : vous verrez, à n'en pas douter, que le sommeil, qu'on dit réparateur de forces, n'est que disperseur de ces forces ; voilà pourquoi on prétend qu'il rafraîchit, qu'il repose, qu'il délasse, etc. La preuve de cela, c'est que les phénomènes de la veille prolongée amènent une surexcitation, qui finit par devenir de plus en plus dangereuse. On ne fait pas refluer ainsi impunément les condensations de force vitale vers les organes intérieurs. Ce refluement réagit sur les organes et finit par en déterminer la décomposition ou la déviation fonctionnelle. Après une mauvaise nuit on est courbaturé, parce qu'on ressent ce refluement fatal des forces condensées, d'où doit naître un grand trouble dans l'organisme. On brûle; on est irrité; ce qui a fait dire en parlant d'un homme de mauvaise humeur : « *Il s'est mal levé !* » Pendant le sommeil les membres demandent invinciblement à s'étendre; non-seulement quant à la longueur et à l'étendue saisissable; mais aussi quant à la grosseur et à la distension vasculaire. Pendant le sommeil les ligatures sont funestes... On a vu des goutteux contracter un accès, pour s'être livrés au sommeil sans avoir eu la précaution d'ôter leurs bas ou leurs chaussures. Que d'apoplexies surviennent au moment du sommeil ou d'une simple somnolence, sous l'impression d'une cravate qui serre trop, d'un vêtement malaisé, etc. ! Chez les anciens, le pavot était le symbole du sommeil; le pavot, cet agent de dispersion si énergique ! Nous verrons plus tard qu'un sommeil incomplet est toujours suivi de bâillements, de tiraillements musculaires, qui sont un effort physiologique, très-mal compris, que fait l'organisme pour se débarrasser de ses forces excédantes. Car toute tension musculaire détermine ensuite une déperdition de force : qu'on emploie cette tension à des exercices quelconques, travail manuel, marche, chant, cri, etc. Toute tension musculaire amène une dispersion, voilà pourquoi les natures vivaces sont si braillardes : les enfants, les petits hommes, les femmes parce que l'agent condensé y domine à divers titres. Voilà pourquoi encore l'extatique prend une roideur continue, et l'épileptique perd d'une façon excessive de sa réserve économique; pourquoi il suffit à certaines natures, surtout pendant l'enfance, de roidir les cuisses ou généralement les muscles inférieurs, pour déterminer des pollutions voluptueuses. Dans les pensions de jeunes filles on a beau employer les moyens les plus ingénieux, des ligatures les mieux combinées, une simple tension des membres inférieurs trompe toutes les précautions et les surveillances. On a expliqué par de niaises sympathies nerveuses la pollution des pendus; quand il suffit de penser à la tension forcée des membres inférieurs au moment du supplice, pour comprendre ce qui se passe dans ce cas. Tout empêchement de tension dans l'acte vénérien devient un obstacle au plaisir et amène des courbatures. C'est ainsi que les essais de ce genre tentés dans des voitures, dans des coins rétrécis, sont connus pour produire les plus fâcheux effets. La tension musculaire est pour ainsi dire forcée dans l'acte du coït. Les chaleurs de l'été, en détendant les muscles par une transpiration exagérée, rendent beaucoup d'hommes impuissants. Il en est de même de tant de circonstances qu'il est difficile d'énumérer et de développer à notre époque; même dans un livre de physiologie. J'ai déjà dit cela; mais un homme consciencieux ne doit pas craindre d'y revenir. La pruderie moderne aime mieux rester ignorante comme un Huron que de transiger avec le *shocking*. Je méprise profondément une exigence que l'antiquité tout entière et la religion du moyen âge n'ont pas voulu accepter; mais il faut s'y soumettre et je m'y soumets. Car rien au monde n'est respectable et ne doit être plus respecté que la légalité... *Dura lex, sed lex!*... Pourtant on ne crée pas des gens vicieux avec des mots! Il n'y a pas de lieu où l'éréthisme disparaisse plus vite qu'au milieu des nudités des maisons de filles. Puisqu'il faut une tension pour arriver au plaisir, tout ce qui détend les muscles et l'imagination produira cet effet. Un homme fera pour une grisette qui ne montre que sa jambe ce qu'il refusera à la prostituée qui se découvre entièrement à lui; nos mots à demi couverts sont des irritants de la passion; cela dit, je souhaite bonne chance à la moralité contemporaine. Le sommeil, répété-je, est une déperdition lente, un écoulement harmonieux de la condensation des forces; c'est un trop-plein qu'on lâche. Mais il faut souvent pour dormir un déterminatif, la chaleur, la musique, la conversation, des narcotiques, des tisanes, etc. C'est pour n'avoir pas compris les effets de détermination organique, soit physiologiquement, soit thérapeutiquement, qu'on a constamment erré dans la pratique. Il est de notoriété publique que les médecins français tiennent la digitale comme un médicament très-infidèle. Or, quand on a voulu lui donner des effets marqués, on a toujours négligé les moyens utiles à son emploi. Vingt fois, j'ai essayé de prendre le soir de la digitale, avant de me coucher; bien mieux, avant de commencer à entrer en

moiteur; et jamais je n'ai réussi à rendre la digitale très-efficace;
mais lorsque, étant réchauffé dans le lit, on a atteint cette moiteur
nécessaire, au moyen de tisanes chaudes, et qu'on vient à prendre
quelques gouttes d'une teinture alcoolique de cette substance dans
de l'eau très-chaude aussi, chaude comme du thé, jamais l'effet n'a
manqué; souvent même il a dépassé mes espérances. J'ai enrayé,
avec cela, jusqu'à des maux de dents d'une douleur insupportable.
J'ai dit plus haut qu'il faut employer la voie complétement opposée
pour donner à la digitale une valeur diurétique. Car, par la chaleur et par le lit, elle devient éminemment sudorifique. Il n'est pas
hors de propos de jeter en ce moment un coup d'œil rapide sur
les substances dont l'effet varie avec les modes d'emploi; en rapprochant ces diverses circonstances des principes que je viens
d'établir.

XII

Extenseurs et détenseurs de l'éréthisme vital.

D'après ces expériences, je serais porté à croire qu'il n'existe ni
sudorifiques ni purgatifs, ni vomitifs proprement dits. Tout dépen-
drait des circonstances de temps, de lieu, de quantité sous lesquelles on administre les substances en jeu. C'est ainsi qu'on est fort
étonné de voir le tartre stibié passer, de l'état de vomitif spécifique
et intense, à l'état d'extenseur du mouvement vital. L'émétique,
dans les fluxions de poitrine, et par la méthode nouvelle, pousse à
la périphérie comme un vrai sudorifique. Je viens de faire voir qu'il
en est de même de la digitale, dont on peut varier les effets à volonté. Qu'une personne reste couchée et qu'elle se couvre outre
mesure, on peut dire que la digitale, dans ce cas, ira de pair avec
les plus énergiques sudorifiques. Si l'on prend, au contraire, la digitale debout, elle se montrera plus particulièrement diurétique.
Enfin d'autres circonstances en feront un purgatif si violent, que je
l'ai vue agir mainte et mainte fois comme l'eau-de-vie allemande.
Les remèdes sont donc bien plutôt des *extenseurs* et des *déten-
seurs* de la condensation du mouvement vital que des spécifiques

d'effets. Maintenant, comme je viens de le démontrer à l'égard des deux grands spécifiques, émétique et digitale, si singulièrement divisés, on peut croire que telle ou telle substance animale, végétale, minérale, doit cependant avoir une sorte de propension pour telle ou telle partie du corps. En effet, la belladone, l'opium, quoique agents d'extension du mouvement, montrent des habitudes spéciales tournées vers le cerveau, les sens de la tête, etc. En se rappelant ce que j'ai dit concernant l'effet obturatif du cervelet, sous l'impression des agents détensifs, on pourra se rendre un compte plus exact de ce que je laisse ici volontairement sans explication plus étendue. Les apparences ont souvent donné raison à la doctrine ancienne : *Similia similibus curantur*, vulgarisée avec tant de célébrité par Hahnemann et son école. Voilà pourquoi encore la doctrine des signatures eut un succès immense à l'époque de Paracelse. Il y avait du vrai dans cette doctrine des signatures, si on ne la prend pas sous sa forme ridicule ; comme il peut y avoir du vrai dans la doctrine homœopathique en fécondant l'idée principe de Hahnemann. On pourrait en dire autant de la pratique médicale de M. Raspail, en analysant les effets produits et les ramenant à un effet supérieur. Pourquoi l'ammoniaque, le camphre, ces puissants extenseurs volatifs, amènent-ils si souvent des résultats plus précieux que la méthode médicale la plus savante ?... C'est que la volatilité des substances engagées est un sûr garant de leur réussite. Quand on fait peur de Croquemitaine à un enfant, le point de départ est ridicule et erroné ; mais le but est souvent atteint, l'enfant se tient tranquille. Les entozoaires de M. Raspail jouent un peu le même rôle !... Quand ils coexistent dans les maladies générales, ils ne sont pas là comme CAUSE ; mais comme accessoire, fait apprécié en médecine de toute antiquité ; ils n'ont jamais, en tout cas, la puissance actuelle morbide que M. Raspail prétend leur attribuer. Mais M. Raspail ayant trouvé, par leur présence souvent incontestable, le moyen de faire peur à son client, il impose un remède si énergique, qu'il atteint, le plus souvent, un résultat favorable. Un jour, à Saint-Roch, une personne perd son parapluie ; on ferme les portes et l'on cherche le parapluie ; il arriva qu'un voleur émérite se trouva posséder légitimement un parapluie semblable à celui qu'on réclamait ; il fut arrêté et gardé sous les verrous, quoi-

qu'on découvrit plus tard le vrai parapluie, cause du tapage, entre
deux chaises. Le voleur fut absous pour ce fait, mais resta de bonne
prise. Cette petite histoire me semble un apologue fort applicable à
la théorie et à la pratique de M. Raspail. On cherche des vers? et
l'on guérit!... Il est vrai que le vers ne se trouve pas toujours, ou ne
se trouve pas pour la cause cherchée; mais l'affaire est faite, le but
est atteint; le malade recouvre la santé; tout le monde est con-
tent... M. Raspail et son client. Il n'est pas étonnant, d'après cela,
que la médecine de M. Raspail soit devenue la médecine du peuple.
Le peuple aime les choses étranges, comme le grand monde aime
l'afféterie. La médecine homœopathique — à supposer qu'elle n'eût
pas d'autre raison d'être, — avec ses petites dragées, nous ramenant à la boulette dorée de mie de pain du dix-huitième siècle,
prend une vogue très-compréhensible pour tout homme qui a la
clef de l'esprit humain. D'ailleurs, la méthode d'Hahnemann a
d'excellents et d'incontestables côtés. Hahnemann admet en principe une dynamique non définie! C'est déjà énorme, et un éclair
de génie. S'attaquant à cette dynamique il demande l'expérience,
en partant de la doctrine si connue du *similia similibus*. Seulement, son ignorance du point de départ le rejette immédiatement
dans une impasse, celle des symptômes identiques. Il n'y a rien qui
prouve aujourd'hui que l'on ait absolument besoin de suivre ainsi
les symptômes à la trace pour guérir. Dans les maladies chroniques,
de tels dérivatifs se comprennent mieux encore que dans les maladies aiguës; mais, quand le médecin se trouve en présence d'un fait
rapide, il faut lâcher prise... C'est du reste ce qu'a conseillé Hahnemann. Combien ce grand rêveur eût été plus grand encore, s'il
eût vu et indiqué la mutabilité d'effets qu'engendre la différence des
absorptions médicamenteuses! Hahnemann a senti, par expérience,
que les médicaments échappent aux classifications méthodiques de
notre matière médicale actuelle; mais, au lieu d'y voir la cause
physique des concomitants, il n'a aperçu que la question matérielle et étroite de quantité, de poids! Je souhaite pour sa gloire
que le temps confirme de telles doctrines. Le plus grand phénomène
pathologique qu'il soit donné de voir et d'étudier, c'est l'effet progressif ou foudroyant des maladies typhiques, choléra, peste, etc. Dans
tout cela, le point capital est, comme l'ont vu tour à tour Hippocrate,

Hahnemann et quelques autres, dans une question de dynamisme pur. Le médecin qui se base sur une cause miasmatique a beau, dans ces temps-ci, chercher à donner le change ; si le miasme devient cause, *quelquefois*, ce n'est qu'une cause *médiate !*... Le mal est dans le dynamisme. On comprendrait que dix personnes, je suppose, renfermées dans un local clos, d'où il se dégage de l'oxyde de carbone, et mourant sous cette influence, puissent être dites empoisonnés par l'émanation carboneuse. Là, le fait est non-seulement matériel, mais il est général, il est fatal ! Dans les pays à fièvre jaune, à la Havane, notamment, l'homme non acclimaté meurt au milieu de la population la plus riante, la plus sémillante qu'il soit possible de rencontrer. Ce n'est donc pas à un agent toxique fatal qu'il a affaire; mais à un ensemble de circonstances qui détruisent l'harmonie de sa dynamique organique. Si donc ni Raspail ni même Hahnemann n'ont su aborder le Comment de cette cause, aussi bien que tant d'autres écoles savantes ou ingénieuses, on comprend combien il est important d'entrer dans cette voie et d'en développer la théorie rationnelle. J'appelle état normal la situation d'un homme chez lequel le fluide vital s'épand assez pour entretenir la marche des phénomènes de digestion, et partant de réparation et de consommation musculaire; chez lequel, par conséquent, le mouvement condensé ne stationne pas, où ne s'égare pas dans telle ou telle partie locale de l'organisme; de façon à déterminer une congestion ou un travail anormal en cet endroit. Car, si la force vitale fait retour sur les viscères, elle déviera le travail organique normal, pour créer des maladies aiguës ou chroniques; selon que la déviation se fera chroniquement ou avec les allures des affections aiguës. Je dis de même qu'il y aura encore perturbation, quand le mouvement organique condensé se portera trop à la périphérie, de façon à entraver le travail récurrent de la sensibilité, d'où naît le travail utile à l'économie sociale.

En effet, portez l'activité vitale vers la périphérie, au moyen de corps si volatils, qu'ils entraînent tout à la surface; la sensibilité générale s'effacera, la récurrence n'ayant plus lieu; et la force vitale produite ne sera plus employée à la vie pratique, utile, sociale, ce qui pousse aux grandes affections cutanées : dartres, érysipèles, gale, lèpre, etc. Un anesthésique est un corps doué d'un tel effet sur

la force vitale, qu'il la pousse toute par extension à la périphérie ;
ce phénomène empêchant, par sa prépondérance excessive, les
sensibilités récurrentes de se produire ; c'est ainsi que nous voyons
la sensibilité disparaître par l'éthérisation, la chloroformation, etc.
Voilà pourquoi encore l'éther, le chloroforme, le musc, le rhum,
l'opium, ont eu tour à tour des succès empiriques dans le choléra
et dans toutes les maladies typhiques qui reconnaissent pour cause
réelle une rétention de la force vitale, trop concentrée dans les
viscères. Il en est de même encore dans ce qu'on a appelé les maladies nerveuses. Je ne crois pas qu'un nerf puisse amener une
maladie quelconque ; si ce n'est la perte du mouvement et de la
sensibilité, auxquels les nerfs semblent présider uniquement. Mais
sont-ils les seuls agents de l'extension et de la rétention du fluide
vital ? C'est ce que je ne me charge pas de décider, vu l'état peu
avancé de l'anatomie physiologique. Ce qui se passe dans les
ictères de la jaunisse semblerait démontrer que les éléments mo-
dificateurs du sang entraînent souvent avec eux des modifications
intimes de la condensation nerveuse. Je regarde la production de la
bile comme répondant, dans l'organisme, au besoin de la volatilisation des aliments, pour l'extension du fluide vital. La bile est un
liquide éminemment expansif par sa composition hydro-carbonée ;
au moyen des sels de soude dont il est composé il envahit facilement
les voies vasculaires ; par sa volatilité d'hydro-carbure il pénètre un
peu partout. La bile est donc chargée du rôle de pourvoyeur intra-
organique des éléments volatils nécessaires aux aliments. On a montré, par des expériences curieuses, qu'un animal peut vivre sans sécrétion bilieuse. On n'a pas fait attention que la nature a pourvu à
la volatilité nécessaire, pour l'assimilation, par l'aromatisation des
plantes qui servent à notre nutrition ; et dont les principes se retrouvent encore dans le règne animal ; à la nutrition duquel elle a
servi de la même façon. Il résulte de cette vue, que la volatilité des
hydro-carbures pourrait bien avoir d'autres voies que celle des nerfs
seuls ; bien mieux, que les nerfs ne seraient certainement que les
collecteurs, les condensateurs de l'effet produit à leur côté dans les
tissus. Et quand le fait producteur de la bile serait entièrement
détourné, qu'est-ce que cela prouverait encore ? N'existe-t-il pas des
êtres sans poumon, sans cœur ou à peu près ?... Dans l'organisme

rien n'est absolument NÉCESSAIRE à une vie rétrécie... Cela n'est normal, rationnel, que pour la vie complète, étendue, à laquelle nous nous sommes habitués. Je doute donc qu'un animal supérieur, fonctionnant sans l'appui de la bile, fût apte à une vie richement productive, industriellement parlant. Les états nerveux de haute tension vers la périphérie ont de tout temps intrigué et décontenancé les médecins. Comment comprendre que des extatiques puissent supporter des blessures affreuses, des violences extrêmes, sans en éprouver aucune suite fâcheuse, aucun mal présent? À moins que cette violence n'intéresse un organe très-sérieusement, que voulez-vous qu'il en résulte? Le but de notre organisme, le but fondamental, essentiel, est une marche de l'intérieur à l'extérieur. On peut donc abuser de cette marche sans en souffrir ni physiquement, ni normalement; à moins d'un excès complet. C'est là ce qui explique pourquoi la colère, expansion *partielle*, d'un genre différent de celle de l'extase, mais partant d'une cause commune; la chaleur des combats, la distraction artistique, scientifique, passionnée, etc., détruisent certains effets de la sensibilité. Vous avez une masse liquide dans un vase donné, jetez-y un fragment léger : il commencera à entrer dans cette masse; sauf, s'il y a lieu, à en sortir par sa densité spécifique. Mais penchez votre vase, mettez votre liquide en mouvement du dedans au dehors, non-seulement ce fragment qui pénétrait la masse ne s'y introduira plus, mais ils seront, lui et d'autres plus denses encore que lui, repoussés violemment par le courant. Il ne se passe pas autre chose dans les phénomènes de la sensibilité organique. Tant que notre corps reste à l'état d'expansion équilibrée, les sensations extérieures nous pénètrent d'autant plus profondément que nous leur opposons une expansion relativement moindre. L'hypocondriaque, dont le foie et les reins sont congestionnés, accrochant en dedans la force vitale, est si sensible aux faits extérieurs, qu'ils se revêtent pour lui de conséquences forcées et déplorables. J'en dirai autant de l'anévrysmatique, du pulmonaire, et de toutes les personnes attaquées fortement dans les viscères. Non-seulement ces faits se produisent pour les maladies viscérales; mais cette femme douce, charmante, que l'on ne peut approcher sans subir les charmes de sa présence, est-elle toujours la même, au moment où la congestion mensuelle de

l'utérus porte l'expansion à l'intérieur? Et la femme enceinte?...
si susceptible, que les anciens plaçaient à sa porte un rameau vert
comme signe des singuliers priviléges attachés à cet état, bien
apprécié de leur sage physiologie sociale. Dans tous ces cas la sensation extérieure entre à deux battants dans l'organisme, et rencontre des échos répercutés qui la grossissent à l'appréciation céré-
brale. Mais l'homme gai, EXPANSIF, dit-on, le buveur modéré,
l'homme heureux, amoureux, glorieux, vain, etc., sont dans un cas
tout opposé. Cet accroc contre l'étiquette et les convenances, qui va
exaspérer l'hypocondriaque, ne sera pas aperçu par l'orgueilleux;
que de fois même celui-ci prend-il cela pour une distinction qui
n'est faite qu'à l'endroit de sa haute personnalité! L'équilibre
normal consiste donc à avoir assez d'expansion pour éviter les congestions viscérales; et pas assez pour devenir insensible aux effets
de la sensation extérieure. Ces observations vont expliquer ce qui
a semblé jusqu'ici inexplicable : comment des corps anesthésiques,
soporitifs, etc., peuvent être en même temps irritants, toniques, etc. Je prends un verre d'eau-de-vie : le premier effet est
expansif! cela donne de la force musculaire, de la gaieté, de l'assurance, du babil. Mais cet agent d'expansion n'a pas agi sur l'organisme avec son seul effet propre, spécial; il attire avec lui le
courant de la force vitale amassée, et cela avec d'autant plus de
perte et d'intensité, qu'on a poussé plus loin l'emploi de l'agent
extenseur; comme un mauvais compagnon, il entraîne le reste dans
sa débauche. Il n'y a donc rien de bien étonnant, à ce qu'à cet état
d'excitation primordial il succède un état d'affaissement et de
prostration. L'organisme ayant dilapidé sa réserve, la ruine s'ensuit. L'effet de l'opium, du haschisch, de l'absinthe, etc., n'est pas
autre. Le premier mouvement est d'expansion; le second est de
prostration. Il n'existe pas une substance au monde qui puisse
amener la prostration, sans nous faire passer par l'expansion. Tout
le talent du thérapeutiste consiste à diriger cette expansion sur des
excrétions douces ou bénignes, comme le diurétisme, la sueur, la
purgation, le vomissement, etc., et non sur les mouvements purement musculaires ou nerveux qui fatiguent l'organisme.

De même qu'avec du charbon brûlé d'une certaine manière
nous transformons la force chimique de la combustion en des

myriades de produits utiles; de même, le médecin moderne doit transformer l'excitation apportée par certains médicaments, en toutes sortes d'effets, désirables pour la santé de son client. Il faut aller plus loin qu'Hahnemann! Celui-ci se bornait à dessillionner la matière; transformons ses actes, par la combinaison, variable à l'infini, des circonstances extérieures concomitantes qui lui seront opposées. Voilà le rudiment de la médecine de l'avenir. Il est tout dans le génie du praticien, aidé de saines doctrines d'une physique rationnelle. Quand on prétend dire que les novateurs compromettent la médecine, on ne sait guère ce qu'on dit; car la médecine, qui fut autrefois le partage des dieux, puis des prêtres, enfin des rois; compromise aujourd'hui par l'incertitude des principes, reprendra le premier rang des connaissances humaines, en se confondant avec la physique rationnelle, sur laquelle tout repose. L'homœopathie ne servirait-elle qu'à porter le premier coup à la routine anatomo-pathologique, que nous devrions des palmes au génie d'Hahnemann. Seulement il s'agit de ne pas se laisser aller aux pseudo-principes tirés de la superficie des expériences. En effet, Hahnemann, partant de ce fait que toute affection pathologique doit avoir un symptôme similaire ou à peu près, produit par un agent extérieur, *similia* ou *simillima*, dit à ses élèves : « Cherchez cet agent producteur des symptômes *similia* ou *simillima!* » Ceci est avancé d'une façon bien inconsciente, scientifiquement parlant. Il faudrait prouver avant tout que l'organisme n'a pas besoin d'effets contraires. Or, dans toute la nature, dans la mécanique, dans l'emploi des forces quelconques, on rencontre des principes opposés. Comme empirisme, j'aurais plus de confiance à la méthode de M. Raspail qu'à la médecine homœopathique. Jamais méthode n'a effectué des cures aussi rapides, aussi sûres, aussi nombreuses que la méthode de ce dernier; pourquoi? Je l'ai déjà dit, mais on ne saurait trop le répéter : parce que M. Raspail, sans s'en rendre un compte exact, mais empiriquement, est tombé sur de très-puissants extenseurs du mouvement, le camphre et l'ammoniaque. Malheureusement, le camphre porte son effet d'une façon trop spéciale sur le cerveau; et l'ammoniaque produit des épanchements sanguins intérieurs, peu appréciables au moment de la cure, mais fort dangereux pour l'avenir. Sans prendre la digitale sous ma protection, ou plus qu'il n'est utile, puisque je n'attends rien d'intéressé de son emploi, je comprends néanmoins l'empressement des médecins allemands et italiens pour un agent qui semble n'avoir pas de mouvement spécialisé dans notre organisme, et qui agit franchement en extenseur général de la condensation vitale.

Nous avons assez parlé des médicaments au point de vue de l'extension, parlons un peu des *poisons*, dans ce même sens. J'ai à peine besoin de dire qu'ils agiront à deux points de vue différents : les uns simuleront ou enfanteront de vraies congestions viscérales, les autres tueront par l'excès d'expansion qu'ils amènent. Les poisons minéraux sont connus pour les lésions douloureuses qui s'établissent sous leur influence dans le parcours du tube digestif. Un empoisonnement de ce genre simulera un véritable choléra-morbus, en tenant compte des nuances qui doivent s'ensuivre nécessairement. Avec les poisons organiques, les faits sont opposés, généralement ; on trouve rarement des lésions matérielles dans les organes ; de plus, le trouble ne s'établit pas seulement dans le parcours du tube intestinal, mais dans la circulation générale elle-même. Ils agissent alors comme décondensateurs du mouvement, qu'ils entraînent dans des convulsions générales, par une dispersion variable suivant leur nature et les circonstances spéciales de leur absorption.

Une des formes morbides les plus terribles des non-extensions du fluide vital, c'est la forme chronique amenée par le dégoût de la vie, les chagrins, l'isolement, etc. Au bout d'un certain temps, l'organisme, s'habituant à la non-expansion, cesse, par cela même, de prendre les aliments nécessaires à cette expansion, qui reste alors au-dessous du type normal. Les brouillards, constants en Angleterre, amènent le spleen par impossibilité de dispersion. L'inappétence amène encore d'autres phénomènes à sa suite ; et de point en point on arrive à une congestion intérieure, viscérale, produisant une lésion fixe ; et finalement la mort. Il y a donc aussi, comme on le voit, une maladie chronique de non-extension ; se bifurquant plus tard en des parties qui deviennent anatomo-pathologiques, par fixation continue de l'afflux vital. De sorte qu'en fin de compte, lorsque le médecin reçoit le sujet sur la table d'amphithéâtre, s'il n'est pas doué d'une force sérieusement philosophique, il a le droit de dire souvent : « Voilà un fait matériel, voilà un organe malade, je n'en demande plus d'autre! » A-t-on toujours l'esprit de lui répondre : « Voici un extatique, je vais produire sur lui vingt fois la valeur morbide que vous désignez sur ce cadavre; et non-seulement cet extatique ne fera aucun mouvement de souffrance, mais, réveillé, il ira à ses travaux ou à ses plaisirs sans s'en apercevoir. Notre organisme est soumis à un écoulement, régulier et TYPIQUE, de la force énormon. Tout ce qui fera dévier cet écoulement, soit en le retenant par concentration démesurée au milieu des viscères, soit en l'épandant avec trop de prodigalité à l'extérieur, aménera des troubles patents; que ces divers phénomènes partent de circonstances purement physiques, intérieures et extérieures; ou sous l'influence de l'ingestion alimentaire et thérapeutique. Il en sera de même, comme je l'ai fait voir ailleurs, lorsque la force énormon se trouve confinée dans l'organisme, par une obturation périphérique, dérivant d'une cause morale ou physiologique. Tous ces points divers doivent devenir la préoccupation constante du médecin.

XIII

Description physiologique de la digestion.

Nous venons de parcourir la partie de haute physique qui a trait à la digestion; il est nécessaire d'entrer, maintenant, dans les détails spéciaux qui concernent les diverses phases de cette fonction, donnant lieu à la discussion qui s'est élevée entre M. Claude Bernard et M. Mialhe dans l'action de la diastase animale salivaire. M. Bernard nie que la salive, en général, produise d'action avant l'arrivée du bol alimentaire dans les intestins. M. Claude Bernard doit avoir raison comme action générale; mais ne faut-il pas faire une réserve particulière; puisque, évidemment, la salive a, ainsi que M Mialhe l'a établi, une action dissolvante et transmutatoire sur les fécules introduites seulement dans la bouche? Tout le monde est d'accord que la salive ne produit rien sur les substances azotées. Cependant, il est certain que par la suite, dans les intestins, la salive doit contribuer à cette fermentation normale qui est l'essence même de la digestion. Ce fait se passe dans les intestins, doués au plus haut degré de la propriété de recevoir le protéisme nécessaire à l'absorption des aliments transformés. Les aliments alcalins facilitent la production du suc gastrique; et par cela même la digestion; il n'en est pas de même des matières acides qui retardent et souvent entravent cette digestion. N'est-ce pas à cela, en effet, qu'il faut attribuer le rôle acide du suc gastrique; qu'on dirait placé là pour empêcher un trop rapide développement de cette fermentation qui, sans cela, gênerait les fonctions cérébrales par le développement de gaz asphyxiants; ainsi que cela arrive dans beaucoup de digestions trop brusques, ou d'émanations gazeuses anormales? Les physiologistes, n'ayant pas saisi ce point particulier, n'ont pu faire là-dessus des expériences qui auraient été faciles à Beaumont, aidé de son Canadien, à Circaud et à Helm, sur des femmes atteintes de fistules stomacales. Le suc gastrique ramollit plutôt qu'il ne dissout puissamment les aliments; il paralyse même sans doute l'effet diastasique de la salive. Cette découverte de M. Claude Bernard offre un travail précieux; car c'est avec lui qu'on peut appuyer l'idée didactique d'une fermentation normale. M. Claude Bernard a prouvé que c'est dans l'intestin grêle que se passent réellement les phénomènes de la liquéfaction définitive du bol alimentaire. Le résumé de la théorie de la digestion stomacale, d'après M. Mialhe, serait donc que le suc gastrique, composé de deux éléments, ramollirait le bol alimentaire, par ses acides; et s'imprégnerait d'un ferment unique, la *pepsine*, qui se retrouve dans tous les liquides de l'animalisation. La pepsine agirait uniquement sur les corps albuminoïdes, qu'elle transformerait en albuminose, comme la diastase de la salive transformerait les amylacés en glucose. Il y aurait alors un temps intermédiaire, pendant lequel l'albumine serait transformée en *chyme*, et les amylacés en dextrine; pour passer ensuite en albuminose et glucose absorbables directement. Dans tout ce que je viens de supposer sur la digestion, on voit qu'il n'est pas question un seul instant de la puissance physique imprimée sur les aliments en voie de transformation, au moyen de l'agent vital. On dirait que jamais physiologiste n'a entendu parler des effets singuliers exercés par un orage sur les cadavres, la viande de boucherie, et même sur des organismes en plein mouvement vital. J'ai fait des expériences sur des chymes artificiels, en leur faisant absorber pendant longtemps des électricités modifiées par des carbures, baleine, gutta, corne, etc. J'ai pu me rendre compte parfaitement de la puissance de cette électricité sur la fermentation stomacale. Mais, ces expériences étant en cours d'exécution, je me réserve d'y revenir spécialement plus tard. Il n'est pas moins vrai que le mouvement vital crée les sucs divers qui imprègnent la masse alimentaire ; et qu'il les accompagne, à leur sortie des glandes, dans tout ce même travail entièrement dominé par sa puissance. Je me suis hâté de prévenir le lecteur, au commencement de ce livre, qu'il m'est impossible de présenter en même temps des idées neuves dans la science, et le détail ordinaire des descriptions d'école. Celui qui travaille pour les examens suivant un programme tout tracé, sa manière d'écrire se rapporte essentiellement à ce qu'on veut de lui ; mais l'auteur voué à la découverte de phénomènes nouveaux, ou d'analyses spéciales, ne peut indiquer les tracés d'école, sous peine d'ensevelir les idées les plus neuves sous les choses les plus vulgaires. J'ai toujours pensé, pour ma part, que les livres philosophiques ne peuvent être lus d'une façon utile que par ceux qui connaissent bien les traités de détails, constituant un système élémentaire grammatical : celui qui fait un livre philosophique sait fort bien que les esprits inférieurs préféreront, aux idées originales mais trop généralisées qu'il professe, le plus détestable *compendium* ; pourvu que ce dernier contienne en entier les rapsodies d'école. Il y a un moyen terme à prendre en ceci : c'est de lire ces *compendium* d'examen, de concours, de spécialité, etc.; et de ne recourir aux travaux philosophiques que postérieurement ; lorsque l'âge, l'instruction, une position de fortune personnelle ou professionnelle, permettent de se livrer à des études sérieuses et indépendantes. D'après cela, qu'on me permette, dans le tracé de la digestion, de m'en tenir à des lignes générales ; afin de garder toute mon attention pour les choses neuves et importantes que j'ai la prétention de répandre dans le public. Ma manière de penser à cet égard est justifiée par le peu de fixité des opinions de la science sur l'explication de certains phénomènes intérieurs, qui varient tous les dix ans, sans qu'on puisse arriver à fixer rien de bon là-dessus. Ce n'est donc pas la peine de se donner tant de mal à apprendre, pour voir l'appréciation d'aujourd'hui vieillir avant que la couverture d'un livre ait changé de couleur. A quoi me servirait-il encore de donner la description des appareils anatomiques qui concourent au travail préparatoire de la digestion? Serais-je bien plus avancé quand j'aurais bourré, de l'anatomie des autres, un énoncé qui devrait s'en tenir dans toute physiologie vraie, à l'étude de l'assimilation des corps alibiles introduits dans l'économie? J'admire le paon et ses plumes; mais je n'aime pas à le dépouiller!... à me couvrir de ce qui ne m'appartient pas; quand bien même il s'agirait de fasciner le vulgaire. Mon affaire, à moi, c'est la physique et la chimie! Au milieu des évolutions digestives, restons donc dans la digestion. Du reste, s'il est quelque chose de connu en ce monde, d'un lecteur quelconque, ce sont les premières notions sur le boire et le manger; que de natures grossières en remontreraient sur ce point au plus grand des physiologistes! Je ne sache donc pas que j'aille commettre un grand crime, lorsque je me contenterai de dire que, depuis l'appréhension *manuelle* de l'aliment jusqu'à son arrivée dans le gosier, tout le monde n'a qu'à évoquer des souvenirs, ou même à en répéter l'acte, pour en savoir aussi long que moi. Si nous voulons aller au delà de ces notions premières, passons à l'amphithéâtre et faisons de l'anatomie!

Un homme qui éprouve le besoin de manger introduit par la bouche, et comme il peut, l'aliment dont il attend sa réfection. S'il y a lieu de lui faire subir le travail mécanique de la mastication dentaire ou gencivale, il procède instinctivement, par la nécessité ou au moins par l'utilité d'imprégner, en même temps, la masse alimentaire des sucs qui sourdent dans la bouche au moment de la mastication. Les deux choses qui dominent tout le reste à ce premier moment sont la MASTICATION et l'insalivation. Par des efforts mécaniques, ressortant de l'anatomie descriptive, l'aliment ainsi élaboré entre dans l'estomac. Ici commence le travail sérieux du physiologiste! Car le pauvre, comme le riche, connaît bien, *de visu*, la mastication et la salivation; mais du pauvre comme du riche il y en a bien peu qui aient trouvé le moyen de porter la vue au milieu de l'estomac. Depuis la plus haute antiquité la *digestion* a été retournée dans tous les sens dogmatiques. Malgré cela, chaque système admis tour à tour ne répond guère qu'à une face du phénomène de digestion. La première hypothèse, par sa date, a porté sur la *coction* des aliments. Comment pourrait-il en être autrement, lorsqu'on voyait se renouveler le travail culinaire de chaque jour, entrepris sans contredit pour faciliter la digestion? Cette digestion, dans l'estomac, n'était-t-elle pas évidemment elle-même une coction plus avancée, plus exacte, plus sûre? Malheureusement, il arrive, dans la coction de nos fourneaux, que ce sont les aliments les plus cuits qui deviennent souvent les plus indigestes!... L'adage populaire :

> Lard trop cuit et pigeons crus
> Rendent les cimetières bossus,

pourrait se généraliser plus qu'on ne le pense. Il y a deux grandes classes de cuissons possibles, celle qui doit être légère, celle qui doit être profonde. D'un autre côté, l'analyse chimique démontre que la cuisson seule, au lieu de dissoudre certains aliments, n'arrive qu'à les rendre plus coriaces et partant plus insolubles. Ceci est-il une raison pour jeter la coction honteusement à la porte de l'école, sans lui accorder la moindre place dans le phénomène? Nullement, nous verrons ailleurs que la coction agit pour partie dans l'acte digestif; mais pour partie seulement. Ce que je viens de dire de la *coction*, relativement au travail digestif, je pourrais le répéter pour la *fermentation;* la fermentation n'étant guère comprise jusqu'ici d'une façon réelle, on admettra sans peine que les anciens s'en soient tenus au travail apparent, grossier, qu'on voit s'établir dans un cellier. La digestion portant quelques gaz, ceux des éructations, puis, des liquides et des solides; la fermentation, dis-je, fut pour eux le type de la cause digestive. Étudièrent-ils le *comment* et le *pourquoi*, de cette *cause?* peu ou point! La *digestion* est une *fermentation...* Si cela ne vous en dit pas assez, descendez à la cave, vous en saurez plus long. J'ai fait voir à satiété que la fermentation vineuse, alcoolique, etc., n'est qu'un cas particulier des dédoublements organiques; le type qu'on assoit sur ce cas particulier pèchera donc, nécessairement, par un défaut de largeur et de généralité. Au fond cependant, la *fermentation* est le système qui se rapproche le plus des phénomènes digestifs ; elle s'en rapproche comme la partie se rapproche de l'ensemble. Aussi, pouvons-nous dire que l'hypothèse-fermentation va se ranger auprès de l'hypothèse-coction, comme une face nouvelle de la recherche physiologique en question ; même, comme une face fort remarquable. C'est à peine si nous avons à dire un mot de la *putréfaction !* La putréfaction n'étant qu'un mode spécial de la fermentation, ce que nous avons admis de la fermentation s'applique en tout point, et *à fortiori*, à la *putréfaction.* Quand les physiologistes professaient les principes de la *fermentation*, ils avaient en vue les gaz éructifs et le liquide du chyle. Si au lieu de cela, détachant leurs regards de côté, ils se tournaient vers les produits excrémentiels, fèces et urines, ils se déterminaient pour la *putréfaction.* La *trituration*, admise par les *mécaniciens* pour base de la digestion, rentre dans les idées de *coction*, et, quoi qu'en aient pu dire Réaumur, Spallanzani, et quelques autres, le mouvement de l'estomac et de toute la machine humaine aide à la digestion. L'exercice que nous faisons instinctivement après le repas ne parle-t-il pas de soi ? Tous les mouvements musculaires se répondent ; non par *sympathie*, ce qui ne veut rien dire, ce qui n'ajoute qu'un mot de plus à un fait déjà obscur ; mais par RÉSISTANCE antagoniste. Or, comme il n'y a pas de résistance sans déploiement de force, il s'ensuit que des organes *en repos* pour nos yeux, ou distraits ou prévenus, agissent réellement par antagonisme. La *trituration* peut donc réclamer une part dans le phénomène de digestion ; faites-lui la part que vous voudrez... il lui en faut une. Les physiologistes, pour expérimenter une théorie, instaurent généralement une expérience de laboratoire qui tend à prouver ceci ou cela ; bien souvent ce qu'ils essayent de prouver devient très-vraisemblable d'après leur examen. Seulement il se fait qu'en prenant chacune des hypothèses connues, les unes après les autres, on arrive à supprimer la nécessité de toute action quelconque. Cela offre le plus bel exemple d'une preuve par l'absurde, amenant l'impossibilité de rien élucider, lorsqu'on ne se place pas dans les voies générales et usuelles, dans lesquelles la nature se tient elle-même. Pour moi, tout concourt, tout conspire, tout consent, ainsi que le dit Hippocrate, dans les phénomènes de digestion comme ailleurs. La position que la chimie a prise dans les temps modernes a fait abandonner toutes les hypothèses que nous venons d'énumérer, pour ne s'étayer que sur la DISSOLUTION *chimique* des aliments. Mais quel est le dissolvant chimique? Pour cela on se dispute! et l'on se disputera bien longtemps. Car chacun des liquides de l'organisme est appelé à mêler ses éléments dans la *combinaison dissolvante ;* selon l'état utile, actuel, de l'organisme sain ou malade; *ces liquides se remplacent mutuellement; et se combinent entre eux comme les couleurs d'une palette, pour amener tel ou tel résultat.* Dans l'état normal une glande sécrète, à peu de chose près, un liquide spécial, distinct, arrêté; mais, si l'on altère la fonction physiologique de cet organe, son voisin, son correspondant, celui qui se rapproche le plus de la fonction, se trouve bientôt chargé par la masse sanguine d'un travail éliminatoire ou collecteur, répondant à la fonction normale détruite. Voilà une loi qui est immuable dans l'économie des êtres vivants. « *Reproduction des fonctions normales, par des organes étrangers, les plus voisins, en cas de perte ou de paralysie de l'appareil approprié.* » L'aveugle sent son tact augmenter à un point que bien des yeux en seraient jaloux. Le manchot étonne ceux qui ont deux bras, par les actions du seul bras qui lui reste. Il y a quelques années, la première danseuse de l'Europe, le premier danseur des salons de Paris, étaient boiteux tous les deux! La démarche ravissante de madame de la Vallière est passée en proverbe. Défiez-vous de la surveillance d'un borgne! Or, comment voulez-vous que ce qui se passe pour des appareils aussi arrêtés, aussi compliqués, aussi spécialisés que les membres et les sens extérieurs, ne se reproduise pas identiquement dans les viscères? Le jour où le physiologiste voudra bien descendre dans cet ordre de faits, il se rendra un compte plus exact des anomalies singulières qui le déroutent aujourd'hui par le résultat des recherches de détail. Tel expérimentateur jure ses grands dieux que la salive a dissous ceci et cela ; tandis que son adversaire prouve que la salive ne dissout rien du tout. Mais *quelle* salive? De *quel* organisme provient-elle? à quel temps des évolutions organiques a-t-elle récoltée? Et ce que je dis de la salive s'applique identiquement au suc gastrique, au suc pancréatique, à la bile. Avant de raisonner sur les faits, et de tant les spécialiser, examinez donc le sujet sur lequel vous opérez, ayant toujours à l'esprit ceci : « C'est qu'en des organismes aussi compliqués que celui de l'homme ; compliqués moins encore par les détails d'un mécanisme matériel que par *un apport de luxe*, d'éléments industriels purement vitaux, les rouages de ce mécanisme se remplacent dans leurs fonctions arrêtées, à cause du luxe même de cette machine humaine, et au moyen d'appareils de moindre valeur.

Quand un homme habitué à tout le confort de la vie vient à déchoir? il ne faut plus qu'il compte sur les grands salons de réception qui faisaient son orgueil ; sur les vastes bibliothèques, les salles de bains où il trouvait des sensations distinctes, divisées à plaisir pour empêcher la satiété. Plus de ces chambres d'été et d'hiver avec lesquelles il bravait l'inclémence des saisons extrêmes ! Eh bien, malgré cela, on rencontre souvent des riches déchus qui se trouvent fort heureux de pouvoir se retirer dans un modeste logis, où la vie se passe au milieu d'une ou deux pièces convenables. On en rencontre même qui ne meurent pas pour cela, lorsqu'ils se trouvent forcés de monter dans une mansarde brûlante, pour laquelle, cuisine, salle à manger, chambre à coucher, sont confondues dans un trou de six pieds carrés, n'ayant pour ciel que des plâtras de cheminées. Le corps humain est un édifice de luxe... je le répète encore et je voudrais que jamais le physiologiste ne perdît cela de vue. Nos membres, ou systèmes industriels... nos viscères, nos glandes, nos appareils d'excrétion et de sécrétion, sont répétés, variés, divisés, combinés à plaisir pour nous donner une existence royale, dans la nature comparative des êtres du reste de la création ; mais ce roi peut déchoir, en tombant au rang le plus infime : Marie de Médicis mourut de faim dans un taudis ; Grégoire VII n'eut pas un meilleur sort à Salerne ! Et, cependant, il leur fallut vivre... et ils vécurent... comme vit un malheureux chez lequel de grandes calamités ont détruit les appareils organiques de luxe donnés initiativement par la nature. Ce n'est donc pas pour rire que de tout temps l'homme a été appelé le roi de la création ! Rien qu'à la manière de traiter ses sujets on n'eût pas dû le méconnaitre ! Toutes les disputes sur les propriétés ABSOLUES des liquides digesteurs représentent donc un non-sens physiologique, puisque les liquides peuvent varier, et souvent se remplacer. S'il était possible d'éliminer les grands appareils qui fournissent ces sécrétions, sans faire péricliter le reste de la machine souveraine, nul doute qu'au bout d'un temps donné les appareils voisins de fonction ne se modifiassent ou ne modifiassent leur fonction, de façon à remplacer dans des limites particulières la fonction disparue. C'est ce qui a été observé dans bien des cas spéciaux. Que d'anomalies, de contradictions, de monstruosités inexpliquées l'on pourrait comprendre, en s'armant de ce principe essentiellement physiologique! Les auteurs qui ont traité le sujet dans leurs écrits, comme Burdach, Tiedmann, Milne Edwards, etc., ont eu trop en vue ce que ce dernier a appelé la *division du travail*, au point de vue des appareils extérieurs. La loi organique générale n'est pas la DIVISION; ce qui est ici le fait important, c'est le LUXE de fonction: luxe qui peut disparaître, sans détruire la vie; puisqu'il ne porte que sur les accessoires qui la concernent. Magendie prouva autrefois qu'un seul aliment, azoté ou non, riche ou non en principes assimilables, finissait par ne plus être admis dans l'organisme des chiens; tant la spécification, même alimentaire, est contraire aux lois vraies de la physiologie. M. Bernard a prouvé à son tour qu'on digère sans salive, sans suc gastrique, sans bile. Je crois même que si l'on n'a pas été plus loin, eu égard au suc pancréatique, c'est que les expériences sont mal posées et manquent des précautions que je signalais dans les paragraphes ci-dessus : 1° ne plus nuire anatomiquement à la machine entière; 2° donner le temps aux appareils voisins de sécrétion de se mettre en mesure de remplacer la sécrétion disparue. Du reste, c'est ce que M. Cl. Bernard est obligé d'avouer implicitement dans sa dix-huitième leçon, lorsqu'il professe le mélange nécessaire de divers sucs de l'intestin, pour amener des effets de dissolution convenables.

S'il se trouvait un observateur assez peu logique pour repousser cette loi que j'invoque, et qui s'en tienne à un liquide chimique spécialisé, suc gastrique ou suc pancréatique, peu importe; je lui dirais ceci : « Admettons que le suc pancréatique soit le seul agent de dissolution des matières alimentaires, l'hypothèse tombera dans l'eau si dans toute la création je puis arriver à mettre la main sur un seul animal qui digère sans pancréas. » A cela on me répondra que ledit animal ne digérera pas un poulet à la Marengo, et du homard à l'huile! Les questions organiques ne reposant pas sur des détails, le système des élaborations alimentaires est tout aussi inexplicable dans le sale repas du lombric que dans le dîner d'un prince palatin. La digestion est un fait presque abstrait, tant il est général et connexe dans toute la nature. Je me croirais bien près de trouver *le plus* si je mettais la main une bonne fois sur *le moins*. L'anatomie comparée me faisant voir que certains animaux digèrent sans soupçon de foie, de pancréas, de ceci, de cela, j'en conclus que le liquide sécrétoire destiné à la transformation des aliments se confectionne ailleurs; bien mieux, qu'il reste sans séparation dans la masse des humeurs, et qu'il imprègne le chyle jusqu'à son passage dans les lymphatiques... que dis-je, au milieu du sang, au milieu de la circulation même! Voulez-vous aller encore plus loin? Admettant que la création soit une *spécialisation du possible*... ne pourrait-on pas rencontrer des êtres organisés, chez lesquels l'aliment neuf fonctionnerait protéiquement au milieu de la circulation, sans adjonction sécrétoire préalable? C'est en effet ce qu'on rapporte des classes inférieures de la zoologie. Qu'est-ce donc alors que l'élément digesteur, abstraction faite de toute localisation glandulaire? *L'élément digesteur n'existe pas* ABSOLUMENT... *en tant que fait spécialisé!* mais seulement comme idée rationnelle et abstraite. Car, s'il n'y a pas de digesteur-agent, il y a une digestion-principe; et ce principe est celui-ci : « *Similia similibus gignuntur...* » c'est-à-dire que la masse des éléments ingérés, après avoir subi les actions préparatoires du tube intestinal et de ses accessoires, a besoin de se mettre en contact avec la chair coulante, le sang, pour arriver à l'animalisation définitive; a besoin, en un mot, de se TONALISER au contact de ce à quoi elle prétend ressembler. Si nous ne pensons pas avec M. Bernard que la salive et le suc gastrique aient une action aussi limitée que celle qu'il leur attribue, vis-à-vis du suc pancréatique surtout, nous sommes complétement de son avis lorsqu'il démontre le peu de *digestibilité* réelle des aliments pendant leur parcours à travers le tube alimentaire. Évidemment il y a là quelque chose d'incomplet qui saute à la vue du meilleur observateur. Je ne regarde pas cette belle étude de M. Bernard comme un de ses moindres titres à notre reconnaissance; nous avoir débarrassé d'une

sorte d'entité chimique, digesteur irrésistible, mystérieux, que tout
le monde invoquait, auquel tout le monde croyait, et dont la valeur
n'est que dans notre imagination; tout cela n'est pas peu de chose!
Cependant, je le répète, la salive, rien que par son élément vis-
queux et bien animalisé, enveloppant, enserrant le bol alimentaire,
s'étayant de l'activité plus ou moins chimique du fluide gastrique;
commence, sous l'effort de l'afflux vital, une assimilation pour
laquelle nous nous montrons peut-être injustes; il en est de même
sans aucun doute des autres déversements intestinaux; notamment
de la bile et du suc pancréatique. Mais comme fait général et apparent il est clair, il est certain que l'animalisation se fait par le temps
et par le contact tonalisateur, et sous l'influence nécessaire des
forces physiques; ainsi que je le démontrerai par une expérience-
principe au titre des *Mystères de la vie*, où j'ai réuni, dans un
cadre synthétique, les faits nouveaux qui m'ont éclairé dans mon
travail. Sans cela, expliquez l'introduction morbide des substances
animales définies, *serum*, albumine, sucre, etc., qui, amenées
brusquement dans la circulation, par une injection forcée, se re-
fusent presque constamment, pour ne pas dire toujours, à l'assimilation! Le *temps* et le *contact*... ces deux agents *tout physiques*,
nous forcent donc d'avancer en médecine, comme ailleurs, que,
sous les faits les plus matériels, les plus spécialisés, en apparence,
il se cache toujours des principes de *physique transcendantale*... les
lois de la TONALISATION en un mot! Si des observateurs clairvoyants
et loyaux ont quelquefois aperçu dans certaines digestions des phénomènes avancés en assimilation, qui leur ont laissé croire à un
agent assimilateur réel et défini, rappelons-nous que, par la loi de
tonalisation, se produisent quelquefois des actions si puissantes, si
énergiques, que le tube intestinal, aidé des animalisateurs salive et
autres, peut aussi, sous la pression de l'afflux vital, et comme exception, amener des assimilations de la plus haute valeur; mais
très-contestables encore, sans doute, à un point de vue strict; .
quand le *temps*, le *contact* de la grande circulation et les forces
électro-organiques ne leur ont pas apporté un concours définitif.
Ces cas spéciaux ont dû amener la pensée si vulgaire, depuis les
temps modernes surtout, d'un agent unique, matériel, d'assimilation
intestinale; je dis depuis les temps modernes; en effet, l'antiquité

tout entière s'était arrêtée à des phénomènes de simple coction ou de fermentation, qui ne préjugeaient rien à cet égard ; les savants anciens se trouvaient avoir pris la position que M. Bernard a choisie lui-même aujourd'hui. C'est l'avénement de la chimie analytique qui a porté les physiologistes à espérer de mettre la main sur ce phénix insaisissable ; or, ce phénix n'en a pas moins reculé incessamment devant leurs recherches, jusqu'au jour où nous le voyons s'envoler par le travail du vivisecteur. Ce qui doit frapper dans nos études, c'est la singulière coïncidence des principes de haute physique venant constamment se substituer, même en médecine, aux principes anatomico-physiologiques, tirés d'une étude incomplète ; ou, si vous aimez mieux, de la prétention d'expliquer la médecine par la médecine elle-même. Toutes les sciences, jusqu'ici, ont admis la physique comme leur mère et comme leur directrice ; on peut même dire qu'elles sont allées au-devant de cette admirable *génératrice* des principes naturels. La médecine seule, retranchée derrière ses cadavres, enchevêtrée dans les fibres, les vaisseaux, les ligaments, etc., a cru, jusqu'au dernier jour, se passer de tout secours étranger ; et braver l'idée générale le scalpel à la main !... On n'est jamais trahi que par les siens ; c'est un anatomiste, un très-grand anatomiste, M. Cl. Bernard, qui lui a donné le coup de grâce ; par son magnifique travail sur le pancréas, qui réflète sur toute la digestion d'une façon très-lucide ; arrivant, après seize cents ans, aux conclusions de Galien, qui dit : « Pour suivre la comparaison que j'ai choisie, imaginez que le suc versé de l'estomac dans le foie, par suite de la chaleur du viscère fermente et bouillonne comme le vin doux, et se transforme en un vin pur. » Ainsi, après avoir admis les trois grandes constatations physiologiques dont M. Bernard a enrichi ses études, 1° la fonction de la panse stomacale, assimilée par lui à la puissance de l'eau bouillante ; 2° le rôle du pancréas dissolvant les graisses ; 3° la fonction saccharo-plastique du foie ; voyez combien l'antiquité côtoyait la vérité par des intuitions bizarres ; comme ils ont bien deviné la *plasticité*, si ce n'est la *saccharification* d'où cette plasticité dérive ! Écoutez plutôt encore Aristote et Platon, cités par Galien :

« Érasistrate est bien plus absurde et plus ridicule encore, soit qu'il ne songe pas que la coction est analogue à la cuisson dans un liquide, comme les anciens ont dit, soit qu'il se trompe lui-même volontairement. Il prétend donc qu'il n'est pas juste d'assimiler la coction produite par une chaleur modérée à la cuisson dans un liquide, comme s'il fallait placer sous l'estomac les feux de l'Etna, ou comme si sans cela ce viscère ne pouvait altérer les aliments, ou encore comme s'il pouvait les altérer, mais non par sa chaleur innée, qui est humide, et par laquelle, en conséquence, on dit que les aliments sont BOUILLIS et non pas qu'ils sont rôtis. Il eût fallu, s'il voulait discuter sur le fond des choses, qu'il s'efforçât de démontrer d'abord et avant tout que l'estomac n'exerce aucun changement, que les aliments ne sont pas altérés par l'estomac dans leur qualité; en second lieu, s'il ne pouvait prouver cela, il devait établir que l'altération de ces aliments est inutile à l'animal. S'il ne pouvait risquer cette accusation, il devait attaquer le système des principes actifs et démontrer que les fonctions existent dans les parties, non par un certain mélange du chaud, du froid, du sec et de l'humide, mais par quelque autre cause. S'il n'osait pas non plus hasarder cette critique, il devait prétendre que le chaud n'est pas, chez les êtres qui sont régis par la nature, le plus actif de tous les principes. Ou, s'il ne pouvait démontrer ni ce point ni aucun des précédents, il aurait dû s'abstenir de plaisanter inutilement en s'attaquant à une expression, comme si Aristote n'avait pas démontré clairement dans beaucoup de passages et dans le quatrième livre de sa météorologie comment la coction est réputée analogue à la cuisson dans l'eau. »

Lorsque je suis descendu dans la science, imbu des principes de haute physique, et des idées antiques en médecine; des idées de digestion universelle, si admirablement développées par les alchimistes, qu'on ne lit jamais et qu'on calomnie toujours; j'ai été heureux de rencontrer dans M. Cl. Bernard un homme du métier, qui sortît des voies usées dans lesquelles la médecine se traîne depuis longtemps.

M. Bernard est lancé par goût et par position dans une sphère d'idées antagonistes aux miennes; cependant, au moyen de cette voie si différente, il a prouvé victorieusement l'inanité des principes anatomo-chimiques qui prétendent expliquer la digestion. Il est impossible de rencontrer deux natures plus dissemblables comme tempérament, comme moyen d'action, que celle d'un professeur au collége de France et celle d'un physicien libre ; et cependant, le professeur officiel et le physicien libre sont arrivés, tous les deux, au même résultat sur les principes de la digestion, par la force des faits et du raisonnement. Dans la *Chimie nouvelle*, je donnais déjà les lois du rapprochement et de l'assimilation des corps: depuis les êtres vivants jusqu'aux molécules rocheuses les plus réfractaires à toute organisation possible ; de son côté, M. Bernard, qui n'eût admis ni bien compris mes idées, établissait, *en fait,* la même doctrine, le scalpel à la main. Si donc, nous jetons un dernier coup d'œil philosophique sur la digestion, au lieu de voir cette diathèse assimilatrice, mystérieuse et définitive, si longtemps attribuée à la panse stomacale seule, nous sommes surpris de rencontrer dans le travail d'absorption une sorte de triage, progressif quant aux éléments et quant au temps de l'action ; comme si la grande masse vivante entendait saisir divisément, et corps à corps, la matière étrangère qui s'impose à elle ; dont l'adjonction intempestive pourrait faire péricliter son ensemble. Ces questions de TEMPS pour l'assimilation ont une telle valeur, que les troubles indigestifs ne proviennent presque jamais que des fautes qu'on commet à cet égard. Si la salive, quoi qu'on en dise, attaque particulièrement les féculents déjà hydratés ; si le suc gastrique agit avec la puissance de l'eau bouillante ; si la bile opère un départ et une action antiseptique destinée sans doute à favoriser, quant au temps, le travail intestinal ; si le suc pancréatique émulsionne, voyez combien cela produit d'effets divisés, quant à l'action, quant au lieu et quant au temps ; ne suis-je donc pas bien fondé à dire que la masse circulante prend ses précautions pour admettre dans son sein les éléments réparateurs qui doivent s'adjoindre à elle? De même, quand je proteste contre la forme assassine des aliments actuels et du pain sur-hydraté en particulier, ne plaidé-je pas la cause des sociétés en général et du pauvre en particulier, dont la bourse, dont l'instruction relative, ne lui permettent ni la clairvoyance ni la discussion? Le TEMPS devenant un des agents principaux de la digestion, prenez garde de laisser l'organisme sans défense, en face de l'appareil comburant de la poitrine!... La dispersion se faisant dans un intervalle trop resserré, une concentration s'établit sur les appareils intérieurs, sus ou sous-diaphragmatiques : sur les poumons, amenant la phthisie; sur le cœur créant les anévrysmes; sur l'estomac engendrant les gastrites; sur le foie, les reins, produisant le diabète, la polyurée, etc. Car, sans dispersion continue, il y a retrait de l'afflux-éréthisme. Il faut que cet éréthisme s'occupe à quelque chose... ne serait-ce qu'à mal faire!

XIV

Absorption des corps inorganiques par les organismes animaux.

La chimie, ou combinaison des corps, règle en quelque sorte l'incarnation des forces générales libres, qui ne se manifestent, ne se condensent, ne se rapprochent, ne se dispersent qu'à l'occasion des divers états de la matière. Modifier la matière, c'est modifier la force, en la forçant à se transformer elle-même. Dans la marche harmonique, de l'acoustique on voit une combinaison de notes produire des effets résultantiels d'une base ou de bases fluentes; puis, de ces séries de bases il se forme un ensemble qu'on nomme TONALITÉ; d'où sort la vie et l'individualité des êtres. De même, dans l'alimentation, une suite ou une somme d'aliments, engendre un état ou un ensemble d'états physiologiques et pathologiques, d'où sort l'existence normale ou la mort; selon qu'en physiologie, comme en acoustique, on a satisfait aux principes, aux nécessités des tonalités normales. Le plomb qui frappe de mort le soldat atteint sur le champ de bataille n'est pas plus mortel, *in se*, que le bichlorure de mercure ne l'est lui-même *in se*. L'un est revêtu d'une force balistique; l'autre d'une force de condensation chimique relative; mais chacun d'eux pourrait être fort bien supporté par l'organisme avec des précautions convenables. Dans un théâtre, que d'acteurs ne sont-ils pas atteints inopinément par des bourres légères, d'un volume égal et même supérieur à celui d'une balle de plomb! Mais, dans celle-ci, la matière est apte à s'emparer d'une force que le papier, la laine, le liége, ne condensent pas avec la même intensité. Le corps humain est basé sur un état normal physiologique. Il ne lui faut ni plus ni moins de force pour exister. Or, si vous lui offrez des corps qui accaparent ou qui dispersent le mouvement de force normale, il aura à en souffrir. Les métaux accaparent à leur profit une force utile. On a beau les chlorurer d'avance, les oxyder; la chétive portion de mouvement qu'on y attelle va se perdre dans l'ensemble (n'oublions pas en effet que c'est à une tonalité absorbante que nous avons affaire) et les dépouille de leur vêtement premier, les laissant aux prises avec leur nature spéciale. Ce bichlorure de mercure, mêlé aux chlorures de l'organisme, ne compte bientôt plus que comme mercure. Or, dans ce cas, il faut que le corps dépense beaucoup pour le tenir en suspension, en dissolution; et, comme sa condensation normale y est engagée à toute heure, le corps se ruine; de la même façon, absolument, qu'un hôte pauvre s'épuise pour recevoir un grand seigneur dont la dépense l'obère. A la place du mercure, absorbez des métaux moins denses, ou graduez avec prudence la quantité du mercure absorbé, et le phénomène changera. Le fer, indiqué par la nature comme mieux en rapport avec notre état normal, se montrera plus inoffensif; souvent même comme curatif, par les condensations qu'il déterminera sans trouble; il en sera de même, à plus forte raison, des métaux moins denses encore, comme les métaux alcalins. Il est très-probable que les effets plus ou moins délétères des métaux introduits dans l'économie tiennent à leur facilité, plus ou moins grande, de se soutenir à l'état pur ou combiné dans cette économie; le mercure, l'or, l'argent, etc., si facilement réductibles, jouent un rôle tout autre que le fer, le potassium, le sodium, et ceux qui peuvent s'y soutenir à l'état combiné. Il est probable, après cela, que certaines natures d'animaux pourront absorber nos poisons sans danger; par les circonstances de leur état physiologique. Les corps très-dispersifs nous tueront comme les métaux denses. Ils sont pour nous une source de pertes; quoiqu'ils n'en profitent pas pour eux-mêmes. Le mouvement en les traversant change de nature. Les métaux sont accapareurs; les carbures sont destructeurs; mais l'effet n'est-il pas le même, du moment où il nous faut maintenir un point normal? que la force nous échappe par accaparement ou par destruction, le résultat ne change pas. La souffrance et la décrépitude sont comme des étincelles, par rapport à un incendie qui peut s'allumer et amener la mort. L'homme ne doit pas plus jouer avec elles qu'avec le feu. Le mot *poison* est un mot générique, qui établit un point spécial, au-dessus ou au-dessous duquel il y a danger pour nous à entrer en contact avec diverses substances. L'arsenic pris en petite quantité donne des forces ; il en est sans doute de même du mercure, etc. Le fer très-absorbable tuerait. Au fond, il n'y a rien en tout cela qu'une suite de rapports. Le nitrate d'argent, si escarrotique en masse, devient simplement astringent lorsqu'on sait en opérer suffisamment la dilution; peut-être que, traité plus intelligemment encore, il remplirait le rôle du fer dans la chlorose; de même que les alchimistes pensaient faire jouer ce rôle à l'or dissous. Admettez que la vieillesse amène un état trop peu condensateur des forces extérieures, les faits ne le prouvent que trop : l'or, traité convenablement, jouerait alors le rôle qu'on attribue aujourd'hui au fer dans les maladies hyposthéniques, chlorose, scrophules, scorbut, anémies, etc.; d'où certaines gens pourraient prétendre qu'il se crée une force nouvelle, une jeunesse artificielle. C'est pour cela que le polymorphisme et la catalepsie semblent donner raison aux alchimistes. Par la *chimie* proprement dite, le traitement si remarquable des anémies par les métaux, les effets de l'arsenic sur beaucoup de personnes, ôtent quelque chose au ridicule des idées alchimistes, dont nous n'avons plus la clef aujourd'hui. Je donne ces idées, comme je les reçois moi-même de l'hypothèse, sans garanties!... On ne peut nier, en tout cas, qu'elles ne soient basées sur un raisonnement vraisemblable, depuis la connaissance que nous avons prise de l'absorption du mouvement par les métaux. Il n'y a qu'un malheur à cela, le voici : si un métal sait bien accaparer le mouvement, il sait encore mieux le garder!... Cette conséquence ressort même de la longue discussion de M. Mialhe sur le mercure. M. Mialhe prétend que ce métal n'agit que comme deuto-chlorure. La médecine actuelle préfère le mercure divisé métallique au bi-chlorure. En cela elle a raison, si elle entend enlever du mouvement à l'organisme. Car le métal emprunte, non-seulement les chlorures alcalins, pour passer à l'état de bi-chlorure, mais encore ce mouvement libre, général, qui donne ou retire la vie réelle. Si l'on ingère le bi-chlorure tout formé, l'emprunt fait à l'organisme est moindre; et le résultat thérapeutique sera la contre-partie du premier cas. Ceci paraît même s'appliquer à tous les métaux; d'où il résulterait qu'un métal, à l'état régulaire, emprunterait des dissolvants à l'organisme, et du mouvement électrique; par là on expliquerait le double rôle des métaux, souvent si opposé et si difficile à saisir, lorsqu'on ne tient pas compte du phénomène. Voulez-vous enlever du mouvement, employez des métalliques; mais voulez-vous apporter une condensation métallique aux éléments sanguins, arrangez-vous pour que le corps, se trouvant dissous d'avance, ait moins à emprunter. La pratique a le plus souvent devancé les saines théories. Aujourd'hui on recherche le mercure divisé, mais métallique (Mialhe, p. 471); puis, le proto-iodure, parce que le mercure est surtout donné dans l'intention de diminuer l'excitation; tandis que les préparations de fer, tournées dans un autre sens, ont été préférées aux états où il se montre déjà dissous; ou dans une peroxydation dont les éléments aient moins à emprunter aux mouvements organiques. M. Mialhe peut avoir raison, comme toxicologue, en disant que le mercure n'agit comme poison qu'après et que par sa transformation en bi-chlorure; mais, comme thérapeutiste, il n'en est rien, puisque cette transformation semble être le but, l'effet cherché par le médecin. On conçoit encore par là qu'une fois la maladie *actuelle* dérivée, le mercure bi-chloré réagisse avec ses autres qualités, et produise une autre maladie aussi fâcheuse que la première. Le mercure cru est un poids que le médecin donne à soulever à un état pathologique soupçonné d'être doué de trop de mouvement. Dans tout cela on a oublié la question de volatilité, comme je le ferai voir ailleurs. Le sublimé ne produirait que de mauvais effets dans ce cas. L'emploi du fer métallique dans la chlorose doit présenter des effets opposés, mais similaires. Si on le prend à l'état métallique, ou non soluble, les effets sont plus lents, dit-on. Il faut attendre que le métal ou le composé insoluble aient emprunté le mouvement à un corps qui en manque, ou qui ne sait en condenser; ceci est une faute; il vaut mieux donner le mouvement tout de suite, afin que la condensation sorte immédiatement et puissamment tous ses effets. Nous avons vu une chlorotique souffrir de l'ingestion du fer oxydé; tandis que le fer soluble l'avait soulagée précédemment. Et si le fer ne porte pas toujours avec lui les mauvais côtés des autres métaux, cela tient à ce que j'ai dit plus haut; car il est très-dangereux lui-même sous de certains aspects. Seulement, le sang n'en acceptant qu'une portion minime, il est facile de penser que ses effets restent limités, par cela même, à une combinaison spéciale; le fer ne me semble pas devoir être facilement supporté dans l'organisme à l'état métallique. La rouille peroxydée et *hydratée*; les chlorures, si solubles, seront toujours les meilleurs agents; il en est de même des nitrates, qui constituent la base des bonnes sources minérales; voilà pourquoi les pharmacopées qui emploient des poudres, ou insolubles, ou déshydratées, ne pourront jamais lutter avec l'extrême facilité d'absorption que présentent les sources minérales. Il faudrait mieux imiter la nature dans ses dilutions. Le mercure métallique a la propriété de pouvoir exercer son action sur tout le canal intestinal, au lieu de tomber crument en un seul endroit. Si, maintenant, on admet que le sublimé corrosif ait néanmoins une action sédative sur l'organisme, c'est qu'en cet état encore le métal mercure est un corps difficile à soutenir dans l'organisme à cause de sa densité. Il en est de même des autres métaux denses, plomb, or, etc. M. Mialhe, comme je l'ai dit, admet que les composés mercuriels deviennent tous des bichlorures, à la longue. En admettant cela, il pourrait se faire que le bichlorure, entrant dans l'organisme, se trouvât réduit et dût attendre pour retourner à la bichloruration. Tous ces effets sont si variables, si inconnus, qu'on ne peut guère raisonner que d'après les résultats ayant une certaine constance. Trousseau (t. Iᵉʳ, p. 199) montre que le mercure donne une chlorose artificielle; et le fer en fait autant chez quelques personnes; il y aurait donc une moyenne de condensation pour le sang, qui serait variable pour certaines natures; le fer pourrait avoir affaire à une organisation si chétive, qu'il agirait comme mercure; en empruntant plus de mouvement qu'elle ne pourrait en fournir. Depuis le potassium jusqu'au platine, il doit y avoir une série de condensation dont le fer semble être le *medium*; tandis que le mercure, et quelques autres métaux, prendraient des qualités si débilitantes, qu'elles se placeraient sur la ligne des maladies les plus dangereuses; comme l'anémie, les scrophules, les typhoïdes, le choléra, etc. Ce n'est donc pas sans raison qu'on appelle les effets du mercure *effets substitutifs*.

XV

De l'alimentation publique.

Il est évident que l'organisme est fondé sur la loi de différenciation, comme tout ce qui existe, organisé ou non. Opposez au sang, qui est la source de la vie, un appareil quelconque, le sang se différenciera en diverses sécrétions. Voilà d'où nait tant de variété dans les tissus du corps. Les liquides, en traversant ces tissus, subissent l'effet voulu ; comme l'électricité, elle-même, se différencie à travers les corps de différente contexture. Il n'est donc pas étonnant que l'estomac, ne faisant subir aucun trajet *inter-moléculaire* aux aliments, n'ait qu'une action presque *mécanique* et très-contestée sur les aliments ; tandis que les intestins commencent la chylification par leur contexture relativement espacée ; de sorte que chaque organe modifie le tout suivant ses besoins. Il y a mieux, dans l'acte de la digestion doit intervenir la forme, la valeur physique des aliments ; abstraction faite de toute composition chimique. Les études sur les carbures, si nombreux, si variés, quoique possédant une composition de fond identique, devraient nous mettre en garde contre les déboires de la chimie physiologique. La physique est livrée pieds et poings liés aux mathématiciens. Quand vous demandez à la physique de Newton de venir vous donner aide et protection dans les sciences naturelles, elle vous répond par une avalanche de $A + B$ divisés par X, qui vous semble un discours charabia à propos d'hygiène ou de thérapeutique. Mais la *physique*, c'est-à-dire la connaissance des lois *générales* des *forces libres*, n'est pas née avec le corselet crustacéen de plusieurs $A + B$! La physique *rationnelle* vous attend toujours... naturalistes, médecins, chimistes! Vous tous qui cherchez les voies réelles de la nature! au lieu de vous adresser au mannequin qui a su prendre la place de l'idée vraie, entrez jusque dans le sanctuaire de l'analogie ; et la chimie, et les mathématiques, utiles toutes les deux, lorsqu'elles se tiennent dans leur cercle propre, ne viendront plus tyranniser stupidement vos études. J'ai dit combien est faux, combien est décevant l'appui *philosophique* qu'on s'entête à aller chercher dans les mathématiques ; de Descartes à Newton, de Buffon à Liebig, tout le monde a répété que du chiffre il ne peut sortir que le chiffre! comme des langues il ne peut sortir que des *mots!* que des signes, enfin il ne peut sortir que des signes!... Mais je n'ai pas dit toute ma pensée sur les erreurs de la chimie, au point de vue de son despotisme actuel. La chimie, encouragée, exaltée par certaines découvertes, qui sont plutôt des applications que des faits bien nouveaux, s'est élancée, sous ce couvert, à la gorge de la médecine et des sciences naturelles, qu'elle n'a pas eu grand mal à terrasser. Ces pauvres sciences étaient tellement battues par l'anarchie, qu'un conquérant gonflé de ses succès comme la chimie devait arriver bien vite chez elles à une domination désespérante. La chimie est entrée partout!... depuis le cabinet paisible où le botaniste range ses herbiers poudreux, jusque dans l'abattoir sanglant où le physiologiste vivisecteur fait concurrence au travail de l'équarrisseur. Et partout elle a dit que la physique lui a cédé son droit d'aînesse! C'est tout au plus si elle la conserve à ses côtés comme une princesse du sang : « Moi, chimie, je gouverne tout!... ma sœur la physique n'est qu'une *compteuse!* Quand je vous aurai dit ce qu'il y a dans cette cellule, dans ce vaisseau, dans ce filament nerveux, appelez-la, si vous voulez... avec son compère le mathématicien, ils vous diront le combien... de même que moi je vous ai dit le comment et le pourquoi!...» Heureusement qu'il n'y a pas un mot de vrai dans tout cela! La physique dont on parle ainsi est une princesse de contrebande, que la chimie loue à l'année dans ses écoles... et qu'elle serine de par sa puissance usurpée, mais, hélas! trop réelle. La vraie *physique* calcule moins qu'elle ne raisonne. Pourquoi consentirait-elle à accepter un rôle aussi indigne d'elle-même? La physique, issue immédiatement de la *conscience* humaine, suit pas à pas le mécanisme de l'*entendement*. Elle perçoit, elle constate l'existence d'un mouvement, ou *force* générale, répandue par tout l'univers... Elle juge, analyse les modifications de cette force; elle les combine, elle les utilise. La chimie, malgré son utilité pratique, malgré la grandeur de ses applications incontestables, n'est cependant qu'une branche détachée du grand tronc physique. Il y a cinquante ans environ, l'école écossaise crut inventer une philosophie, désormais infaillible, inaccessible à la critique, en proclamant que toute base de raisonnement devait sortir de la dissection des facultés humaines ! Cette école se mit donc à faire de la chimie philosophique, à compiler, à classer, à expliquer; jusqu'au jour où des esprits indépendants purent lui dire, comme nous disons aujourd'hui à la chimie : « Compter, distinguer, n'est pas faire de la *physique*; pas plus que fractionner les facultés de l'entendement n'est faire de la philosophie ! On ne sert pas les sciences naturelles, en les enveloppant dans des détails de combinaisons chimiques, comme on ne sert pas l'entendement, en étalant une dissection ridicule de ses facultés ! Trouvez-nous plutôt des lois générales, le reste nous sera donné par surcroît ! » L'époque dans laquelle nous vivons est un temps cruel de réaction, par les faits de détail, contre le dix-huitième siècle, qui s'abandonna trop légèrement à une généralisation excessive de faits scientifiques incomplets. Mais, de même que je n'accepte pas cette généralisation intempestive du dix-huitième siècle; de même aussi je repousse énergiquement cette réaction de détails dans lesquels nous pataugeons aujourd'hui. S'il fallait choisir entre l'une ou l'autre de ces deux méthodes, je me déciderais pour celle du dix-huitième siècle, qui brillait au moins par l'audace, par la grandeur de ses aspirations intellectuelles, soit dans le fond, soit dans la forme ! Car, en fait de forme, ce n'est pas cela qui étouffe les savants d'aujourd'hui !

Tout auteur qui se trouvera dans la nécessité de traiter de l'alimentation publique, forcé par conséquent de donner son avis sur le mode de nutrition de tant de milliers d'hommes, doit être ferme dans son opinion et énergique dans le développement qu'il veut en faire. Voilà pourquoi je n'ai pas craint, ci-dessus, de fatiguer le lecteur par des redites, en lui rappelant les dangers que font courir au public les erreurs déplorables d'une physique déviée des vrais principes. Car je vais écrire, ici, un véritable acte d'accusation, adressé à l'avenir, contre la science doctrinaire; comme poussant à certains genres d'alimentation, les approuvant, ou les tolérant ! Quand je dis un *acte d'accusation*... ce n'est pas par figure de rhétorique !... mais très-sérieusement. Je ne veux pas qu'il soit dit, plus tard, qu'il ne s'est rencontré personne pour protester contre un état de choses aussi déplorable. Posons des principes : « *Les aliments n'ont pas une valeur* CHIMIQUE, *seulement, ou de composition intime; ils agissent aussi sur l'organisme par leur forme actuelle, par leur condensation relative; par leur état* PHYSIQUE *en un mot.* » Quand donc on s'adresse à la généralité des *chimistes* pour juger un fait alimentaire, on est trompé nécessairement, puisque la valeur de ce fait alimentaire dépend autant, si ce n'est plus, de l'état PHYSIQUE de l'aliment que de son état CHIMIQUE. On me dira à cela : les chimistes d'aujourd'hui sont tous d'EXCELLENTS PHYSICIENS!... et, d'ailleurs, s'ils ont quelque chose d'important à résoudre on leur adjoint des physiciens, physiciens proprement dits, des hygiénistes, des physiologistes, des médecins, des toxicologues, etc. Fort bien! Mais, si tous ces messieurs ont puisé dans le même tonneau! Je ne connais les arbres qu'à leurs fruits. La médecine, hygiénique ou thérapeutique, l'industrie, sont livrées, aujourd'hui, pratiquement, à des méthodes détestables! D'où cela vient-il, je vous prie, puisque vous avez des chimistes, des médecins, des physiologistes si bons physiciens? Cela ne voudrait-il pas dire ou que leur physique ne vaut pas grand'chose, ou qu'ils la laissent bien tranquille? Je voudrais pouvoir entrer tout de suite dans l'application, et arriver ainsi à l'alimentation publique; mais, aucune théorie n'étant faite sur ce point, je suis obligé d'en ébaucher une : prenons donc le temps d'expliquer les choses en commençant par le commencement.

Il existe, à Paris, une chaire de médecine, établie au collége de France ; c'est-à-dire une chaire de médecine supérieure, placée dans la première ville scientifique du monde entier. Or, comme le *bien-être* humain, *quoi qu'on en dise*, est le but le plus sérieux que puisse se proposer notre intelligence ; puisque ce bien-être, comme but, est la base de la reconnaissance que nous devons à Dieu, et l'objet du culte que nous lui vouons; que ce bien-être n'a pas de plus grand, de plus sûr régulateur que la médecine, comprise philosophiquement; il arrive que cette chaire de médecine est en quelque sorte l'indicateur thermométrique des grands points de doctrine discutables et discutés à notre époque. C'est ce que M. Claude Bernard, titulaire de cet enseignement, a su parfaitement faire valoir dans la préface consacrée à son cours imprimé de 1854 à 1855. Il a montré que les professorats ordinaires, s'adressant à des gens qui doivent, de par notre constitution enseignante, accepter de l'université et reproduire intacte dans les actes de leur vie une science décidée par un conseil supérieur, les professeurs, au fond, ne sont que des *répétiteurs*, les *frères lais* de ce Vatican situé dans l'ancienne rue de Cambrai. Cela pourra froisser bien des susceptibilités enseignantes... Quant à nous, nous déclarons formellement que rien n'est plus vrai, plus logique que cette déclaration. Allons donc droit au collège de France! Là, nous pourrons nous convaincre que le professeur a loyalement et sérieusement abordé la *question-principe*, que sa chaire philosophique lui indiquait du doigt... la *production du sucre dans l'organisme*. Aussi, les savants ne s'y sont pas mépris ; tous ceux qui se sentent une velléité de discussion, de travail, d'imagination, sont entrés dans la lice. Aux séances de l'Institut comme aux séances de l'Académie de médecine, on a vu, de temps en temps, des batailles qui finissent trop souvent comme le célèbre jugement d'Henri IV ; le dernier qui parle a toujours raison! Enfin les animaux eux-mêmes s'en sont émus... dans la personne de leurs vétérinaires d'Alfort. Ce qui ne dit pas pour cela que le débat soit à l'écurie! au contraire, jamais on ne s'est abordé d'une façon plus terrible... il y a des démentis ! Qu'est-ce donc que cette question de la *production du sucre dans l'économie?* et en quoi mérite-t-elle de tant irriter la bile des non-producteurs de sucre? Jusqu'à présent, je n'y vois qu'une simple jalousie de position! M. Claude Bernard a bien des envieux! Le collège de France n'étant pas assez puissant pour vaticaniser son enseignement, il est en butte à toutes les agressions ; comme cela doit être pour une Église sans budget, sans sinécures et sans partisans. C'est un tort bien grave, au point de vue philosophique, que de ne pas dominer assez la *feuille des bénéfices* pour mettre tout le monde de son côté! Sans cela il n'y aurait du sucre que dans le foie, exclusivement, — a ce point, qu'on défendrait bientôt à tout épicier de vendre de ce produit, à moins d'avoir juré sur le tarif des douanes que son sucre vient directement ou indirectement d'un foie quelconque... animal ou végétal. En fait d'enseignement, l'universalité de doctrines est des plus simples à obtenir... « arriver à tenir la queue de la poêle. » Avec cela je me fais fort de faire enseigner tout ce qu'on voudra... même des choses raisonnables !

Donc, M. Bernard, poussé par cet instinct du vrai travailleur, met un beau jour la main sur un phénomène capital, un fait de haute philosophie médicale ! Vous croyez peut-être que parmi ces messieurs il va se réveiller un homme capable d'en tirer parti au point de vue des misères qui se passent alimentairement devant nos yeux ? Pas un ! On se pousse, on s'injurie ; on se bat sur la *veine-porte*, les veines *sus-hépatiques*, etc.; depuis le foie jusqu'au poumon ; depuis l'orteil jusqu'aux bulbes pileux ; mais pas un mot sur les conséquences qui dérivent de la question du sucre au point de vue de l'hygiène publique. Je me plains, et j'ai tort ! car je disais, il y a un instant, qu'avant que la Providence eût consenti à la pose du premier rail, elle avait voulu que le réseau des grandes routes carrossables, des chemins vicinaux, fût sinon terminé, du moins bien avancé. Au moyen de ces interminables et aveugles disputes, les physiologistes vont fouiller dans tous les replis vasculaires de l'organisme ; ils ne laisseront pas un coin viscéral, pas un feuillet tendineux, sans l'interroger sur ses sécrétions ou sur de simples lubrifications. Il faudra, de gré ou de force, qu'on sache, non-seulement où se cache le sucre ; mais, peut-être, où se blottit quelque autre anguille, cachée sous roche ; dont la découverte nouvelle ne fera de peine à personne. Voilà comment la curiosité humaine, surexcitée par de petites passions peu avouables, amène cependant de grands résultats qui profitent à tout le monde. C'est ce que je disais dans un article du *Journal des Novateurs*, du 24 février 1855, que nous donnerons plus loin ; article contemporain, comme on voit, des premières disputes *saccharines* ; contemporain du premier volume de la *Physiologie* de M. Cl. Bernard. M. Claude Bernard avoue lui-même que les fécules ne donnent pas plus de sucre organique que l'albumine. Les graisses arrivent à remplacer avantageusement l'abstinence, qui, seule, paralyse la production du sucre dans l'économie et encore d'une façon incomplète. Rollo fut donc bien inspiré, quand il mit ses malades diabétiques au régime du lard et des viandes grasses. Il eût été infiniment mieux inspiré encore, s'il eût raisonné son traitement, au point d'en tirer toutes les conséquences rationnelles qu'il contient. Le diabétisme est moins, pour nous, une affection morbide, complète, arrêtée, qu'une tendance fâcheuse de l'organisme à pencher vers un mauvais système de nutrition; voilà ce que la multiplicité des cas de diabétisme établit formellement, en accusant l'alimentation moderne. M. Bernard a parfaitement établi le point de départ. Mais ce que les champions, hépato-raffineurs ou non, ne savent pas voir, c'est que la question diabétique est autant une difficulté pathologique à vaincre qu'un enseignement immense à tirer de la nutrition générale, en vue de notre alimentation moderne. Si, vraiment, on peut prouver que l'albumine se transforme aussi volontiers en sucre que les fécules; que la graisse même donne encore du sucre, à l'occasion, sous l'impression d'une abstinence relative, ne démontre-t-on pas par cela même que la *chimie*, c'est-à-dire la constatation du détail de composition des substances, n'a rien à voir dans la création du sucre? qu'il s'agit, au contraire, de phénomènes moléculaires de condensations spéciales? car la graisse, par sa composition, se rapproche infiniment plus des sucres que l'albumine. D'où vient donc qu'elle arrive la dernière dans cette production saccharine? A cause de sa texture organique seule… Soyez-en sûrs! S'il est vrai, dis-je, que l'albumine, que les sucres, que les corps TRÈS-FACILEMENT ASSIMILABLES, lâchons le mot!… se posent en gradation en face du diurétisme… faites donc bien attention alors que vous sortez de la pathologie pour entrer dans l'hygiène générale! Faites donc bien attention que vous faites le procès à la chimie *doctrinaire !* que vous dévoilez l'empoisonnement graduel et aveugle de nos générations actuelles… que vous condamnez notre alimentation tout entière! Est-ce que j'en impose sur un sujet aussi grave, puisque je tiens en main la copie textuelle des livres de M. tel ou tel, dans lesquels il est déclaré qu'une substance est plus ou moins alimentaire quand, comme solide, elle contient *tant d'azote !* quand, comme liquide, elle accuse plus ou moins de degrés alcooliques? Non, vous le savez bien, vous avez lu comme moi ces décisions doctrinaires d'une chimie imprudente. Du reste, les faits sont là, dans la rue, pour me donner raison! Qu'un tel régime se continue vingt ans… on verra à quels excès cela mènera !

Du moment où le diabétisme est produit et entretenu par un travail de digestion funeste, funeste par le temps trop court que l'estomac met à travailler le bol alimentaire, pourquoi ne pas agir sur cette digestion trop courte, trop vive, pour mieux répartir la fonction saccharine du foie? Vous me dites que le foie, surexcité par cette digestion fâcheuse, fabrique tant de sucre, qu'il est forcé d'en verser l'excédant par les voies urinaires; et vous ne vous arrangez pas pour enrayer le mécanisme de cette digestion, ce qui permettrait au sucre de s'écouler utilement vers d'autres points de l'organisme, pour concourir utilement à l'entretien de l'économie générale? Mais, chimistes ou médecins, à quoi pensez-vous? vous êtes donc bien abandonnés de Dieu et de la physique? Ah! si vous m'affirmiez que le sucre est une production parasite anormale, morbide; que sa présence dans l'organisme est un danger de trouble, etc., je déchiffrerais peut-être mieux les conclusions embrouillées que vous tirez de vos expériences! Mais voir le fait... l'abus de cette digestion spéciale, dont on prétend connaître les causes, les précédents... et ne rien faire dans ce but... c'est trop fort! Que diriez-vous au domestique qui verserait assez inconsidérément le vin dans votre verre pour en répandre beaucoup sur la table? L'instinct seul, sans leçons de haute philosophie, vous ferait parler autrement : « N'allez pas si vite... versez plus doucement! » Eh bien, n'arrive-t-il pas quelque chose de similaire dans la digestion diabétique? Voici des hommes de lettres, des artistes, des gens du monde, qui ne prennent pas le temps de manger, encore moins celui de digérer; qui se gorgent rapidement de mets très-succulents, c'est-à-dire très-rapidement assimilables; qui vont trop vite dans la déglutition, et qui veulent aller encore plus vite dans l'assimilation; ils choisissent pour cela des viandes saignantes, des œufs richement animalisés, du vin vieux, presque exclusivement alcoolique et éthéré! Et vous voulez que ces gens-là n'inondent pas leur organisme de sucre? Vous voulez que ces impatients mangeurs ne tombent pas dans le diabétisme? Daignez donc réfléchir à cela, seulement pendant quelques secondes! Ce n'est pas parce qu'un aliment azoté est riche en principes assimilables que tout est dit en fait de nutrition; il faut encore régler, surveiller le temps de vos digestions; de façon que les sucs intestinaux ne réagissent pas sur les membranes qui les entourent; et, sans amener des phénomènes clairement morbides, ne les influencent pas trop, en jetant regrettablement l'économie dans une fausse voie. Nous verrons au titre des *Expériences-principe* comment je suis arrivé à démontrer, par une série de faits surprenants, la plasticité ou la non-plasticité possible de certains éléments de la digestion. Si l'on a bien saisi les principes que j'ai établis au sujet de la digestion : « Que le tube intestinal, l'estomac surtout, sont placés, comme un foyer industriel, en présence du poumon faisant fonction de soufflet ; » on comprendra mieux encore combien dans les matières que nous venons de traiter, il faudra faire attention à la prédominance que pourrait prendre l'un ou l'autre de ces organes par rapport à son antagoniste. Nous aurons à nous rendre compte, également, des résultats variables, différentiels qui amèneraient l'introduction de faits anormaux, étrangers à l'air respirable dans ce soufflet, dont les gaz et la construction sont généralement établis en considération des faits les plus usuels que nous voyons se passer devant nos yeux. En effet, quels changements peut-il se produire dans les rapports qui existent entre deux appareils de ce genre ; correspondant l'un à l'autre, un foyer, un soufflet ? Le voici : le soufflet dominera le foyer, si ce soufflet, sortant de son émission *normale* gazeuse :

1° Change de volume comparatif ;

2° S'il donne des gaz plus condensés, plus comburants, plus volatils.

Les faits s'exagéreront encore, bien entendu, si en face de la déviation de la normale-soufflet, le foyer-estomac se trouve rétréci dans son volume, paralysé dans son action, irrité, enflammé, ulcéré, etc., ainsi que le croient MM. Dezeimeris et Bouillaud (article *Diabète*, p. 256 du *Dict. de méd.*), ou encore, si l'aliment qu'on lui adjoint est trop divisé, trop combustible. Dans la phthisie, la forme du soufflet a bien moins d'importance que la quantité des gaz qui entrent dans cet appareil. C'est ainsi qu'on voit les animaux et les hommes habitués à l'air raréfié des pays chauds contracter des phthisies lorsque, par des voyages au nord, ils se trouvent forcés de respirer l'air condensé de ces nouvelles latitudes. La phthisie est donc une maladie du soufflet lui-même ; une combustion, une destruction de l'organe appelé à fonctionner en face du foyer-estomac. Nous avons donné assez de détails ailleurs pour qu'il soit inutile d'y revenir ici. Seulement qu'il nous soit permis de rappeler l'influence irrécusable des agents décondensateurs sur l'enrayement de la combustion et la désorganisation pulmonaire. Il n'en est pas de même dans le diabète qui est la contre-partie de la phthisie quoique basée sur le jeu anormal des mêmes appareils. La digestion, en tant que digestion, reposant bien plus sur la volatilisation, disons mieux, sur le SOULÈVEMENT organique des aliments, a bien moins besoin des condensations gazeuses que de leur volatilité relative. Sans doute que la combustion de ces aliments ne manquera pas d'avoir son temps à un moment donné dans l'organisme; mais l'effet initial, le vrai effet digestif est dominé par la *volatilité*, par le SOULÈVEMENT. Admettez donc que le soufflet de la poitrine agisse déjà trop fort contre le foyer-estomac ; qu'adviendra-t-il encore lorsque avec ce soufflet vous introduirez des gaz d'une grande volatilité relative?... Ce *soulèvement*, cette digestion s'exagérera n'en doutez pas!... C'est aussi là le phénomène le plus apparent dans le diabète. Les carbures volatils de toute espèce plus ou moins anesthésiques, enrayés à la périphérie par une circonstance quelconque, et faisant retour dans les centres splanchniques, viendront se mêler à la circulation générale chargée d'entraîner le travail des chilifères dans le torrent périphérique, et exagéreront ce travail circulatoire en jetant dans tout l'organisme un élément fortement comburé qu'on appelle sucre; c'est-à-dire l'état des carbures le plus atténué, le plus voisin de la liquidité, de la solubilité extrême, de la dispersion enfin. Dans cette déviation des équilibres d'alimentation, au lieu que ce soit le poumon qui ait à souffrir dans son parenchyme, il arrivera que l'effet s'en prendra au foie déjà chargé de cette bile si volatile; et le diabète se placera en contre-partie avec les faits de phthisie pulmonaire. Un médecin de nos jours ayant remarqué combien les peintres en bâtiment sont peu sujets à la phthisie, il s'en est pris, dit-on, au carbonate de plomb et à divers métaux de ce genre, sans soupçonner le fait réel, l'action des asphyxiants, essence de térébenthine, et autres carbures ultra-volatils. Il eût pu vérifier par contre, qu'aucune profession n'est plus sujette aux maladies de vessie et au diabète. Car, chez les individus de cette profession qui par leur état organique anormal devraient tomber dans la phthisie, cette affection morbide est déviée et repoussée sur le foie et ses annexes de sécrétion. Voilà pourquoi ces deux maladies se répondent mutuellement; en présentant des accouplements et des métastases inexpliquées. Quoi qu'il en soit, le diabète reconnaissant pour cause la plus générale, une suppression de la transpiration cutanée, et une déviation de cette sécrétion par un afflux sur les viscères intérieurs, foie, reins, etc., il s'ensuit que la paresse du poumon amenée par la disparition progressive de la transpiration périphérique, réagit sur la digestion, et exagère outre mesure les phénomènes de la sécrétion urinaire, devenue le seul émonctoire des carbures de l'organisme. Dans la phthisie, les causes ne diffèrent pas, comme on le voit, des causes qui amènent le diabète, initialement; c'est l'emploi des aliments trop facilement combustibles et trop peu plastiques qui amène tout le danger. Dans la phthisie l'estomac, pouvant agir seul, sans l'aide de son soufflet, laisse le soufflet s'engorger et se détruire par des afflux de toute nature, dont la direction normale devait être toute périphérique; de façon, que si le médecin arrive alors pour changer les phénomènes, il se trouve en face d'un poumon malade; mais ce qui est pis, en face d'un estomac qui ne sait plus digérer que des matériaux trop combustibles. C'est à tort qu'on croit et qu'on entend agir théoriquement sur le poumon seul; l'estomac réclame les premiers soins, en les appuyant de remèdes qui puissent agir sur la transpiration périphérique, cette cheminée de tirage de l'estomac, pour activer les phénomènes réguliers de la combustion normale. Faites tirer la cheminée de votre foyer, la digestion reprendra sa marche organique, et forcera le soufflet à se mouvoir avec une aptitude toute nouvelle. Autrement, croire que la phthisie et le diabète peuvent se guérir sérieusement au moyen de recettes empiriques; au moyen de substances agissant directement et localement sur le parenchyme pulmonaire ou sur la muqueuse stomacale, c'est revenir à cette paresse théorique médicale contre laquelle je n'ai cessé de m'élever, parce qu'elle est la cause de toutes les taquineries, de toute la déconsidération qui s'attache à la médecine depuis les sarcasmes de Molière. Chez le diabétique, les habitudes de pseudo-abstinence ne sont pas aussi invétérées que chez le phthisique. Le phthisique ne mange presque pas; le diabétique mange des aliments trop combustibles. En un mot, le mal pour le phthisique porte sur la QUANTITÉ, la pénurie extrême; tandis que chez le diabétique la faute porte sur la QUALITÉ. Aussi, le diabétique a-t-il moins les poumons en dehors de service, au commencement de sa maladie; c'est lorsque la digestion a fini par se trouver entièrement déviée, que les poumons se désorganisent.

Arrangez-vous comme vous voudrez, mais, pour vivre, il faut arriver au fonctionnement normal des viscères importants. L'estomac-foyer doit avoir son tirage régularisé par la cheminée-périphérique, et entretenu par le soufflet-poumon dans une limite d'adjuvance donnée; si l'un ou l'autre de ces éléments cesse de fonctionner journellement, ses rouages se détraquent et la machine tout entière ne tarde pas à en faire autant. Je reviendrai sur ces faits d'une façon plus complète aux articles *Phthisie* et *Diabétisme*; ce qu'il nous faut saisir en ce moment, ce sont les conséquences graves du mauvais emploi des aliments; surtout, de ces aliments publics que la nécessité ou l'habitude ont fini par imposer aux populations des grandes villes : je veux parler surtout du pain et du vin. Permettre administrativement de remplacer les éléments organo-salins que donne le jus de la grappe par une équivalence en sucre d'abord, puis, finalement en alcool, c'est permettre l'empoisonnement public. Non pas cet empoisonnement qui se déterminera immédiatement, ou dans un temps facile à apprécier; non pas même l'empoisonnement ostensible de l'absinthe; mais l'empoisonnement à terme de générations tout entières; qui peupleront les hôpitaux de scrofuleux, de scorbutiques, de coxalgiques, de diabétiques; et, en masse, de phthisiques. Il en est de même, lorsqu'on a l'imprudence de s'arrêter à une composition formulaire administrative du pain public. Ce pain contient une proportion d'eau révoltante; que l'adresse commerciale du boulanger sait encore exagérer; de sorte qu'il arrive en fin de compte que le consommateur consent à ingérer dans l'économie de la pâte crue; ainsi que la plus simple analyse microscopique peut le faire découvrir immédiatement. Que parlé-je d'analyse microscopique?... Les enfants font cette analyse tous les jours, en lançant des boulettes tirées de leur déjeuner, et qu'ils ont le plaisir de voir émailler les murailles de leur école. Ce n'est pas avec de semblables aliments qu'on forme des hommes et qu'on ferme les hôpitaux. La médecine pratique a fait des progrès incontestables, au moyen de cet empirisme en grand, qu'elle décore du nom d'expérience!... Mais ses progrès suffisent à peine pour boucher les voies d'eau que subit le grand vaisseau de l'alimentation publique. L'alcool et le *pain-bouillie* étonneront nos neveux, quand ils apprendront les folies auxquelles nous nous livrons alimentairement aujourd'hui. Ils reviendront au pain de ménage peu hydraté, qui force la transpiration à tirer après elle et les mouvements variés du DÉPART alimentaire gastro-intestinal, et les efforts de la soufflerie-poumon; dont, aujourd'hui, on favorise la paresse par des aliments d'une combustion trop facile. Je vais rapporter ici le détail d'une expérience dont on trouverait difficilement l'équivalent dans un rapport de commission quelconque; cette expérience peut être constatée authentiquement par les registres du chemin de fer de Normandie, depuis six ans environ. J'ai commandité une maison de commerce d'exportation dans laquelle on a employé des gens de tout sexe, de tout âge, de tout tempérament. Ayant remarqué qu'il venait parfois dans cette maison des jeunes employées d'une santé fort débile, quand elles n'étaient même pas déjà vouées à une phthisie certaine, j'eus la pensée de combattre la diathèse morbide par une diathèse alimentaire, répondant aux principes que je viens de présenter ci-dessus. Je m'entendis donc avec une boulangerie de Caen, pour qu'on nous envoyât chaque semaine une provision de pain de ménage fait à la manière normande; c'est-à-dire échappant complétement à l'hydratation fabuleuse du pain de Paris. En effet, dans les provinces il est rare qu'on ait eu le bonheur d'atteindre toujours l'horrible progrès des meules anglaises, à petit diamètre et à course folle; qui rendent la farine à l'état de cendres chaudes; désorganisant leur produit, volatilisant tout ce qu'il y a de riche dans le grain primitif; de façon à faire subir une transformation moléculaire parallèle à celle qu'on produit en morcelant du sucre sur une enclume, ce qui le rend presque insoluble. Ce n'est pas tout de faire vite et à bon marché, il faut encore conserver le produit soumis au labeur. C'est ce que les meules à grand diamètre de nos provinces réalisent encore, lorsqu'elles ne sont pas trop en progrès. En province on mange du pain de blé; à

Paris on nous impose un carbure innommé, du genre des dextrines plus ou moins féculentes. Les meules anglaises, en torréfiant la farine, détruisent chez elle l'eau d'organisation. Lorsque, plus tard, le boulanger veut restituer cette eau, il ne le peut plus ; parce que l'eau additionnelle s'interpose sans entrer en combinaison intime. Ce qui fait un pain dur et impossible de digestion dès le lendemain de la cuisson. Ce phénomène n'est-il pas patent déjà dans des hydratations des simples oxydes métalliques qui prennent l'insolubilité par la dessiccation seule? Énumérer les ennuis, les difficultés, les sacrifices d'argent qu'il a fallu faire pour organiser ce service, personne ne voudrait y croire! Les chemins de fer ne connaissant pas mieux les exigences de l'alimentation publique que bien d'autres branches de leur service, où il reste tout à faire. Les chemins de fer attendent leur Messie... l'homme de génie qui trouvera quelque chose comme des timbres-poste pour faciliter la commodité et la promptitude du roulage. Enfin, nous arrivâmes à recevoir, au bout de trois ou quatre jours, le mercredi ou le jeudi, du pain fait sans doute le dimanche ; qui est plus agréable à son arrivée, et qui nous dure huit jours *plus frais* que le pain parisien de la veille, employé journellement dans les maisons de commerce. Les employés sont tellement habitués maintenant à ce pain nourricier, que le jour où la quantité ordinaire n'a pu suffire, où l'on doit acheter du pain à Paris, devient un jour très-désagréable ; en ce sens, qu'on ne sait plus comment se rassasier. La pâte parisienne commence par vous mettre un poids indigestif sur l'estomac ; mais quelques heures après tout le monde a faim. Sous l'influence prolongée de ce régime, j'ai vu changer les constitutions les plus compromises ; parce que, à la vie parisienne, excellente sous beaucoup de rapports, il manque ceci pour en faire une alimentation modèle : le pain et le vin. J'ai fait la même chose pour le vin que pour le pain ; au lieu d'acheter les produits chimiques de Bercy, je me suis procuré des vins de propriétaire de qualité simple, mais chargés des principes de la grappe ; et mes prévisions hygiéniques ont été parfaitement réalisées. Le sucrage, le vinage des vins sont des inventions diaboliques qui ne peuvent trouver d'excuse que dans les folies d'une chimie ivre des applications modernes. Le Parisien qui se réduit au pain et au vin de cette bonne ville est sûr d'arriver à un trou... le trou du fossoyeur! Dans les campagnes que de gens n'ont que de bon pain et de bon vin pour nourriture; quand ils en ont! Les paysans comptant trop sur la puissance de ces deux « *tétines de mère nature*, » comme disait Rabelais, abusent quelquefois par avarice ou par inconduite; ne veillant pas assez aux soins de leur alimentation; alors mal leur en prend; car l'excès en tout est un défaut, même en économie. Le pain et le vin de qualité normale peuvent suffire pendant quelque temps seuls; il ne faut pas en abuser, surtout en présence des exigences du travail moderne qui devient très-fatigant. Dans cette affaire je n'attends pas grand'chose des hygiénistes; chacun de ces messieurs représente un haut et puissant seigneur ayant chaire et hôpital; leur habitude n'est pas d'écouter les gens qui, ainsi que moi, vivent comme un bénédictin dans son couvent; seul avec la nature et avec ses livres. J'écris pour quelques chercheurs sympathiques à mes travaux; et enfin comme je veux bien l'avouer, je me fais l'agent de police de l'avenir; c'est dans mes livres qu'il faudra venir chercher plus tard les misères du présent; dont il est difficile d'avoir la moindre idée lorsqu'on lit les œuvres emphatiques des optimistes scientifiques. Je ne veux pas dire avec l'adage latin : « *Asinus asinum fricat!* » On connaît mon respect, je dirai même ma vénération pour certains hommes auxquels je dois réellement le peu que je sais; mais ces exceptions mises à part, je trouve étrange qu'il ne se rencontre de nos jours que des concerts de louanges, et si peu de critiques honnêtes et intelligentes. La question du pain et du vin prouvera plus à cet égard que tout ce qu'on pourrait écrire.

XVI

La faim.

« La faim est, dit Magendie, l'instinct qui commande impérieusement, sous peine de maladie et de mort, à l'animal de fournir à la reproduction du liquide sanguin. » Cette façon de voir les choses est vulgaire depuis l'antiquité et ne peut être contestée. Il n'en est pas de même quand on descend dans les phénomènes physiologiques qui éclairent les détails de la question. L'école anatomique attribue la sensation de la *faim* au frôlement des parois de l'estomac les unes sur les autres. Les animistes voient bien qu'il y a là une intervention de l'énormon. Mais, Grimaud tout le premier n'en fait qu'une action d'élection et d'appétence; Dumas, son élève, reculant au lieu d'avancer la doctrine de son maître, s'en prend aux succions des lympathiques; sous prétexte qu'on peut avancer ou retarder le travail de ceux-ci avec les opiacés, comme on arrête la faim elle-même. Quand on considère le travail de *concentration*, fatalement amené par le retrait des dispersions qui quittent momentanément l'élaboration des aliments précédemment ingurgités, on voit parfaitement que c'est un flux qui revient sur lui-même, pour recommencer une opération identique. Cela est si vrai, que chez les hommes nerveux surtout, une fois l'heure du repas habituel passée, ce reflux se fait dispersion de nouveau; c'est-à-dire que la faim disparaît; la faim étant la forme sensible qui nous fait connaître la contraction de mouvement centralisée sur les organes digestifs, pour opérer un travail prévu. La faim pour l'estomac, est une souffrance identique à celle qui se remarque dans les afflux nerveux de tous les viscères. Par la digestion, la chaleur augmente dans l'estomac; apportée, non par les aliments, mais par cet afflux de calorique emprunté aux extrémités, qui se refroidissent sensiblement. Dans ce cas, tout ce qui trouble la digestion : un dispersif, un chatouillement de pieds ou des reins, un exercice trop violent, etc., peuvent amener des indigestions fatales. De sorte que si les opiacés, les éthers, les essences, le sommeil calment les douleurs, ou ce qu'on appelle les crampes de la faim, le résultat est dû uniquement à la contre-révulsion qu'ils opèrent à titre de dispersifs; en reportant la tension centrale vers la périphérie. J'ai expliqué ailleurs déjà, les résultats de l'abstinence, il me reste donc bien peu à dire sur ce sujet, pour lequel je rejette absolument les hypothèses qui se sont présentées depuis l'expérience de Hunter sur le condamné à mort. Il n'est pas douteux que le jeûne plus ou moins prolongé ne doive amener des douleurs réelles, et même les érosions des muqueuses de l'estomac. Mais ces effets secondaires et tout physiques ne sont que la conséquence de l'afflux; principe qui sous-tend le mécanisme de l'alimentation en général et de la faim en particulier.

XVII

Aliments. poisons.

Les physiologistes de toute école ont cherché sous les faces les plus diverses la définition du mot poison. Les anciens avaient dit : « Un poison est tout corps non assimilable. » Je ne vois pas qu'on ait été bien au delà de cette définition, acceptée à ce point de vue incomplet; ce que nous pourrions faire aujourd'hui pour sortir de là, ce serait, nous aidant des progrès de l'analyse chimique et de la thérapeutique, de montrer que la définition des poisons ne doit plus porter sur une idée de qualité absolue; mais uniquement sur un concept de *quantité*. Les poisons sont des essentialisations que la matière ou l'industrie humaine ont réalisées. Or, il est patent qu'essentialiser c'est agir sur des volumes, en diminuant de plus en plus les corps hétérogènes qui s'adjoignent inutilement à une masse donnée. Le mot *poison* nous offre l'emploi d'un *symbole vocal*, admis pour représenter un ENSEMBLE de phénomènes. En abordant le symbole *poison*, il fallait se baser sur les principes tirés de la symbolisation vocale même; et non sur une opinion particulière à la physiologie. Or, dans ce que les physiologistes discutent, il n'y a pas un mot de vrai, puisqu'ils ne sont pas même dans la question. J'ai vu rarement quelque chose de plus contraire aux saines lois du raisonnement; et de plus faible didactiquement que cette discussion. Pour définir le mot poison, il fallait se garantir de toute erreur logique de non-identité; Dieu sait quel gâchis d'exposition on trouve généralement dans ces longues dissertations scientifiques. Un commerçant n'irait pas si loin pour distinguer entre eux les mots poison, médicament, aliment. Je prends du vin? Si ce vin est léger, j'en pourrai boire à satiété, il sera mon aliment. Suis-je convalescent, ai-je été privé de toniques pour des raisons anti-phlogistiques quelconques? il se présentera comme médicament. Le jour où j'en abuserai, il deviendra un poison. Passons

7.

à quelque chose de plus chimique : le vin de Bordeaux est un aliment; l'eau-de-vie qu'on en tire fut inventée comme médicament; l'alcool absolu qu'on peut atteindre, en poursuivant cette transformation, est un poison. Je prendrais ainsi tous les règnes animal, végétal et minéral même, rien ne serait changé dans cette gradation. « Tout est dans tout!... » Notre organisme, puisant dans la nature entière son alimentation, charrie dans la circulation générale et porte en lui-même des substances infinies dans leur variété comme dans leur exiguïté. Il n'y a pas de scission d'éléments dans les corps; c'est à peine si nos travaux de laboratoire peuvent effectuer péniblement des divisions qui ne sont qu'apparentes, le plus souvent. Tous les jours des constatations nouvelles nous en donnent la preuve. Avant les taches dénoncées par l'appareil de Marsh, qui eût osé soupçonner des traces si faibles d'arsenic dans le corps des animaux? L'appareil de Marsh est-il le dernier cran de l'analyse? L'acide prussique et la strychnine ont été introduites dans la thérapeutique par un grand physiologiste... par Magendie! Lorsqu'un enfant mange une poire ou une pomme, il n'a généralement pas soin d'en ôter les pepins; ne s'alimente-t-il pas alors d'acide prussique, si faible que soit la dose? Que de gens aiment le nougat ou le plum-pudding; il y a là encore de l'acide prussique! Les eaux arsénicales du Mont-Dore réussissent, dit-on, à bien des gens. Je n'en finirais pas si je continuais ces exemples. Terminons ici cette charade, en la portant chez le premier instituteur venu; demandons-lui de nous dégager l'inconnue qu'elle contient? Il nous dira, à la simple lecture, que le mot à deviner s'appelle QUANTITÉ. Une substance quelconque peut être tour à tour aliment, médicament ou poison, suivant la quantité qu'on en ingère dans tel cas donné, ou avec telle condensation donnée; ce qui représente seulement une autre voie de la quantité chimique. Le mot *poison* est donc, comme je le disais, un symbole vocal, dont le mot *quantité* doit devenir le pivot; effectivement, tout en appuie la validité : hygiène, thérapeutique, toxicologie. Avant de rien définir, il faut que la science établisse un mètre de quantité à l'égard de ces substances; alors on pourra parler d'aliment, de médicament, de poison. D'ici là, le physiologiste me fait grandement l'effet de ressembler à ce fonctionnaire chinois, chargé de frapper l'heure sur les gongs des places publiques... *de sentiment !* Avant le métrage réel dont je parle, on ne peut guère hasarder qu'une définition de ce genre : « une substance est dite *poison* lorsque, sous un volume exigu relativement, elle amène des troubles dans l'organisme. » Le reste est aliment ou médicament; puisque le médicament ne diffère de l'aliment que par la réaction qu'il procure plus puissamment, plus énergiquement que l'aliment dans les organismes. Et encore!...

XVIII

Fonction des glandes.

Les glandes, en général, sont placées dans l'économie pour produire la séparation, la répartition et l'agglutination des matières organiques. Ces appareils fonctionnent sériellement; c'est-à-dire proportionnellement et progressivement; de sorte que selon l'état physiologique ou pathologique, il s'opère des déversements distincts; sans avoir rien absolument d'arrêté, et de strict; comme on le suppose trop aujourd'hui. Ainsi, la bile, unie aux liquides de la salive, du suc pancréatique, etc., fonctionnera comme un dissolvant de ceci ou de cela; selon l'opinion du moment. Ce qui est bien certain, c'est que le mélange de toutes ces sécrétions variera, en raison de l'état organique, et des aptitudes des liquides sécrétoires à soutenir l'équilibre vital.

Comment pourrait-il en être autrement? Les sécrétions ne doivent-elles pas suivre les besoins de l'organisme, d'après les âges, les temps et les lieux? Le peau et le poumon étant les dispensateur de la plus grande des sécrétions, les sécrétions de l'expiration ; il s'ensuit, que, dans l'enfance, comme dans l'âge avancé, il faut surveiller très-attentivement leurs fonctions. Les sécrétions de tout genre ont une limite normale; en deçà et au delà de laquelle il est dangereux de les voir fonctionner. Car l'économie animale doit fixer une somme d'éléments architectoniques qui ne peut être dépassée sans trouble. Quoique les enfants aient besoin d'une sécrétion active, pour donner de *la pente* aux assimilations dont ils ont tout à attendre, il est clair qu'une sécrétivité exagérée viderait plutôt qu'elle ne fortifierait leur économie générale. J'en dirai autant pour la vieillesse, ici, le sujet n'a pas tant besoin d'édifier que de conserver; mais les faits restent les mêmes. Un vieillard qui transpire trop, se débilite; que cela vienne de l'état constitutionnel de sa peau, d'un travail particulier, forcé, ou de tout autre manière. On ne sera donc pas étonné que bien des affections fâcheuses, au point de vue de l'incommodité ou même de la souffrance, servent à prolonger la vie des vieillards en enrayant ses sécrétions dans une certaine mesure; sécrétions qui, pour cet âge constituent trop souvent de vraies déperditions de l'élément tensionnel, qu'ils ne savent plus emmagasiner dans l'organisme. Que de natures chétives, à tous les âges, ne rentrent-elles pas dans cette condition de la vieillesse? On n'a pas fait une attention suffisante à ces faits si graves, d'où dépend la vie de tant de gens étiolés avant l'heure, lorsqu'on a conseillé prophétiquement l'emploi quand même de la flanelle. J'ai vu bien des natures faibles enlevées par les sécrétions périphériques exagérées que la flanelle amène. D'après cela, qu'on ait souvent à la pensée les dangers que peuvent courir les peaux très-fines, lorsqu'on a le malheur de leur conseiller de la flanelle, sans mûr examen. Dans la basse Normandie, où la race rappelle par la finesse du tissu cutané son origine septentrionale, il existe une anémie des vieillards qui enlève beaucoup de monde de cinquante à soixante ans. Les pertes cutanées y sont si fortes, si nombreuses, que le sujet ne sait pas ou ne peut pas souvent arriver à les réparer à temps; de sorte qu'il s'affaiblit outre mesure, qu'il dépérit, languit et meurt; comme on dit dans le pays : « PAR DÉFAUT! » L'instinct populaire a caractérisé peu grammaticalement, mais d'une façon fort claire une affection trop fréquente; à laquelle la médecine locale ne comprend pas le premier mot, parce qu'elle n'est pas classée dans les formulaires. Les malheureux qui sont sujets à ce genre de maladie éprouvent des faiblesses, des courbatures qui simulent des rhumatismes. S'ils s'adressent au médecin, celui-ci ne manque pas de conseiller la flanelle; alors, l'état douloureux se fait moins sentir, on y gagne même quelques intermittences dans la maladie; mais, les phénomènes d'affaiblissement augmentent sourdement, favorisés par cette sécrétion cutanée surexcitée; et le sujet s'en va par DÉFAUT... de forces! Tous les enfants, tous les vieillards qui gardent la diarrhée à l'état continu ou rémittent tombent dans les mêmes périls. La sécrétion l'emportant sur une édification, ou une conservation nécessaires, ils s'émacient et périssent. J'ai eu l'occasion de connaître un très-bel enfant qui est mort anémique sous l'influence de la flanelle; il en était couvert des pieds à la tête; ne cessant de suer nuit et jour, il s'est éteint comme une chandelle... qui manque de suif. Le vieillard ne pouvant remplacer assez énergiquement les matériaux de construction de son organisme, doit s'ingénier avant tout à ne pas en perdre. Un médecin intelligent doit donc avoir égard principalement à l'état de la peau; à la couleur des cheveux, à leur finesse; à la délicatesse du système osseux; au développement anormal des membres, etc., il doit jauger, en quelque sorte la poitrine. Voir si les aisselles, les pieds, les mains, ne sont pas le siége d'une sécrétion anormale et exagérée. Si la personne, sans être diabétique ne serait pas soumise à une certaine incontinence d'urines? Si elle reste trop longtemps au lit; après les premières heures matinales, il se produit presque toujours une réaction excrémentielle par la peau qui affaiblit les gens riches ou paresseux; de sorte que la débilité s'ensuit le plus souvent. Les gens à peau fine, faibles, ne doivent pas rester tard au lit. Dans leurs sommeils ils doivent mettre à profit les heures fraîches ou froides de la nuit, pour éviter les grandes déperditions de sécrétion. Le médecin doit savoir reconnaître encore si l'habillement habituel est en rapport avec les besoins stricts de la saison. Jamais le froid n'a fait de mal à personne, du moment où, bien gradué, il ne procède pas par sauts brusques, qui peuvent congestionner les organes en leur faisant subir une perte locale de calorique trop dominante. Le diabète est bien moins une maladie *chimique*, si l'on veut me permettre cette expression, qu'une face des déviations excrémentielles. Depuis que la chimie, ou plutôt les chimistes ont fait irruption dans la pathologie, ils ont tiré un fameux parti de la présence du sucre dans l'urine, en bâtissant là-dessus des théories de compositions à perte de vue. Autrefois, le diabète qu'on ne savait pas sucré, était considéré et traité comme un abus de sécrétion. Ces malades s'en trouvaient d'autant mieux, que ni médecin, ni client ne se doutaient des dangers de haute chimie, courus par le diabétique. Je ferai remarquer en passant et une fois pour toutes, que je me sers du mot excrétion et du mot sécrétion pour la même fonction, selon que le sens actuel de cette fonction me semble pencher de l'un ou de l'autre côté. La production du sucre dans le diabète est secondaire, postérieure à la cause réelle; accessoire au phénomène principal qui peut être le froid, un coup reçu, une peur violente, etc. Le sucre n'a pas plus de valeur noso-graphique ici, que le pus dans une inflammation, que le sang dans l'hémoptisie. Ce sont des phénomènes résultantiels, mais nullement primitifs. Quel est le médecin assez fou pour s'occuper, chimique-ment, à modifier ces crachats colorés dans la fluxion de poitrine; le pus, dans les affections de la peau; ou dans les lésions intra-musculaires amenées par inflammation? Je vous le dis en vérité, chers docteurs, les chimistes vous joueront un mauvais tour! Nul n'est plus antiphysicien que le chimiste vulgaire. Et vous, méde-cins, rappelez-vous que votre grammaire élémentaire c'est la phy-siologie! *Logos*, discours sur la *physis*, nature; ce que nous avons traduit par le mot physique. Aucune excrétion de l'organisme n'a le droit de s'exagérer; qu'elle soit urinaire, fécale, pulmonaire ou cutanée. Mais que de sagacité, que de talent ne faut-il pas pour dé-voyer ou pour régulariser une excrétion devenue excessive ou anormale? Qui n'a pas vu ou entendu raconter les accidents, sur-venus à la suite d'une suppression de la sueur des pieds, des ais-selles, du cuir chevelu, etc. Il en est de même pour l'homme chez lequel on veut supprimer l'emploi ancien de la flanelle ou des couvertures exagérées. On peut dire que la vie de ce client est entre les mains de son médecin. Il existe des maladies de peau constitu-tionnelles, qui ne sont indiquées par aucun signe cutané extérieur particulier. Ce que nous disons de la peau doit s'adresser également à toute excrétion normale ou anormale. Les flueurs blanches, les pollutions nocturnes, les saignements de nez, les rhumes de cerveau, les rhumes de poitrine; tout cela négligé ou prolongé, produit le même effet.

Il existe, hygiéniquement, un équilibre entre la fonction combu-rante du poumon et la fonction conservatrice, fixative de l'estomac. Le premier effet des aliments est presque un effet unique de ra-fraîchissement en face du poumon Plus tard, c'est la consolidation et la réparation de l'édifice. Tout acte social, professionnel, ou volontaire, qui entravera cet antagonisme alimentaire du tube digestif, par rapport au poumon, amène forcément une maladie des sécrétions, sans compter des affections regardées sous un tout autre point de vue et qu'on appelle phthisie, diabète, hépatite, etc. L'air extérieur, comme un joueur de bague, enlève à chacune de ses entrées dans les cellules du poumon un certain nombre de molécules organiques qu'il réduit en fumée; qu'on explique cela par la combustion médiate ou par la combustion immédiate. Voilà un combat qui n'est pas d'un mince intérêt pour notre existence. Sans cesse nous devons avoir la pensée tendue sur de semblables phénomènes. La tristesse, le découragement, les insuccès, la désillusion des années nous portent à négliger la question alimentaire; or, chaque fois que cela arrive d'une façon suivie, la phthisie, ou au moins une menace de cette terrible affection en est toujours la suite. Pour moi, tout individu qui, sous l'impression d'un chagrin ou d'une préoccupation, oublie l'heure des repas, est un homme perdu; à moins de circonstances extraordinaires de force et de bonheur organiques. Généralement, dans cette lutte de la combustion pulmonaire et de la fixation digestive, c'est cette dernière qui a l'avance; cela est prouvé par bien des folies qu'on fait impunément dans ce sens; mais admettez que les faits regrettables présentés ci-dessus se produisent; de façon à prendre une bonne fois les devants très-sérieusement. Que de mal, que de difficultés pour rattraper un temps perdu si précieux! Voilà pourquoi les enfants riches, auxquels on tolère les sucreries en excès, les gâteaux, toutes les nourritures trompeuses de la chatterie culinaire, arrivent vers la puberté, avec une inégalité flagrante dans les excrétions. La combustion l'emporte sur la fixation. Aussi leur santé arrive-t-elle en déclinant vers la puberté, qui s'éteint souvent dans une phthisie depuis longtemps caractérisée. Que fait le médecin pendant ce temps?... Au lieu de sonder la cause du mal jusque dans ses profondeurs; ne voyant dans la phthisie que la production secondaire des tubercules, il demande au chimiste des composés de laboratoire pour modifier ces dangereuses concrétions. Mais les tubercules s'en vont bientôt au cimetière de concert avec le tuberculeux. Lorsqu'on a vu dévier des phthisies, c'est presque toujours sous

l'influence d'un régime mieux approprié à la véritable enfance...
Les colléges guérissent plus de phthisies cachées ou engagées, à eux
seuls, que la faculté de médecine tout entière; parce qu'au collége,
on boit et l'on mange des choses communes, mais très-résistantes;
qu'il est difficile d'y faire passer ces chatteries de famille; enfin,
que toutes les stupidités particulières aux parents s'arrêtent à la
loge du concierge. J'ai dit ailleurs et j'ose à peine y revenir, que
l'huile de foie de morue, si à la mode aujourd'hui pour enrayer les
phthisies, ne doit son très-réel effet qu'à LA RÉSISTANCE digestive de
sa qualité particulière d'huile et d'huile de poisson. Il est probable
que tout autre huile aussi résistante et volatile produirait le même
effet. Les Esquimaux menacés d'une phthisie perpétuelle, à cause
de la violence de l'air condensé de leur latitude, ont choisi d'eux-
mêmes le remède à un si grand mal. Je connais une femme profondément phthisique, sans éducation, sans savoir médical, qui s'est guérie
toute seule en mangeant du gras de viande. Pendant que j'étais étudiant, j'eus la mauvaise idée de faire comme bien d'autres, et d'entrer passablement dans certains excés fort connus au quartier latin ;
de là il me survint une menace de phthisie telle, qu'en rentrant dans
ma famille à ma seconde vacance, tout le monde me déclara perdu.
L'instinct seul, sans le moindre secours du raisonnement, me poussa
à vivre pendant toute cette vacance du gras de mouton qui se
trouve le long des côtelettes dites *de filet*; je jetais en cachette toute
la partie musculaire au chien, qui ne s'en plaignit pas; et le succés
couronna mon idée. Cependant j'ai été plus de cinq années à me
remettre des folies de la vie parisienne. Ce n'est qu'à trente ans
que j'ai pris sérieusement le dessus. Aujourd'hui encore, quand je
sens que l'élimination pulmonaire devance et domine la fixation digestive, j'ai recours immédiatement aux aliments gras tirés du lard,
du veau, du mouton. On peut comprendre maintenant ma façon de
juger le traitement actuel des phthisiques voués aux biftecks, aux
noix de côtelette et au vin généreux? Si je pouvais jamais faire saisir
à la société moderne, combien leurs enfants les plus chéris, les plus
adulés, courent de risques entre leurs mains ; combien ils en feraient
mieux et plus facilement des hommes, au moral comme au physique, en les envoyant à l'éducation commune, que je doterais la
patrie de natures riches et généreuses. Tous les peuples qui élèvent

leurs enfants dans le ménage intérieur de la famille, sont remarquables par la stérilité de leurs populations. Au contraire, aujourd'hui, comme dans l'antiquité déjà, les éducations en commun ont produit des hommes... des hommes forts et libres [1]. L'abus des

[1] M. le ministre de l'instruction publique ayant ouvert un concours en faveur des instituteurs primaires, sur la question des progrès qu'on peut apporter dans l'éducation élémentaire ; on ne peut pas savoir, maintenant, ce qui sortira de là. Seulement, comme je pense que la question ne pourra pas être traitée assez largement, sous le vrai point de vue que la science physiologique requiert ; je ne crois pas déplacé de donner ici une ébauche de projet, capable de faire saisir mieux les choses, que toutes les discussions les plus délayées. Que de telles idées soient admises aujourd'hui ou non, cela ne fait rien au principe ; il est évident que ceux qui connaissent bien l'enseignement comprendront qu'il faut en arriver là, pour détruire une fois pour toutes la vermine intellectuelle qui s'attache aux populations ; et qui les empêche d'arriver au niveau de l'enseignement progressif. Si à Athènes, si à Rome le dernier des citoyens pouvait juger les choses littéraires et artistiques comme le premier des nobles ; c'est que l'éducation était organisée sur un fond de ce genre, continué au milieu des exercices quotidiens des gymnases et du champ de Mars. Il faut songer qu'un tel projet doit avoir un double but : instruire la jeunesse, et procurer une retraite morale aux hommes laborieux, dont le travail n'a pas été suffisamment récompensé ; pour quelque raison honorable que ce soit. Voici cette ébauche :

ARTICLE 1er. — Tout citoyen de l'un et de l'autre sexe ne sera mis en possession de ses droits civils, qu'en prouvant : 1° qu'il sait lire et écrire ; 2° qu'il a passé deux années, au moins, dans le collège cantonal pour les hommes ; dans le pensionnat cantonal pour les femmes ; à partir de l'âge de huit ans jusqu'à l'âge de quinze ans ; au choix des familles.

ARTICLE II. — 1° Tout juge de paix, juge au tribunal de commerce, greffier, avocat, notaire, près lesdites juridictions ; 2° tout secrétaire de mairie, agent comptable, caissier municipal, percepteur ; 3° tout agent-voyer, architecte, géomètre cantonal ; 4° tout docteur en médecine, pharmacien ; 5° tout brigadier de gendarmerie et gendarme ; ne seront admis à exercer leur profession, qu'en s'obligeant par serment à consacrer, gratuitement, deux à quatre heures par semaine à un professorat qui pourrait être exigé d'eux, dans lesdits établissements : 1° pour les juges, greffiers, avocats, notaires, sur des notions élémentaires des lois du pays, les droits et les devoirs du citoyen, les engagements civils et de commerce ; 2° pour les secrétaires de mairie, agent comptable, caissier municipal, percepteur, sur des notions de comptabilité et d'administration ; 3° pour les agents-voyers, architectes ou géomètres cantonaux, sur des éléments de dessin et de mathématiques, soit théoriques, soit pratiques ; 4° pour les docteurs en médecine, sur des notions élémentaires d'hygiène et de thérapeutique ; 5° pour les pharmaciens, sur des notions de chimie et de droguerie industrielle ; 6° pour les brigadiers ou gendarmes, sur des notions d'équitation et du maniement des armes.

ARTICLE III. — Un conseil cantonal sera élu pour statuer sur toutes les questions qui intéressent l'éducation publique, et notamment : 1° sur le choix des dames honorables qui devront remplacer une partie des professeurs ci-dessus dans l'éducation du pensionnat destiné aux femmes ; 2° sur le choix des directeurs et directrices, sur l'admission des personnes de l'un et de l'autre sexe,

femmes est bien moins dangereux dans l'âge viril, que dans la jeunesse et dans l'âge sénil. Parce que l'homme fait, se trouvant entre deux pentes, gagne ainsi une sorte de privilége momentané. Il en est de même de l'abus des boissons; quand on se nourrit d'alcool, sous n'importe quelle forme, on néglige d'avoir recours aux fortifiants carburés qui peuvent tenir en bride les excès de la combustion pulmonaire; tandis que les alcools, *par leur peu de* CONSISTANCE alimentaire d'abord; ensuite par la nature, non ou peu agglutinative, de leurs éléments au point de vue organique agissent tout différemment; aussi, la phthisie et les maladies d'excrétion exagérée s'ensuivent-elles naturellement. Répétons-le donc à satiété : la phthisie n'est pas autre chose que le résultat d'une réaction à double effet, subie d'abord par le poumon, en face d'un estomac qui ne se pourvoit pas assez d'éléments solides alimentaires pour établir longtemps la dispersion régulière. Le poumon agit primitivement sur l'estomac, en soulevant trop vite des aliments sans résistance; plus tard, l'estomac finit par laisser le poumon s'engorger par paresse d'action.

Du moment où la dispersion normale ne se fait plus par la périphérie, au moyen de la succion centrifuge qui en est une conséquence directe; cette succion s'établit dans le sens du poumon, par un acte tout physique, dérivant d'un vide relatif produit dans le sens du poumon. De là naissent les troubles complexes qu'on a réunis sous le nom de phthisies; et dont les bases analytiques sont ca-

ayant appartenu à diverses professions libérales ou industrielles, comme militaires, commerçants, avocats, médecins, artistes, etc., qui voudraient charitablement se consacrer entièrement auxdites éducations; 3° pour faire la demande directe au gouvernement, de vieux soldats invalides, employés retraités, artistes récompensés, dont le conseil jugerait le concours utile dans les mêmes établissements; 4° pour juger et recevoir les donations de tout genre qui pourraient être faites par le public.

ARTICLE IV. — Les frais du collège et du pensionnat, quels qu'ils soient; même ceux nécessités par l'emploi des professeurs étrangers et soldés, qui manqueraient dans le canton, comme pour la musique et le dessin, etc., seront supportés par le canton, qui en répartira les charges sur les familles, d'après les bases de la cote des contributions.

ARTICLE V. — Toute personne qui voudra se dispenser d'envoyer ses enfants au collège ou au pensionnat cantonnal, pourra le faire; à la condition toutefois de faire subir à leurs enfants des examens spéciaux; avant l'âge de quinze ans dont le prix, égal aux charges imposées pour les deux années de rigueur, bénéficiera auxdits établissements.

chées dans les faits que je viens d'esquisser. Et les choses allant ainsi en s'exagérant, par ricochet, l'estomac prend d'autant moins que le poumon consent à moins travailler; et réciproquement, le poumon travaille d'autant moins, que l'estomac s'habitue à moins prendre; jusqu'à ce que le poumon soit oblitéré ou détruit et que mort s'ensuive.

Si nous passons à un autre ordre de faits, les sécrétions et les excrétions au dire des animistes, des sthalliens, etc., se feraient par une sorte d'électibilité inhérente à l'agent vital. La variété des tissus propres aux différents organes sécrétoires prouve que cette variété de tissu concourt avec l'idée sthallienne pour expliquer les sécrétions. Car, il faut à la matière sécrétable un état convenable, pour passer à travers ces cribles de toute sorte qu'on appelle voies sécrétoires. C'est la tension du fluide vital qui opère tout cela. En vain a-t-on cherché dans l'arsenal anatomico-physiologique de petits détails pour infirmer ce principe; ce n'est au fond que la grande question des glandes, si victorieusement élucidée par Bordeu. Les sécrétions se font d'après une *tension générale* qui presse tout ou partie de l'organisme; mais non, d'après la PRESSION *locale* de tel ou tel appendice anatomique. C'est ce qu'il est facile de voir dans les faiblesses séniles de la vessie. On dit qu'alors la vessie est paralysée; comme si paralysie, à la rigueur même, ne voulait pas dire une impuissance quelconque à réaliser les phénomènes de cette tension générale et normale que je viens de rappeler. L'énormon, dont j'ai développé les allures aux chapitres de la théorie abstraite, se dresse là où l'éréthisme général et volontaire entend le pousser; son effort n'est pas tant anatomique que RÉGIONNEL; et cet éréthisme, puissance admirable, qui est le premier et le plus grand acte de la VIE, ne s'affaiblit et ne se détruit que par les choses qui détruisent la vie elle-même. Mais cette tension resterait stérile, si la matière sécrétable elle-même ne se trouve pas dans un rapport moléculaire convenable avec le filtre organique. Voilà pourquoi les diurétiques qui sont de grands dispersifs; de grands expansifs, par conséquent, poussent dans le rein les liquides qui se refusaient avant cela à traverser son tissu. J'ai dit ailleurs comment la digitale devient tour à tour vomitive, diurétique, sudorifique, purgative; selon la manière de l'employer. Le fait ici c'est l'excrétion; on peut en tirer parti du côté qui satisfait le plus aux phénomènes. Dans le choléra, où toute la force du *mouvement* se porte sur les centres épigastriques, l'urine, la sueur, sont supprimées. Les vomissements et les selles coexistent forcément avec cet état de condensation viscérale ; comme si la nature emprisonnée dans les centres épigastriques cherchait, par ces vomissements et par ces selles, à déverser au dehors un trop plein morbide qui l'opprime. La diarrhée, le bâillement, les pandiculations, le vomissement surtout offrent toujours l'exemple d'un effort tenté par l'énormon, pour rejeter violemment au dehors son trop plein contracté dans les centres viscéraux. Or, tous ces mouvements rentrent dans la classe des excrétions-énormon adventices si peu connues, si peu étudiées à ce point de vue. Il y a donc bien plus de sécrétions et d'excrétions qu'on n'en indique ordinairement dans les traités. Nous allons en retrouver le détail aux chapitres qui leur sont consacrés.

XIX

Salivation.

La salivation est un des phénomènes les plus importants de l'économie animale, en ce qui touche les sécrétions normales. Par la salivation, la digestion reçoit un secours radical. Et par la salivation, à l'état d'abstinence, le sang prend un équilibre particulier dont peu de médecins se sont préoccupés jusqu'ici ; ce qu'on rencontre dans les auteurs à ce sujet n'a trait qu'à des constatations de détail dont on a négligé l'ensemble. C'est ainsi que Boerhaave prétend, dans ses aphorismes, que l'effet du mercure est tout dans l'action de salivation exagérée qu'il opère sur l'organisme. Georget établit (p. 291, article *Folie, Dict. de méd.*) qu'une salivation abondante peut servir de crise heureuse à la folie.

M. Bernard, de son côté, prétend (*Liquides de l'organisme,* p. 454, IIe vol.) que l'eau de la salive provient entièrement du sang. Il résulte donc de tous ces faits, que la salivation est un moyen normal, simple et énergique pour s'emparer de l'eau qui pourrait se trouver en trop dans le liquide circulatoire ; et que bien des effets fébriles amenés par l'hydratation excessive du sang peuvent sans doute être combattus utilement par ce moyen. Après les disputes sans cesse renaissantes, auxquelles a donné lieu la salive, soit comme élément mécanique de la digestion, soit comme élément chimique; après les nombreuses expériences dont le résultat scientifique est si nul; il est impossible de ne pas se demander si le rôle de la salive mécanique ou chimique ne se bornerait pas à la déglutition surtout; et si, dans l'estomac, le bol alimentaire, outre la mastication, n'a pas besoin d'être pelotonné, en quelque sorte sous un volume déterminé; de façon à subir une influence physique mystérieuse, de la part des agents vitaux, au milieu de la panse stomacale. Les physiologistes anciens ou modernes qui ont adhéré à l'influence d'un agent central organique, n'ont signalé, — comme je l'ai dit plus haut, — qu'une sorte de coction, avec un *ens* élaborateur tout métaphysique. Doit-il en être ainsi? non vraiment! Une substance soumise à une action physique, surtout aux actions de chaleur, demande cette sorte de concentration spéciale qui donne de la liaison, de l'homogénéité à cette masse devant être traversée par des courants caloriques. Il suffit de faire sur soi-même la plus légère expérience avec des aliments réduits en poudre sèche, pour voir combien l'action de l'estomac, *quelle qu'elle soit*, sans la préjuger, s'exerce mal sur des parties alimentaires disjointes et sans une sorte de liaison de masse. Ces faits sont confirmés par les moyens artificiels qu'on peut employer pour retarder, avancer ou annuler la digestion des aliments. Sans aller chercher des exemples multiples, qui embrouilleraient une démonstration; supposez qu'on mette en expérience des pois d'hiver, dits *pois secs :* si on prend ce pois à l'état entier, et partant incomplétement ramolli par la coction, il y a cent à parier qu'on le rendra comme on l'a pris. Le réduisez-vous préalablement en bouillie très-coulante? il passera dans l'alimentation générale, quoique son absorption ne soit réelle que dans son parcours à travers les intestins; à cause du peu de résistance adhésive qu'une pâte aussi liquide présente aux parois stomacales. Si la même farine est avalée dans un état de grande malaxation, mais avec le moins de liquide possible, le travail de l'estomac sera régulier et les phénomènes d'absorption stomacale on intestinale se présenteront de la même manière que cela se produit pour la viande, le pain; en un mot pour tout ce qu'il y a de plus normal en ce genre. Les études qu'on a faites sur l'état physique des aliments présentés à la digestion, sont tellement incomplètes que vouloir en entamer l'examen, c'est se donner la peine de tout reprendre pour tout fonder. Je me suis expliqué là-dessus en principe au chapitre de l'*Alimentation générale;* je fais des vœux pour que plus tard je puisse écrire sur ces matières d'une façon plus explicite. Il n'est pas moins vrai que notre premier soin ici, est de signaler le RÔLE FONDAMENTAL de la salive; non point pour diviser les aliments, pour les dissoudre chimiquement, ainsi qu'on le professe; mais pour les ENROBER; pour les enserrer dans un élément spécial; dont l'action, portée du côté des VOIES PHYSIQUES, permettra au bol alimentaire d'être abordé par l'ACTION VITALE, qui saura bien le transformer; et agir sur lui en dehors des effets de la chimie proprement dite. Car l'électricité complexe appelée force vitale ne peut pas saisir puissamment des substances aussi hétérogènes que celles qui font la base de l'alimentation ordinaire; il lui faut un intermédiaire ENROBANT; lequel intermédiaire est bien la salive.

XX

La bile.

Outre l'emploi d'enrobement que nous venons de donner à la salive, dans les lois d'un vrai organisme; emploi que nous retrouvons pour partie dans la bile; si l'on s'est bien pénétré du rôle que jouent les dispersifs dans la digestion, on devinera sans peine encore un nouvel emploi de la bile au milieu de cette fonction : n'avons-nous pas vu, en effet, combien les amers et les amers à odorance vicieuse surtout, sont remarquables par le travail sécrétoire qu'ils favorisent : il en est de même à plus forte raison pour la bile travaillée de toute pièce par l'organisme. Non-seulement la bile opère l'émulsion des matières grasses, comme on l'a tant dit; puis le départ de la masse alimentaire en chyle et en excréments. Elle fait mieux, le départ qu'elle effectue sur cette masse alimentaire est bien autrement général. Par sa partie dispersive elle suit la molécule assimilable jusque dans les plus petits recoins de l'organisme ; comme elle sépare les liquides des solides. Par elle, le liquide complexe vivant, qu'il s'appelle chyle ou sang ; c'est-à-dire qu'il vienne de se former ou qu'il ait subi les diverses pérégrinations animales, reçoit une propension à la tonalisation spéciale ; toute la machine profitant de la grande influence apportée par la bile sur les liquides vivants. A ces idées on ne manquera pas d'opposer les expériences qui ont la prétention de prouver que l'animal peut se passer, à la rigueur, de sécrétion bilieuse et vivre quand même. C'est raisonner avec une étroitesse de vues philosophiques qui fait mal à voir ; et qui amènera plus tard la juste punition d'une école, pour laquelle l'abêtissement rationnel est élevé à la hauteur d'un fétiche idolâtrique. Dieu a construit la machine vivante d'une façon si large, que l'on ne sait en vérité où peut s'arrêter l'élimination des organes les plus importants, sans que pour cela la vie soit elle-même complétement enrayée. Ce qui prouve une fois de plus, ainsi que nous l'avons fait remarquer, que l'organisme des animaux supérieurs est construit à un point de vue essentiellement luxueux et superflu. Les archives curieuses de la médecine contiennent des faits de retranchement anatomique, de paralysie, et d'enrayement d'organes ou parties d'organes, auxquels on ne voudrait jamais croire. Ici, c'est un cerveau dans lequel il ne reste presque plus rien d'efficace et qui souffre la vie ! Là, vous trouverez des poumons réduits à une enveloppe externe ! un cœur dont les appendices sont ossifiés ! un foie décomposé ! un anus imperforé ! des reins déviés ! Que sais-je moi ?... Le renversement organique le plus incroyable, et l'animal vit... vit mal si vous voulez... mais subit l'existence ! N'est-il pas bien naturel, après cela, qu'il en soit ainsi d'un liquide composé, dont les éléments, *en cas d'obstacle*, se reportent dans la masse générale, ou s'y retranchent. Avant qu'on ne sût cristalliser le sucre de cannes, on se servait d'une liqueur concentrée de miel, qui faisait absolument le même office, et dont l'économie animale savait tirer un meilleur parti. Le foie est un appareil industriel fort ingénieux, sans aucun doute... Dans l'état normal il agit sur le sang de façon à en extraire cette concentration-bile qui se montre si favorable aux actions vitales, lorsque ses éléments et sa quantité sont bien pondérés. Mais, d'où vient cette bile? Du sang! Ou va ce chyle? Dans le sang! Comment voulez-vous donc que dans le contact capillaire du chyle et du sang, il ne se produise pas finalement et exceptionnellement ce qui doit se produire normalement lorsque la sécrétion biliaire se fait dans le sang? On n'a donc jamais songé aux animaux inférieurs mal pourvus ou dépourvus de foie? Pense-t-on qu'ils soient privés pour cela de la fonction biliaire? Non certainement! Ils ne s'en passent pas plus que nous, mais cette fonction se fait à travers la masse des tissus, comme l'hématose des insectes s'opère au moyen d'un déversement intime au milieu des appareils circulatoires, non pourvus de cette machine industrielle, luxueuse, appelée poumon. Donc, la bile a plusieurs rôles dans l'organisme, il est si rare que la nature n'ait su profiter que d'une face des appareils qu'elle construit. D'abord, la bile émulsionne; cette opinion est vieille comme le monde. Avez-vous plus ou moins de faiblesse pour les facultés dissolvantes de la bile, comparativement à la salive, au suc gastrique, au suc pancréatique? eh! soit, elle dissoudra aussi plus ou moins. Laissons cela jusqu'à ce que finisse la dispute à propos de ces faits! Mais ce qu'il ne faut pas perdre de vue, c'est la faculté que possède la bile d'opérer le départ des matières alimentaires du sang, et des liquides animaux en général. Voilà la grande et la plus sérieuse affaire de la bile : opérer un départ. Les organismes spéciaux n'ont plus qu'à en effectuer l'élimination variée. Comme la pressure, la levure, et en général les ferments, la bile agit sur des masses liquides pour séparer leurs éléments. On a dit, à propos de la digestion, qu'il n'y a pas lieu de la comparer à une fermentation, puisqu'il n'y a pas élimination de gaz. Outre que ceci est d'un faux palpable, il est clair que tous les départs liquides ne sont pas accompagnés d'une élimination *per ascensum*. Quand je verse de l'alcool dans un liquide parfaitement en équilibre de dissolution, mais contenant des corps précipitables par l'alcool, se présente-t-il nécessairement une gazéification des éléments? Non sans doute! Et cependant il y a départ, précipitation. Il en est de même dans la bile; sans fermentation proprement dite, ce composé-bile s'attache aux liquides organiques, et les suit dans leurs éliminations spéciales, en se transformant elle-même avec ces éliminations. Jamais personne n'a bien saisi l'utilité qu'il y aurait de se mettre sur la trace des transformations de la bile, au milieu des liquides qu'elle pénètre. J'ai toujours pensé que certains éléments du sang, de l'urine, ne dérivaient absolument que des éléments transformés de la bile. Toujours est-il que la bile se scindant elle-même dans sa composition, s'accroche à ces éléments étrangers liquides, sur lesquels elle produit le même phénomène; elle les suit dans les évacuations et fonctions diverses qu'opèrent les organismes vivants. Si quelqu'un me conduisait dans un établissement industriel, — notre corps est-il autre chose? — et que, dans cet établissement, je fusse frappé de la dimension particulière d'un corps de bâtiment donné; à moins que l'usinier ne fût un fou ou un prodigue, ne me serait-il pas permis de dire, avant tout autre examen, que ce corps de bâtiment doit avoir une importance prépondérante dans l'établissement? Or, je vois dans la machine animale un appareil énorme, excédant tous les autres appareils! Ne suis-je pas fondé à dire que cet appareil est préposé là à une fonction prédominante.

D'après le rôle apparent de la salive et des sucs intestinaux sur la chylification du bol alimentaire, il n'est pas probable, qu'un si énorme appareil ait été construit pour opérer un travail adjuvant et accessoire. Le foie a une tout autre fonction : celle du départ général qui domine toute l'existence des êtres organisés. Je ne m'arrête pas à la dissolution des matières azotées, rôle auquel M. Bernard semble limiter la production de la bile. Ce fait, fût-il prouvé à satiété, ne satisfait pas aux exigences de prépondérance organique dont j'ai parlé; aussi l'instinct des penseurs ne s'y est-il pas mépris; cette idée est restée sans enthousiasme dans la science. Que deviendrait, en effet, un animal dont le travail intérieur ne parviendrait pas à opérer ce vaste départ qui amène les termes extrêmes d'assimilation et de sécrétion? Nous en savons quelque chose lorsqu'il nous survient une indigestion; c'est-à-dire un *enrayement* dans le *départ* assimilateur! Le rôle du foie et de la bile dans le fœtus, *qui ne digère pas*, est un gage éminent du rôle que nous assignons à la bile dans *la circulation générale*; à quoi bon tant de dépense organique pour un travail qui ne doit commencer que plus tard! Est-ce bien ainsi que la nature opère? Nos yeux qui représentent un organe si important dans la vie des animaux, ont-ils la perfection pratique que nous remarquons dans le foie, pendant l'existence fœtale? Chez les hibernants, est-ce que la bile ne coule pas tant que le sang coule? Là, pourtant, il n'y a aucune excrémentation nécessaire. Dans l'ictère confirmé la bile ne coule pas dans l'intestin; cependant la vie s'arrête-t-elle faute de digestion? Voilà des faits qui eussent dû faire réfléchir le physiologiste sur l'insuffisance du rôle qu'il accordait au foie et à son produit, relativement à la masse prépondérante de ce grand appareil. Toutes les expériences qu'on a instituées pour savoir si la bile sert ou non à la digestion, ayant l'intestin pour théâtre et pour unique foyer d'observation, sont à reprendre à un point de vue plus large: celui de la circulation générale. Vous supprimez le canal biliaire sur un animal; et il digère sans la bile normale? Très-bien! C'est comme si vous coupiez un canal irrigateur dans un endroit donné de son parcours; l'eau se répandra à travers champs! Si l'anatomie pathologique, l'anatomie des tissus, n'avait pas la malencontreuse idée de voir dans la masse charnue un ensemble de conduits roides, infranchissables; à peine ouverts par des opercules latéraux innommés et invisibles; de sorte que les liquides de l'économie ne puissent se mêler ni se joindre qu'avec des billets de correspondance incompréhensibles; la philosophie médicale n'en serait pas réduite à de semblables pauvretés. On eût saisi, dès l'abord, les réactions connexes qui se produisent au sein d'une capillarité ACCOLÉE, feutrée; mais nullement tubulée, jusque dans ses ramifications extrêmes. Des faits pratiques innombrables sont venus décontenancer l'anatomiste *à tissus*, lorsqu'il a voulu expliquer tubulairement la production, la filiation et la sortie de certains produits liquides. Dans la plique polonaise, voyez l'incohérence de doctrines qui surgit à propos de ce suintement sanguin qui s'élève à travers la chevelure; la tubulation, quand même, des messieurs de l'anastomose reste vaine! Dans les saignements de nez, on pourrait dire dans presque toutes les hémorrhagies actives, d'où sort et par où sort le flux sanguin? Par les capillaires! nous dit-on. Moi, je réponds : entre les capillaires! La capillarité minérale n'est-elle pas aussi vraie, aussi active que la capillarité organique! Avez-vous jamais jeté les yeux sur la contexture des roches; sur les arborisations surprenantes des agates? Dans tout cela, vous chercheriez vainement une *tubulisation;* il n'y a qu'ACCOLEMENT; *feutrement;* accolement surtout. La fameuse endosmose du fameux Dutrochet, est un monstre qui n'a dû la vie qu'à la sottise anatomique des tissus strictement anastomosés; ôtez le sens tubulé? L'endosmose s'affaisse comme un sac vide; et nous rentrons dans la loi normale de la physique... dans la capillarité générale. C'est l'endosmose qui a sauvé la bourde physiologique... C'est Dutrochet qui a restauré la royauté de l'anatomie tubulée! que Dutrochet monte au Capitole; mais qu'il fasse attention à ne point se rencontrer face à face avec une oie! Rien n'est plus déplorable, et cependant plus commun que de trouver parmi les médecins, des gens étrangers à toute espèce de physique sérieuse. Je ne connais pas de jouissance plus grande pour un docteur, que d'inventer quelque grosse ânerie, parée d'un beau nom grec pour faire nique aux lois éternelles, immuables de la nature. La physique cependant ne nous repousse jamais lorsque nous nous approchons d'elle avec un cœur pur et des mains droites. Il est vrai qu'il est bien autrement lucratif de faire sortir d'un coin anatomique, quelque jolie trouvaille qui entrave pour des années la constatation des grands faits scientifiques! Prenons l'*endosmose* pour exemple! Mais, au lieu de nous tenir dans les infiniment petits, où l'on ne voit rien, faisons de la physique mégascopique. Supposons les derniers capillaires gros comme des tuyaux d'orgue, et accolons-les les uns à côté des autres! Dans la communication qui s'opérera entre eux, je ne connais pas au monde trois moyens d'y parvenir; cette communication se fera aux extrémités, par CONTINUATION; ou, LATÉRALEMENT, par bifurcation. Dans l'une et l'autre hypothèse, la *tubulisation* reste la même; elle ne fait que se compliquer. Voilà pourquoi les anatomo-physiologistes ne comprenant pas l'idée première de Ruich, ont supposé des capillaires, tubes ouverts, percés comme des écumoires. Cela ne revient-il pas absolument à une capillarité INTER-TUBULAIRE? Car une fois les liquides extravasés, tout se passe comme si la capillarité montait entre des cylindres pleins mais juxtaposés. De quelque façon qu'on s'y prenne on revient à la capil-

larité la plus physique, la plus matérielle, inter-moléculaire, en un
mot ; et tout l'échafaudage *endosmo-anastomotique* tombe dans
l'eau. Ce n'est donc pas la peine de traiter la physique d'une façon
si hautaine, pour en revenir à ses plus simples éléments. Je dis,
par l'étude de ce qui se passe dans la nature organique, — plus intérieure sans doute, mais plus apercevable, — je dis que les vaisseaux,
se déversent entre d'autres vaisseaux, *qui les pressent* parallèlement ; et, que par cet arrosement inter-tubulaire incessant, la
circulation arrive à un rapprochement et à une connexité, telle
que nous la montrent les faits organiques. Les tissus présentent un
ensemble de grands tubes récepteurs terminés capillairement avec
et sans anastomose, selon les cas ; mais afférents ou déférents ; autour desquels convergent des phénomènes, présentant cette capillarité presque physique que j'ai essayé de faire entrevoir.

XXI

Fonction glycogénique du foie.

La fonction glycogénique du foie, depuis la belle découverte de
M. Cl. Bernard est restée à peu près sans indication d'emploi ; les
uns disent qu'on trouve du sucre partout ; d'autres qu'il y a là une
trop grande inconstance de sécrétion. Mais rien n'est sérieusement
observé dans toutes ces opinions. Nous verrons à l'article GOUTTE
l'importance de l'introduction du sucre dans l'économie ; ici, qu'il
me soit permis de dire que le sucre joue un rôle de premier ordre
dans l'assimilation définitive des produits de la digestion, restés
engagés dans le torrent circulatoire, sans une énergie d'annexion
assez grande pour se joindre rapidement à la tonalisation des liquides sanguins. Beaucoup de gens croient que l'eau est le plus
grand des dissolvants organiques ; Boerhaave, de son temps, pro-
fessa les mêmes principes ; ainsi qu'il appert de son travail sur les
délayants ; mais là se rencontre une grave erreur que son génie de
chimiste eût pu lui faire éviter. Que de corps se précipitent au
contact d'une trop grande quantité d'eau pure ?... Les albumines
sont dans ce cas, surtout lorsqu'elles sont chargées d'éléments

aussi complexes que ceux qu'elles contiennent sous leur forme circulatoire. Le sucre permet à ces substances complexes, non-seulement de se dissoudre plus facilement dans le système vasculaire, mais encore de s'y tenir en suspension convenable en cas de dissolution enrayée ou dévoyée. La fonction glycogénique du foie permet à l'organisme, qui serait trop appauvri d'éléments saccharins, soit par une fâcheuse négligence du sujet, soit par une pénurie spéciale, de se sauver au moyen des éléments propres qu'il tire de lui-même. M. Bernard commence par déclarer que la production du sucre ne saurait être regardée comme la contre-partie de celle de la bile ; sans doute dans la peur de voir contester la très-belle découverte dont nous lui sommes redevables ; mais plus loin, repris d'un retour plus heureux, il dit fort justement que les choses peuvent avoir quelque relation entre elles. Que conclure de ces faits, rapprochés des essais qu'il a tentés sur la production relative du sucre pour les divers aliments organiques?... C'est que, non-seulement la composition organique influe sur la production du sucre, surtout sur la production exagérée, mais que la forme physique actuelle de ces éléments alimentaires pourrait bien être fort importante aussi. Voilà pourquoi nous insistons tant à l'endroit de l'alimentation, pour prouver que l'état alimentaire, bien plus que l'état chimique, amène ou enlève des troubles morbides dans l'économie. Dans une convalescence du choléra, n'ai-je pas vu une jeune fille, à qui rien ne réussissait, hâter cette convalescence au moyen d'une soupe indigeste à la graisse et au gros pain?... Il ne faut pas que nous allions reculer au delà d'Alexandre de Tralles, qui avait déjà saisi l'esprit de cette remarquable thérapeutique. Toute dispersion d'une force condensée dans l'économie végétale amène du sucre ; de sorte qu'on voit surgir ce produit organique, partout où une circonstance quelconque substitue la dispersion à la condensation. Les fécules se sucrent d'elles-mêmes lorsqu'elles atteignent un état de division suffisant. Il en est ainsi des résines, quant à leur solubilité relative et à l'odorance. Déposez dans un endroit frais la gomme laque, la gomme copal divisées convenablement, si insolubles dans certains menstrues ; elles se diviseront encore spontanément et atteindront une solubilité très-remarquable. La résine du benjoin placée dans

8.

les mêmes conditions, prend aussi une grande solubilité et change son odeur d'œillet faible pour une odeur intense de vanille. Cette dernière expérience fait partie des travaux supplémentaires qui m'appartiennent en propre et que je donnerai prochainement. Tous les fruits passent de l'acide ou de l'amer au sucré ; les sucs propres aux arbres qui les produisent sont modifiés de la même façon. Les fleurs commencent par être acides ou amères ; elles n'acquièrent l'odoriférance qu'en se sucrant pour une forte partie ; et cette odoriférance, pas plus que leur état saccharin ne reste stationnaire ; il y a toujours progression dans le sens de la dispersion, jusqu'au moment où tout phénomène actif cesse de se produire. Dans les graines, le glucose obtenu, soi-disant par un effet diastasique, ne présente qu'un effet de la réaction des corps pyrophoriques sur les fécules ; par la dispersion fondée sur l'introduction de l'eau et d'une certaine chaleur. C'est une maturation artificielle de la graine, obtenue au sein d'une terre faisant fonction d'ampoule organique. Les plantes saccharifères gagnent et perdent leur sucre sous l'impression des mêmes lois. M. Bernard, dans son *Appendice aux liquides de l'organisme* dit ceci : « Une partie d'émulsine fut abandonnée à elle-même pendant deux ou trois jours ; on constata qu'il s'y était formé une grande quantité de sucre sans qu'on y eût ajouté ni amygdaline ni salicine. *L'explication de ce dernier fait est tout entière à trouver.* » Je crois que si M. Bernard voulait reprendre mes expériences si longues et si nombreuses sur les produits saccharifiables, il saurait à quoi s'en tenir à cet égard. La dispersion suffit, dans les végétaux, pour amener la transformation de tous les matériaux organiques en sucre, avec du temps, de la chaleur ; avec l'emploi des forces libres et des gaz.

Nous sommes donc fondé à dire, après ces observations si étendues, que le sucre formé dans le foie naît d'abord de la réaction des molécules pyrophoriques sur les éléments de la bile ; et des liquides organiques qui se joignent à elle au milieu des tissus du foie ; ensuite de la réaction des gaz déversés par la rate dans le foie, ainsi que le fait sera établi au chapitre de la *Rate*. Lorsque les éléments pyrophoriques ne sont pas en état de former du sucre, soit par la qualité soit par la quantité, il se forme de la graisse ; on peut dire dans ce cas, que celui qui ne se fait pas de bile se fait du suif. Les essences, les corps volatils produisent sur l'organisme une telle action, qu'il y a le plus souvent création de sucre dans l'économie; ce qui prouve sous quelle influence le sucre arrive... la dispersion! Le diabète a été justement choisi par les physiologistes comme le meilleur champ clos pour lutter dans les théories de l'alimentation. En effet, dans cette affection qui ne présente aucune lésion anatomique apparente, il est clair qu'il se passe là quelque chose d'éminemment organique. Il résulte des travaux de M. Mialhe, et des arguments négatifs de M. Bernard, que le sucre étant la première et peut-être la plus importante formation digestive; sa transformation en tissus vient de la modification oxygénée et autres que lui fait subir cette substance, divisée comme le noir de platine, qui se cache sous les noms divers de ferment et sous l'influence des gaz enfermés dans les centres organiques. De sorte que le diabétique produisant du sucre comme tout le monde, et n'ayant pas assez d'élément oxydant pour plastiquer, pour organiser le sucre; ne peut quoi qu'il mange, arriver à la réparation nécessaire à l'économie animale. Maintenant quel est le rôle de la respiration dans cet état? Il est clair qu'elle est éminemment importante dans ce grand phénomène. Un diabétique manquant de l'élément *aide-comburant*, si vous lui ôtez encore l'élément *comburant* lui-même; ou si vous affaiblissez chez lui l'instrument de combustion, — ces faits sont corrélatifs et concourent à un même résultat, — la non-décomposition du sucre par l'assimilation et sa déjection par les urines s'ensuivra forcément. Les sujets portés au diabète sont généralement des hommes très-vigoureux, mais qui ont été soumis à un affaiblissement adventice quelconque, les femmes, un travail exagéré, etc.; de même les goutteux, d'après M. Bernard, les rhumatisants ont quelquefois des accès de diabétisme. On peut conclure de ces faits, par analogie, que le diabète, la goutte, les rhumatismes, la phthisie, appartiennent à de certaines natures chez lesquelles la *condensation* n'est pas en rapport avec la *dispersion* normale. Mais il faut se garder, avec M. Mialhe, de refaire la chimiâtrie au milieu des organismes; de saturer l'acidité du sang par des carbonates, etc. D'abord, le sang n'est pas acide dans son essence générale, apercevable: et les carbonates ne saturent rien. Quand un carbonate *agit sur le sang, il agit au prorata de sa valeur* dis-

PERSIVE ; *car il est de l'essence des liquides organiques*, TANT QU'ILS VIVENT, *de tenir en respect de combinaison les éléments les plus antagonistes ; ou de les exclure de l'élément commun* TONALISÉ. La chimie des corps vivants est le type le plus parfait de la LIQUIDITÉ générale. Les alchimistes admettaient que la vraie liquidité, non vivante, tonalise aussi les éléments qu'elle soutient, sans combinaison possible, tant que la liquidité existe. Ainsi, les acides sulfurique, chlorhydrique, nitrique, etc.; l'ammoniaque, la soude, la potasse, etc., mis en présence dans un liquide restaient là tonalisés, tant qu'une volatilisation ou une précipitation, n'intervenaient pas pour rompre l'équilibre, en brisant cette liquidité. La combinaison volatile ou pesante ne se formait qu'au moment de la rupture d'équilibre, et en vertu de cette rupture. Aujourd'hui, on professe justement le contraire. Les sels contenus, possibles, dans un liquide, s'y trouvent tous formés pendant la suspension liquide ; de sorte que ce n'est qu'une cristallisation qui apparaît après la rupture de cette liquidité. On ne voit pas que les faits de tous les jours donnent un démenti formel à cette théorie ; puisqu'on fait sortir d'un liquide la combinaison voulue, en variant les moyens d'action. Je ne donne pas vingt années d'existence aux bases de cette théorie ; pas plus qu'aux principes *dualistiques* sur lesquels la chimie moderne se greffe ; en méconnaissant les vues élevées de l'alchimie, sa devancière et sa bienfaitrice. Dans la chimie vivante tout ce qui est actif, au point de vue assimilateur, est souverainement liquide ; et suit les lois alchimiques de la *liquidité !*... MISE EN COMMUN... Voilà la base de cette donnée organique ; elle sous-tend les éléments les plus précieux de nos connaissances économiques, en chimie comme en physiologie. M. Bernard, critiquant la théorie alcalino-chimique de M. Mialhe, ne s'aperçoit pas que l'explication fonctionnelle qu'il tire de sa découverte glycogénique n'est pas et ne peut pas donner la raison du diabétisme. J'admets la fonction glycogénique telle que M. Bernard la propose ; je l'accepte comme aussi prouvée que la faculté diurétique de la vessie ! Mais, quand je connais la faculté excrémentielle de cette vessie, en suis-je plus avancé sur l'origine, sur le traitement des maladies qui peuvent affecter cet organe ? Jusqu'ici je n'ai pas vu une explication plus sérieuse, plus vraisemblable des maladies de vessie que des maladies du foie et du diabétisme en particulier. M. Bernard lui-même s'est bien gardé d'aborder la thérapeutique du diabète d'une façon approfondie; par-ci, par-là, il a jeté quelque aperçus et voilà tout! Il y a plus de résolution dans Nicolas et Gueudeville, dans M. Mialhe; j'ai la conviction qu'on rendrait plus de services aux malades, en leur faisant prendre le carbonate d'ammoniaque des premiers; le carbonate de soude du second, qu'en leur lisant une déclaration de principes éloquente sur la fonction glycogénique! Quand M. Alvaro-Reynoso est venu prouver que certains asphyxiants, que certains actes qui paralysent la respiration, peuvent amener un diabétisme passager; M. Bernard lui a répondu en montrant que le sucre se forme bien avant l'intervention des phénomènes respiratoires dans les organismes. M. Alvaro-Reynoso n'eût eu qu'un mot à répondre : « *a fortiori!...* » Votre fœtus ne respire pas du tout parce qu'il lui faut une sorte de diabétisme pour subvenir aux efforts de plasticité qui est l'essence des êtres en voie de construction. Si votre fœtus respirait, il grossirait moins. Il n'en est plus de même quand un homme déverse par la sécrétion urinaire ce sucre utile à la réparation organique, il tombe dans le marasme, l'épuisement et il meurt.

Je viens de dire franchement ma façon de penser relativement à la fonction glycogénique du foie; on me permettra donc maintenant, de présenter quelques objections qui tendraient à prouver que le diabétisme pourrait bien avoir une autre cause encore, *cause conjointe sans doute*, mais placée en dehors de la fonction glycogénique du foie. Dans la première partie de ce chapitre, je me suis efforcé de faire comprendre que le fait capital, en physiologie, à propos de la circulation; le fait qui a échappé aux penseurs trop peu imbus des lois de la physique transcendantale, est que la circulation ne se produit pas en des tubes conjoints; que la *reprise* des liquides par le système *référent* n'est ni la prolongation de cylindres, ou d'un conoïde renversé, *veineux*, opposé au système déférent conoïde *artériel*, ni la soudure de ces deux systèmes à l'état nécessaire et normal. Qu'il arrive dans les hasards de ce feutrement inextricable qu'un vaisseau d'un système s'accole à un vaisseau d'un autre système; bien mieux que ces deux vaisseaux se soudent de façon à produire les anastomoses, que

l'on décrit scolairement comme l'état réel du système circulatoire. Cela n'a rien qui répugne à l'esprit. Je puis même dire que
sur une masse de texture et de complication pareille cela revêt en
quelque sorte une apparence normale, à l'œil peu conscient des
faits et des principes qu'il poursuit. L'anatomiste à courte vue philosophique, trompé par la valeur de ses lentilles grossissantes ayant
rencontré le feutrement, la soudure, la coagulation associée; en un
mot tous les hasards, toutes les nécessités qui se produisent dans
une masse charnue, aussi comprimée, aussi agglutinée; voyant
d'un autre côté, un phénomène circulatoire se produire ostensible-
ment, s'est cru autorisé à conclure que cette circulation est fixe,
stricte, fermée; comme le travail qui se produit dans des tubes de
verre. La prétendue anastomose n'est qu'une illusion souvent,
une exception toujours... Aussi a-t-il fallu des *préparations* bien
cherchées, bien rares comme exception, pour faire apercevoir un
phénomène qui se fût rencontré de soi, chaque fois qu'on eût piqué
une chair quelconque, s'il eût été le principe au lieu d'être l'exception. Nous verrons plus tard par l'étude des maladies de différents
ordres, que la circulation fermée défend toutes les explications
rationelles, qu'on est en mesure de donner des cas les plus simples;
tandis que la circulation par REPRISE explique tout de la façon la
plus simple comme la plus vraisemblable. Mais jusqu'ici, on dirait
que nous avons pris à tâche de commencer l'étude de la circulation
par la fin, au lieu d'aborder les vrais éléments tubulaires..... les
lymphatiques! En effet, ce qui se présente le premier dans les
animaux de la série inférieure, annexé immédiatement au canal
alimentaire, ce n'est ni l'artère, ni la veine, instruments d'un mécanisme supérieur et déjà compliqué; mais des tubes innominés
dans leur conformation spéciale, de véritables conduits omnibus,
chargés de promener la pâte plus ou moins chimée, chylée, sanguifiée. A mesure qu'on monte dans l'échelle des êtres organiques
animaux, le chylifère se sépare des vaisseaux sanguins proprement dits; comme la veine se différencie de plus en plus du système artériel. C'est donc par les lymphatiques que j'aurais dû
commencer mes recherches. On comprend que dans une démonstration ce n'est pas toujours le premier terme qui doit commencer
la série du raisonnement; nos découvertes ne pouvant se baser que

sur des point analogiques, inductifs, il faut souvent aller chercher bien loin des faits en question, le fil qui doit guider dans le dédale des recherches. Pour éclaircir le domaine des principes de la circulation sanguifiée, j'ai cru devoir aller jusqu'à la pathologie spéciale, jusqu'à la phthisie... ici, je demande la permission de reprendre la même voie et de m'attaquer au diabète, en ce qui regarde les lymphatiques. En effet, si la circulation générale se fait par REPRISE, les lymphatiques participeront à cette nécessité organique; et nous devrons trouver dans la déviation circulatoire des lymphatiques, un cas complétement analogue au fait de phthisie pour la déviation de la reprise sanguine. S'il était possible de trouver un savant, étranger aux questions d'école et muni de faits seulement, auquel je poserais cette question : « Étant donné la déviation sanguine ayant pour type la phthisie, composer et décrire le cas nosologique qui doit sortir de la déviation circulatoire lymphatique... » Il tombera juste dans sa description sur l'histoire du diabétisme. Malgré que je fasse, malgré la facile explication du diabète amenée par la fonction glycogénique du foie, il m'est impossible de ne pas penser au rôle général que joue dans l'organisme tout acte de tension... un effet multiple ! Il me semblera toujours, jusqu'à preuve contraire plus certaine, que le foie n'agit ici que pour partie et non pour le tout. Les formes des éléments anormaux de l'urine varient trop facilement entre eux pour qu'il en soit autrement. En effet, les lymphatiques n'éprouvant pas une REPRISE convenable de la part du système *veineux*, système ABSORBANT par excellence, il s'ensuivra un DÉPART dans l'organisme, qui amènera les troubles fonctionnels attribués au diabète sucré, à l'albuminurie, etc. Quel que soit le système admis jusqu'ici par les physiologistes modernes qui ont traité de la digestion, on peut dire que tous reconnaissent le changement en sucre d'une portion notable des matières soumises au travail du tube intestinal; que la fonction élaborante soit plus ou moins stomacale ou intestinale; plus ou moins salivaire, gastrique, ou bilieuse et pancréatique. Ce qu'on appelle chyme, et, encore mieux, ce qu'on appelle chyle, est donc un composé tenant en dissolution du sucre, d'une façon indiscutable, de l'eau, de l'albumine ou de l'albuminose, de la fibrine, etc. Or, si la REPRISE de ces éléments divers se fait mal, si leur transport, si leur adjonc=

tion dans la circulation varie; la circulation définitive tubulaire, ne s'effectue pas; que deviendront ces matériaux?... ils passeront dans les émonctuaires naturels plus faciles d'élimination! ils passeront par la vessie, comme dans le diabète; ils l'extravaseront dans les solides comme dans l'hydropisie, le scorbut, etc! Ils suivront la route du canal descendant intestinal comme dans le choléra et les typhoïdes générales! Mais restons dans le diabète pour mieux fixer la pensée. M. Bernard ayant découvert la présence du sucre libre dans le foie, conclut à sa confection dans ce viscère; et cela à cause d'un fait à peu près unique : « c'est que le sucre est absent dans la veine porte, quand on le retrouve d'une façon saisissante dans les veines sus-hépatiques... » Ce qui tendrait à prouver, pour lui, que le foie seul produit le sucre et le déverse dans ces conduits sus-hépatiques. Mais si l'on se rappelle le rôle réel que jouent les veines dans l'organisme animal; rôle absorbant, rôle de reprise; il est patent que les gros troncs veineux de la nature de la veine porte, sont à la fin de leur course de reprise; à cause du diamètre particulier, relativement énorme, du conduit veine-porte. Ce n'est donc pas à la veine porte, c'est-à-dire à la fin d'une fonction absorbante qu'il faut s'adresser pour avoir une preuve; mais à ce qu'on appelle la capillarité même, aux lymphatiques, aux veinules de toutes sortes qui peuvent aboutir dans le foie directement ou indirectement. Le fameux un pour cent de sucre qui se cache dans le sang des veines sus-hépatiques n'a probablement pas d'autre origine; aussi bien que la quantité de sucre quelconque disséminée dans le foie lui-même. Quand on admettrait, avec M. Bernard, la fonction glycogénique la mieux arrêtée, la plus indiscutable, la plus exagérée; cette fonction glycogénique n'expliquerait pas encore la rapidité et les excès de fonction qui se passent dans le diabète et dans quelques cas nosologiques de même nature. La glycogénie expliquerait tout au plus la présence du sucre dans le foie. Quant au volume énorme du liquide, à l'albumine, etc., le foie n'intervient que d'une certaine façon dans tout cela! Cette rapidité d'excrétion, cet excès de sécrétion aqueuse, ces adjonctions albumineuses, etc.; montrent que l'économie générale, l'économie tout entière est intéressée dans le phénomène nosologique. L'économie, frappée dans le départ des aliments qui se fait mal, produit une sanguification incomplète aussi; et cette sanguification allant se parfinir dans le foie, s'épure, dans une certaine mesure, des éléments chylifères encore grossiers, pour atteindre la *forme-sucre*, qui donne lieu à la fonction glycogénique du foie. Mais cette fonction glycogénique ne constitue qu'un acte d'appareil!... elle ne peut atteindre à la hauteur d'un principe physiologique; voilà pourquoi il m'est impossible de me contenter de la fonction glycogénique, donnée comme normale et pouvant s'exagérer; avec quoi on établit un principe physiologique. Ce principe physiologique est la sanguification incomplète du sang; *le foie ne fait qu'en mettre à nu les éléments.* Dans le diabétisme il y a enrayement de l'hématose par des causes saisissables, suivant les circonstances variables. M. Bernard a eu le bon esprit de reconnaître lui-même, dans le foie, une circulation spéciale et une circulation plus générale; sans quoi il est impossible, dit-il, d'expliquer certains phénomènes! Je le crois bien! S'il ne se rencontrait dans l'urine, anormalement, que du sucre, on pourrait croire que le diabète est bien un résultat unique des déviations fonctionnelles du foie; mais, comme l'albumine, la bile, le sang, des corps huileux, mucilagineux, gélatineux, en un mot, à peu près tous les matériaux de l'organisme peuvent se rencontrer dans l'urine, il est clair que la circulation générale intervient dans le phénomène glycogénique plus qu'on ne le croit aujourd'hui. Tout en m'inclinant devant la magnifique découverte de M. Bernard, je crois devoir faire une réserve très-sérieuse à propos de tous les produits descendus de l'organisme dans les urines; sans en excepter le sucre; je pense qu'un retour théorique pourrait bien me donner raison plus tard. Ce que j'ai dit de la formation du sucre dans le foie doit nous servir à élucider la nature de la gélatine qu'on prétend être contenue dans le sang à l'état normal. Par des analyses que j'ai entreprises avec un but bien déterminé, j'ai remarqué que la gélatine existe ou n'existe pas dans le sang, selon qu'on prend ce liquide en des circonstances déterminées, qui reconnaissent pour base une facilité ou une difficulté d'excrétion des produits normaux de la digestion, surtout des gaz. Ainsi, par un temps humide, lorsque les éléments volatils du sang sortent avec peine de l'économie, certains gaz, certains éléments organiques que je compare à la fumée de nos cheminées industrielles font retour au milieu de l'économie vivante, et en réagissant sur les éléments du sang en font passer une partie à l'état de gélatine; sorte de composé similaire à de la suie. La gélatine naît de l'action des gaz sur les globules; comme le sucre naît de la même action gazeuse sur l'albumine. Ce qui est singulier, c'est que ce résidu de combustion dévoyé se glisse dans tous les endroits où la force vitale à l'habitude de s'étaler ou de se résorber. Les cheveux, les poils, les ongles, l'épiderme surtout sont presque entièrement formés par de la gélatine concrétée. Les os, les cartilages, toutes les parties résistantes intérieures sont dans le même cas. Je serais bien étonné si le soufre ne jouait pas le principal rôle dans l'élément gélatineux. Mais passons aux excrémentations proprement dites.

XXII

Excrémentation.

J'ai fait voir plus haut que les physiologistes ont expliqué les excrémentations de la vessie et des intestins par toutes espèces de moyens mécaniques, chimiques et surtout anatomiques. Bien peu ont aperçu le rôle dominant des tensions-éréthisme qui mettent en jeu les accessoires anatomiques; ou, s'ils les ont aperçues ils n'en ont pas fait grand cas: n'en tirant aucun parti général. Cependant, deux choses, entre mille, pouvaient les renseigner à cet égard complétement. La première nous montre qu'il existe des organismes dans la zoologie qui opèrent les excrémentations avec une si grande simplicité, disons mieux, une si grande pauvreté de moyens anatomiques, qu'il est impossible de s'appuyer uniquement sur le mécanisme de ces appareils, pour fonder la production des fonctions excrémentielles. La seconde rappelle combien ces sécrétions perdent de leur énergie par certaines maladies atoniques qui représentent, en quelque sorte, une vieillesse anticipée et exagérée. Dans ce cas, l'émission des urines est supprimée, lors même qu'il n'y a d'autre part aucun dérangement anatomique du côté de la vessie; quoique les intestins se fassent remarquer par un spasme émissif exceptionnel. Ici, les éréthismes ayant complétement envahi le canal intestinal, ils laissent la vessie, comme le reste de l'organisme, sans tension appréciable. Les personnes que j'ai vues tourmentées de gravelles, de calculs, etc., m'ont souvent semblé des natures peu développées du côté des grands éréthismes de tension, d'où naissent les fonctions de sécrétion excrémentielle. Si, avec cela, on suppose que les conduits rénaux, chez eux, éprouvent quelque étranglement particulier, on comprendra fort bien que les liquides du corps subissent ce dédoublement, cette précipitation, qui donnent les calculs et la gravelle. C'est ainsi que s'explique encore l'haleine mauvaise de beaucoup de gens tourmentés de ces tristes affections; le sang n'ayant pas un mouvement dispersif suffisamment prononcé du côté de la périphérie, rejette tous ses éléments volatils par le poumon, par l'estomac même envahi par le reflux des éructations. Ces faits s'exagèrent dans les pays humides comme l'Angleterre, la Hollande, certaines parties de l'Allemagne, de la basse-Normandie où les troubles de la vessie sont si fréquents. L'idée la plus en vogue, touchant l'excrémentation, porte sur la puissance de la bile pour faciliter cette excrémentation. Je doute cependant que la présence du liquide âcre, qui séjourne longtemps dans la vésicule biliaire, soit d'un secours UNIQUE pour l'excrémentation; les faits d'expérience démontrent absolument le contraire. Il est de notoriété médicale que les ictériques sont généralement constipés; et sans aller chercher l'affection pathologique du foie, il suffit de s'en tenir au tempérament physiologique bilieux; la constipation est fréquente parmi eux et très-fatigante. Quel est donc l'élément organique qui favorise les excrétions digestives, en y comprenant l'excrétion urinaire que je mets absolument sur le même pied que l'excrétion solide des fèces? Je ne crains pas de le dire, c'est le sucre... Dans l'article du *Journal des Novateurs*, cité plus haut, j'ai fait voir que le sucre n'est pas tant un produit absolu, qu'une façon d'être, la plus soluble, des carbures; il suit de là, que le sucre est nécessaire pour dissoudre certains produits chyleux, et pour aider le départ alimentaire. De sorte que le diabétique ne rendrait pas du sucre par les urines seulement parce qu'il est diabétique; mais, qu'il serait porté à une incontinence d'urine et de défécation, parce que le foie cesserait de produire suffisamment l'agglutination bilieuse établie en antagonisme dans son réseau, en face du sucre; ou ne la produirait que d'une façon insuffisante. Voilà des faits qui viennent s'ajouter, dans l'affection diabétique, à tout ce que j'ai déjà rassemblé sur les causes passablement complexes du diabète. Si l'on se rapporte aux théories que je vais donner plus loin, il deviendra clair, en outre, que le diabétique étant un sujet épuisé, ayant ses réserves nerveuses très-appauvries, il n'agglutine pas assez les produits saccharins de la digestion préalable de l'estomac; partant, que ces produits ne peuvent atteindre l'absorption intestinale, puisqu'ils n'ont pas su accaparer les forces nerveuses nécessaires à leur passage à travers les intestins; de sorte qu'ils passent immédiatement dans les émonctoires, comme impropres au service de la vie. La circulation chargée de ces éléments stériles les rejette très-promptement; cette circulation n'admettant que des corps chargés de forces; tout ce qui sort de ce principe gagne les émonctoires. N'oublions pas également ce dont j'ai parlé ailleurs, l'abus de corps impropres à une facile agglutination amenant ou aggravant ces résultats. Je dis encore, et par la même raison, quoique inversement reprise, que l'ictère est amené par une agglutination exagérée qui pousse le foie à ne produire que de la bile, au lieu de donner le sucre normal. N'allez pas penser que le foie soit assez polarisé dans son action nosologique pour ne sécréter que bile ou que sucre; les choses prennent rarement un caractère aussi décidé dans l'économie animale; voici comment les choses se passent : la liqueur contenue dans la vésicule biliaire, et, surtout, celle qui s'écoule directement du foie dans le duodénum, par les conduits hépatique et cholédoque, peut être dédoublée en produits pyrophoriques et en produits sucrés. Il résulte d'analyses, faites dans des conditions nouvelles, que le foie varie sa sécrétion suivant deux formules opposées, l'élément pyrophorique oléo-saccharin, et l'élément mucoso-sucré. De la façon dont se balancent les choses ou s'exagèrent, de la prépondérance spécialisée naissent l'état de santé et les troubles pathologiques. Le grand tort de l'observateur a été de se laisser impressionner exclusivement par la grande quantité d'urines sucrées rendues par le diabétique. Il est pourtant connu que le diabétique est également frappé d'une défécation excédante et fatale, qui a un caractère tout particulier au point de vue chimique. Les idées anciennes sur les quatre tempéraments ont fait dévier ici l'analyse pathologique. Après le tempérament sanguin, bilieux, atrabilaire, on ne trouve que le tempérament lymphatique, auquel on suppose un caractère vague, contenu entre des éléments sanguins trop hydratés et des albumines ultra-solubles : dans le genre des albuminoses de M. Miahle. Il suffit de manger du poulet, du veau, des viandes blanches en général, appartenant à des animaux jeunes, pour reconnaître qu'il y a dans l'enfance de ces animaux un élément sucré qui domine; c'est ce qui les fait rechercher dans la cuisine. Les relations de certains naufragés, de voyageurs qui ont vécu dans le voisinage des anthropophages, nous laissent croire que la chair des hommes blancs est douce, ayant une espèce de saveur sucrée, très-prédominante dans les enfants; c'est pour cela que les sauvages anthropophages font une chasse cruelle aux jeunes colons qui s'écartent des habitations de leurs parents. Le lapin nourri de légumes sacchariféres montre si loin ce genre de sapidité, qu'il est repoussé à cause de cela des tables opulentes. Le sucre est donc une des bases de l'économie animale : les enfants qui ont besoin de développer leur organisme sont abreuvés de sucre sous toutes les formes, depuis le lait si sucré de la mère, jusqu'aux fécules à demi-saccharifiées par une cuisson lente, saccharifiées bientôt entièrement par le contact des sucs digestifs. Aussi, les enfants ne font-ils qu'uriner et rendre des selles, trop faciles, au désir de leurs nourrices. Si l'on s'en rapporte aux faits cités par Van Helmont, il paraîtrait que la saveur des excréments est assez douce. Comment se fait-il qu'on n'ait pas remarqué alors l'influence excrémentielle du sucre? parce qu'il existe une opinion populaire qui veut que *le sucre échauffe*. Rien n'est moins fondé que ce dicton, qui porte plus sur la façon peu hydratée avec laquelle on le prend généralement, que sur sa qualité réelle. Les herbivores ont des selles plus copieuses que les carnivores et plus faciles; à cause des aliments végétaux d'une nature très-saccharifiable qu'ils consomment. Le sucre cristallisé qu'une manie de luxe déraisonnable place sur nos tables, a perdu tous les priviléges de son ancienne organisation, par une cristallisation aussi parfaite que les produits minéraux les plus arrêtés; ce sucre agit comme un déshydratant sur l'organisme, au lieu de lui apporter un secours de dissolution. Si l'on a soin de l'étendre de beaucoup d'eau, préalablement, les choses ne se passent plus ainsi; et, sans garder les avantages réservés au sucre incomplétement raffiné, il ne revêt pas cependant des caractères de déshydratation aussi prononcés que ceux que je signalais tout à l'heure. Dans les affections du foie, des reins, de la rate, en général, dans tout ce qui indique une obstruction de la circulation, sous l'influence d'une composition trop visqueuse du liquide sanguin, le sucre hydraté a une influence souveraine; qu'on le tire du miel, des végétaux, et surtout de la canne, l'urine, les fèces, toutes les sécrétions, proportionnellement, prendront bientôt une marche plus facile et plus sûre; c'est ce que l'instinct moderne a su parfaitement réaliser lors de l'introduction exotique du café et du chocolat. Dans les pays où ces denrées sont l'aliment vulgaire, les nécessités d'une dilatation périphérique excessive, ou un calcul de paresse humaine, font que les aborigènes emploient le café et le chocolat pour fermer leurs pores périphériques, afin de perdre moins de force, et, comme résultat, d'avoir moins de travail à faire pour les remplacer. Une telle combinaison est à deux fins. Dans ces pays on se sert peu de sucre, quelquefois pas du tout, pour assaisonner le café et le cacao. Car le sucre étant justement l'antagoniste de ces produits, café et cacao, mettre du sucre dans les liquides qu'on confectionne avec leurs éléments, c'est détruire d'un côté ce qu'on établit de l'autre. Le sucre ouvre autant les pores périphériques, que le café, le cacao et beaucoup d'autres substances de ce genre ont la faculté de les fermer. En Europe, avant qu'aucune théorie vint expliquer la marche suivie par le public, l'instinct avait poussé à mettre du sucre dans le café et dans le chocolat; à mettre tellement de sucre même, qu'on peut dire que le café et le chocolat se trouvent là en minorité le plus souvent, comme simples agents d'aromatisation. Malheureusement, dans nos pays, il s'est trouvé bien des paresseux. On a fini par s'habituer à manger incomplétement, pour ne pas se donner des dérangements fatigants. Je connais une jeune femme, originaire de Bordeaux, qui a poussé la négligence de son alimentation jusqu'à ne plus manger par jour qu'un pain d'un sou; mais accompagné bien entendu de quelques tasses de café au lait. Cette personne qui avait une santé remar-

quable autrefois, présente aujourd'hui tous les caractères extérieurs
de la phthisie. J'ai vu s'éteindre autour de moi bien des jeunes
femmes, des mères de famille qui arrivaient graduellement à ne
plus pouvoir supporter que des liquides. Dans les pays très-chauds,
la dispersion normale est favorisée, et même assurée par l'éléva-
tion constante de la température; mais, dans les climats si variables
de l'Europe, il suffit de quelques journées froides, humides, pour
produire un retournement complet et définitif de la dispersion périphérique, dont l'action se porte et se condense uniquement
sur les voies épigastriques et respiratoires. Une fois cette dispersion
usuelle établie dans les centres vivants, l'estomac et le poumon deviennent des espèces de fournaises, par l'orifice desquelles on sent
s'écouler tous les produits qui devraient être excrétés normalement
par la peau. Il n'y a qu'à de rares intervalles que la transpiration
périphérique finit, à force de tension, par rompre les barrières
qui la retiennent; et, cela se montre sous la forme d'une transpiration nocturne accablante; excessive comme toutes les excrétions
longtemps empêchées et qui parviennent enfin à se faire jour; ainsi
que nous en voyons des exemples dans les fièvres, la goutte, la
gravelle, les hémoptysies, etc. Voltaire a suivi un système d'alimentation très-singulier qui lui a réussi, à cause de son extrême intelligence et des soins tout particuliers dont il était entouré. Beaucoup
de personnes en essayant de le calquer s'en sont très-mal trouvées.
Voltaire avait un sentiment exquis de ce qui se passait dans son
économie animale; l'amour du travail l'avait initié à ces mystères
d'équilibration alimentaire dont bien peu de gens sont capables;
car il faut pour en arriver là une force de volonté invariable. Per-
dant peu, comme les Orientaux, il pouvait vivre de la vie intellectuelle, sans pousser bien loin les dépenses de la dispersion.

Autrefois, la médecine était fortement persuadée que la périphérie du corps humain jouait un grand rôle, par ses excrétions,
dans les phénomènes de la vie et de la santé. Depuis les théories
brillantes de Lavoisier sur la respiration, en y comprenant les modifications exigées par l'école actuelle, les excrétions cutanées ont
été reléguées dans le domaine des infiniment petits. D'après MM. Re-
gnault et Reisst que je vois cités partout, cette excrétion cutanée
ne serait qu'un cinquantième des excrétions pulmonaires.

J'ai la plus ferme conviction que ce cinquantième ira, d'ici à peu, retrouver les vieilles lunes, les roses fanées, les formules, les calculs et les théories décrépites; car un *cinquantième* c'est trop d'invraisemblance; d'autant mieux que, la transpiration cutanée étant ce qu'il y a de plus variable au monde, puisqu'elle dépend de toutes les alternatives physiques et morales, elle n'est pas seulement dix minutes semblable à elle-même. En attendant ce jour très-certain, et acceptant le cinquantième comme un canon indiscutable, je dis qu'on ne fait plus assez d'attention à cette fonction si grave des excrétions périphériques. La moindre gêne dans la respiration pulmonaire amène des désordres d'une gravité extrême pour la machine animale. Cependant, tel de ces accidents ne peut pas être évalué à la valeur d'un cinquantième de la fonction pulmonaire. Il y a donc bien à se garder en face des troubles qui doivent être produits par des circonstances si diverses à l'occasion des excrétions cutanées. Ordinairement, on ne s'occupe que des vapeurs aqueuses qui traversent les couches épidermiques; si l'on y signale quelque peu d'acide carbonique, c'est tout le bout du monde. M. Milne-Edwards vient de réunir de son mieux les opinions les plus récentes sur les matières physiologiques et s'exprime ainsi : « La vapeur aqueuse qui s'échappe des poumons, ou même de la surface de la peau, paraît entraîner avec elle des traces de matières organiques. Ainsi MM. Brunner et Valentin, en faisant passer beaucoup d'air expiré à travers de l'acide sulfurique concentré, virent ce réactif brunir légèrement, ce qui indique la présence d'une matière organique. Marchand dans ses expériences sur les grenouilles, a constaté des faits analogues, et l'on a remarqué aussi que l'eau obtenue par la condensation de la vapeur pulmonaire donne des signes de putréfaction au bout de quelques jours d'exposition à l'air. » (Milne-Edwards, *Physiol.*, t. II, p. 628.)

Cependant, l'acide carbonique jouit d'une très-grande importance dans ces fonctions cutanées. L'acide carbonique baignant la périphérie de ces organes, produit les mêmes effets que la fumée formant atmosphère à la voie de tirage des combustibles. Il peut s'établir une révulsion du courant de cet acide vers l'intérieur. Il en est de même pour les vapeurs hydratées, dont se composent en grande partie ces excrétions cutanées; un temps de brouillard, une atmosphère humide, diminuent ou paralysent la sortie de ces vapeurs qui se dirigent normalement du centre à la circonférence.

L'air humide empêche la sortie des courants intérieurs par l'antagonisme extérieur qu'il leur présente. Le vent, le froid, le sec, en resserrant les chairs, emprisonnent l'*excrétion expansive*, si j'ose m'exprimer ainsi; et amènent une sorte de fièvre, qui est le soutien du malheureux habitant des contrées polaires.

Il n'est donc pas étonnant qu'un bain d'acide carbonique produise les effets que l'on connaît déjà, pour appartenir aux vapeurs humides, et même à l'air froid, au vent, à la gelée, à l'électricité. L'électricité ambiante, en excès, donne la fièvre, des prostrations, des céphalalgies, des nausées, etc. La meilleure preuve de l'importance de ces agents dans les organismes, c'est l'action qu'ils opèrent par leur antagonisme extérieur, aussi bien que d'autres agents encore, qui leur sont similaires. Le poumon quoique directement exposé aux influences de l'air libre, a bien moins à craindre que la peau, des grands phénomènes qui nous entourent. Réfléchissons un instant à toutes les précautions admirables que le créateur a multipliées sur le passage des corps gazeux, avant leur arrivée dans la cellule respiratoire. Il n'en est pas de même de la peau; sorte de poumon abandonné à lui-même; livré aux hasards de l'endosmose azotée des animaux intérieurs. Les natures blondes, délicates, offrent le *nec plus ultra* des conditions mauvaises qui font de l'épiderme une cause de perturbations organiques incessantes. On a parfaitement apprécié l'influence des enduits qui bouchent les opercules épidermiques; mais ce qu'on a traité trop légèrement, sans aucun doute, ce sont les gaz et les vapeurs qui traversent incessamment ces opercules, ne les admettrait-on que dans la proportion d'un cinquantième, comparés à ceux qui passent par le tube bronchique, pour la respiration cutanée; tandis que la transpiration a été admise comme donnant deux tiers pour la peau, un tiers pour les poumons. (Milne-Edwards, t. II, p. 622 et 635.)

C'est pour cela qu'un bain d'acide carbonique offre les effets décrits par MM. Herpin et Boussingault. « Le premier effet de l'acide carbonique, employé en bain, — dit M. Bernard qui rapporte ces faits, — amène une sensation de chaleur douce et agréable à laquelle succède un fourmillement particulier et, plus tard, une sorte d'ardeur comparable à celle d'un sinapisme qui commence à agir. La peau devient rouge, une transpiration abondante se montre dans les parties exposées à l'action du gaz; la sécrétion urinaire est considérablement augmentée. Lorsque le séjour dans l'acide carbonique se prolonge, il arrive de la surexcitation : le pouls est plein, vif et accéléré; la chaleur devient brûlante; il y a turgescence et rubéfaction de la peau, céphalalgie, oppression, etc. Prolongé pendant plusieurs heures, le bain de gaz carbonique détermine un état de stupeur comme de paralysie, le sang veineux prend une couleur très-noire. Lorsqu'on l'a pris dans des conditions convenables, le bain d'acide carbonique rend plus léger, plus dispos, plus éveillé pendant quelques heures. Il agit énergiquement sur les systèmes vasculaire et nerveux, nous avons dit déjà qu'il augmentait la chaleur et la transpiration. M. Herpin signale ce gaz comme rappelant aussi les flux sanguins habituels qui ont été accidentellement supprimés, spécialement les hémorrhoïdes et surtout la menstruation qu'il rend plus abondante, et dont il fait avancer les époques. Dans un voyage qu'il a fait à la Nouvelle-Grenade, M. Boussingault est entré dans les galeries d'exploitation à ciel ouvert d'un gisement de soufre. Il y éprouva une chaleur suffocante et un picotement dans les yeux. » (M. Bernard, *Physiol.*, t. III, p. 142.)

Lorsqu'on parle de la toux, il est rare que ce soit à une autre occasion que les grands et profonds accidents qui accompagnent la pneumonie ou la pleurésie. Or, comme c'est toujours à la naissance d'un effet physique qu'il faut se placer pour en saisir le développement, il arrive que la toux physiologique est encore à étudier. Admettez qu'une personne, dans le meilleur état de santé, éprouve un léger refroidissement incapable de déranger en quoi que ce soit les fonctions de l'économie; mais, assez marqué cependant pour provoquer une certaine quinte de toux, aussi bénigne qu'on le voudra. Le médecin interrogé sur ce point, qu'il regardera immédiatement comme pathologique, répondra que le poumon est affecté sympathiquement par le refroidissement désigné. Or, ce refroidissement peut ne consister que dans le fait très-innocent de se placer sur un siége trop accapareur de calorique, le marbre, la pierre, le bois dur même; la personne ne se lève pas plutôt, n'a pas

plutôt réchauffé le siége, en dominant la première impression frigo-
rifique, que la quinte est déjà loin. D'après ce que j'ai fait voir de
la constante et normale dispersion du fluide énormon par la périphérie tout entière, on comprend très-bien que ce courant périphérique étant entravé dans un de ses points, il réfléchisse immédiatement sur l'organe qui absorbe la force initiale; et ne l'absorbe
qu'à la condition d'être déterminée dans son introduction broncho-
pulmonaire, par la succion que produit l'écoulement périphérique.
Si faible que soit l'arrêt de succion, le poumon s'engorge et repousse, par le phénomène complexe appelé toux, l'afflux aérien
qui vient frapper le reflux dispersif interverti vers la périphérie.
Ces deux actes sont si bien liés dans leur correspondance mutuelle,
que l'effet parti du poumon et l'effet parti du reflux périphérique,
sont aussi instantanés que le mouvement connexe d'un liquide ou
d'un gaz enfermés dans un tube continu. Ce que je dis du poumon,
je dois le dire de l'estomac et des autres appareils importants renfermés dans les grandes cavités splanchniques : chacun y est pour
sa part, et relativement; car ces appareils ne marchent que sous
l'impression du même phénomène, une dispersion normale, continue. Seulement, les poumons montrent une telle susceptibilité de
réaction, que l'on trouve bien peu de poumons complétement sains
au-dessus de l'âge adulte jusqu'à la sénilité. (Richerand, *Physiol.*,
t. I, p. 204.) De même, les plus faibles troubles sortis du départ
alimentaire sont répercutés sur le poumon au point de produire
des lésions si nombreuses que le détail comprendrait toute la nomenclature de la nosologie pulmonaire. Une fois le reflux établi par
une cause quelconque, l'estomac et les appareils viscéraux devenant
paresseux, réagissent sur le poumon, qu'ils favorisent dans ses congestions; et de mal en pis, naît l'état phthisique ou pulmonaire,
selon les cas.

XXIII

Rapports de l'excrémentation avec les tempéraments.

Le départ excrémentiel s'opère de trois façons principales, qui
répondent parfaitement à l'idée si juste, si pratique que s'en étaient

formée les anciens, sous le nom des trois tempéraments généraux. Pour eux, le tempérament mélancolique, celui auquel se rapporte la bile noire, n'était réellement qu'une exagération du troisième tempérament, le bilieux ordinaire. C'est ce qui fait que Galien n'avait divisé ces tempéraments qu'en trois catégories seulement, comme je l'ai fait voir. En effet, le départ des aliments peut s'opérer 1° normalement, 2° trop, 3° trop peu. Il s'opère trop peu, lorsque la masse digestive ne sait pas parcourir assez activement le circuit organique, de façon à forcer les barrières périphériques et se répandre au dehors, d'une manière énergique; comme cela est indispensable dans tout tirage mécanique ou organique qui vise à la puissance. Aussi, la lymphe lourde et froide cherche-t-elle toutes les issues, tous les prétextes pour engorger le mécanisme vivant; puis, finalement, elle rentre dans le conduit intestinal où elle se répand par le cœcum en des diarrhées chroniques et constitutionnelles. Chez les hommes cet état est moins facile à suivre que chez les femmes; voilà pourquoi je m'aiderai des exemples tirés du sexe féminin pour donner une idée plus arrêtée de ces divers mouvements. Chez l'homme, la lymphe produit des engorgements scrofuleux; dans la jeunesse, ces tumeurs aux genoux, qu'on a appelées coxalgies dans ces derniers temps; et qui guettent au passage de l'âge adulte ces fils de riches qu'on nourrit avec des confitures et des ailerons de poulet; c'est elle encore qui s'établit dans les chairs sous le nom de bubons, de clous, de cancers, qui vient se jeter sur le poumon à l'état de tubercules, etc. Mais chez la femme la coxalgie est moins fréquente que chez l'homme; les voies menstruelles se chargent d'éliminer le trop plein lymphatique sous le nom de flueurs blanches, puis par les yeux, sous la forme de ce pus matinal qui enlaidit tant les natures scrofuleuses, assez mignonnes généralement, lesquelles sont soumises à cet accident trop fréquent parmi elles. Enfin, la phthisie est plus commune aussi chez la femme que chez l'homme. J'ai fait voir ailleurs combien le tempérament de la femme possède une influence mystérieuse sur les affections de l'homme, que dans les odeurs digestives se trouve caché le secret de bien des antipathies ou de bien des sympathies inexpliquées; ici je dirai seulement que la femme lymphatique doit craindre en pareil cas, l'odeur qui s'exhale de sa bouche et des parties sexuelles. La lymphe en arrivant au contact de l'air est atteinte par l'oxydation qui lui donne la constitution du pus : car le pus n'est pas autre chose qu'une sorte de crème complexe soumise à une facile oxydation. Les femmes à peau fine attirent les hommes par l'éclat de leur teint, la fraîcheur de leur coloris, la délicatesse de leurs traits; mais, si elles n'exercent pas une surveillance extrême sur les excrétions dont je parle, elles portent bientôt avec elles une odeur de pus, exécrable, qui chasse la sympathie amoureuse de l'homme et en fait pour lui un objet de répugnance instinctive, inexpliquée le plus souvent, surtout, quand le tempérament lymphatique se trouve mêlé au tempérament bilieux, comme il arrive chez certaines femmes; les odeurs prennent des développements si singuliers, que cela a été et est encore en province l'objet d'une antipathie générale. Le tempérament bilieux constituant la troisième classe, *le trop*, est soumis à d'autres effets qui représentent la contre-partie de la deuxième catégorie, celle du *trop peu*. Ce que nous nommons la bile, c'est-à-dire cette propension qu'a le sang à prendre une forme trop irritante par agglutination, trop chaude, comme disaient les anciens, fournit au départ alimentaire une énergie si singulière, que la masse circulante franchit rapidement la périphérie et se répand rapidement au dehors. Chez de tels tempéraments, chaque opercule cutané devient le siége d'une sécrétion huileuse essentielle, qui amène l'amaigrissement, l'émaciation du corps entier et fait courir des dangers sérieux à l'organisme. Les anciens nous ont dit d'une façon on ne peut plus vraie, comment de telles gens possèdent un caractère inquiet, remuant, despotique, irritable, colérique à proportion de l'intensité des phénomènes dont nous signalons le principe. Les aines, les aisselles, la bouche, les parties sexuelles surtout distillent cette production huileuse essentielle qui est le caractère fondamental de la bile, et cela va quelquefois, dans l'énergie du départ alimentaire, jusqu'à amener les éléments excrémentiels vers la périphérie du corps. Excrémenter, normalement parlant, devrait être le rejet équilibré de l'excédant des aliments; or, dans la constitution bilieuse on dirait que le départ, effectué sous l'instigation d'une bile en excès, épuise outre mesure le résidu excrémentiel normal, pendant que celui-ci effectue son trajet à travers le cœcum, et qu'il y a excès d'emploi. Aussi, de telles gens sont-ils extrêmement constipés et ne rendent-ils que des matières fécales presque solides, gluantes, inertes; dans lesquels on trouverait conservés fort peu de principes assimilables. C'est tout le contraire qui arrive pour les lymphatiques. Un célèbre auteur a dit qu'on reconnaîtrait les gens d'outre-Rhin à la grosseur comparative de leurs excréments; cela voulait dire certainement que les habitants de ces pays possèdent un tempérament lymphatique; un départ alimentaire assez incomplet pour perdre dans les fèces une partie de la nourriture utilisable. De là, pour les lymphatiques ces odeurs fades de tout le corps, et, pour les bilieux, ces odeurs empyreumatiques, qui commencent par ressembler à des éléments amers et qui finissent par simuler l'état excrémentiel lui-même. Dans le rapprochement des sexes, les efforts mécaniques poussent à l'extérieur et au contact de l'air les exsudations dont je viens de parler; elles s'oxydent alors et amènent les résultats que je signale. On ne saurait croire combien il y a d'hommes qui désertent des femmes bien aimées, ardemment recherchées, après les épreuves de ce genre. Aussi, dit-on vulgairement que la faute commise par une femme entraîne souvent l'inconstance des hommes. Il n'en est peut-être rien au fond. Car on voit les hommes les plus libertins rester fidèles à certaines femmes de leur choix, et abandonner de suite certaines natures dont les effets de tempérament leur répugne. Les femmes, les hommes même, dans une limite facile à saisir, doivent donc prendre des soins de toilette suffisants pour empêcher ce résultat fâcheux; là, commence l'art du parfumeur et les raffinements de la stratégie des coquettes. Ceci joint aux rapprochements du mouvement énormon, inhérent à chaque nature d'homme, d'où sort des *trop* et des *trop peu* de force intime, finit d'élucider les sympathies et les antipathies générales, dont si peu de personnes se sont rendu compte jusqu'ici. Les hommes à bonnes fortunes sont là pour témoigner de la justesse de mes observations. A côté de ces deux voies extrêmes il existe un tempérament, amenant un genre de départ suffisamment équilibré: c'est, généralement, le tempérament sanguin. A ce tempérament heureux semblent se rapporter tous les priviléges de la vie: la gaieté, la force, le courage, le succès. On comprend du reste que le succès soit facile avec de tels éléments intérieurs. Chez la femme, le tempérament sanguin donne des odeurs neutres ou salées; de sorte que ni les aisselles, ni les parties sexuelles ne se font remarquer par aucune odeur excédante dérivant du départ alimentaire, en un mot, par aucun élément ou fade ou empyreumatique. Au lieu de cela, il semble sortir de telles natures, un gaz presque insaisissable, mais qui a quelque chose de chaud, de puissant comme les éléments du sang qui lui donnent naissance. Aussi, ce genre de femme a-t-il peu à redouter généralement de l'inconstance des hommes; les plus infidèles y reviennent toujours, par comparaison. J'ai vu souvent les médecins consultés par les familles, sur des états physiologiques de ce genre d'où naissaient des intérêts de premier ordre; et rarement j'ai vu aussi le médecin savoir à quoi s'en tenir sur la réponse qu'on lui demandait, à moins qu'il ne jugeât par sentiment, ce qui offre trop de chances d'erreur. Voilà pourtant, élémentairement, les principes sur lesquels les sympathies sexuelles reposent pour le plus grand nombre. Si le médecin voulait, il rendrait de très-grands services dans sa pratique, en en tenant compte, et en les appliquant avec la discrétion et l'intelligence que son rôle comporte. L'instinct de la coquetterie a devancé la science. Dans le Nord, les femmes lymphatiques usent et abusent des odeurs chaudes, du musc, de l'ambre. Dans l'Orient, au contraire, on nous envoie les essences de rose, de géranium, et l'on demande les essences de citron, de bergamote. Il existe une maison à Paris, entre beaucoup d'autres, qui gagne cinq ou six fois le traitement d'un ministre à expédier des eaux de lavande aux harems de l'Asie et de l'Afrique. La menthe jouit également dans ce cas, d'un succès incontesté. Aux femmes froides des odeurs chaudes, aux femmes bilieuses des odeurs éthérées, aux femmes vraiment équilibrées, leur odeur propre. Si je n'avais pas placé ailleurs ce que j'ai à dire en pareil cas de la nourriture et de l'hygiène, je devrais le répéter ici; car les aliments, l'habitation, les habitudes en général, tout doit se ressentir des besoins qui naissent des explications que je viens de donner.

XXIV

Dispersifs et expansifs, concentrateurs et condensateurs.

Il y a une grande différence, soit alimentaire, soit thérapeutique, entre les dispersifs et les expansifs. Ces derniers sont généralement appelés toniques; tandis que les premiers reçoivent, dans une autre nomenclature, le nom d'antiphlogistiques. Cependant, les uns et les autres ont la même fonction finale, celle de pousser à la périphérie, la condensation du mouvement. Mais l'expansif pousse devant lui le fluide vital, *celui-ci restant condensé*; tandis que le dispersif le pousse vers le même point, en lui faisant éprouver une distension de cette condensation. Les effets apparents répondent donc assez au phénomène réel, pour qu'on ait pu les classer en sthéniques et asthéniques, phlogistiques et antiphlogistiques, etc. L'expansif serait une pente canalisée qui conduirait un fleuve vers la mer, en le maintenant dans un lit assez étroit pour que celui-ci conservât toute sa puissance dynamique. Le dispersif serait une pente qui, en brisant au contraire les rives du fleuve, le ferait s'écouler et se perdre à travers les sables. Si l'effet purement physique est le même, avec des moyens différents, les effets thérapeutiques ne se ressemblent pas. L'organisme, avec les dispersifs, perd les bénéfices de la condensation de forces qui donne cette vigueur nécessaire aux actes ordinaires de la vie matérielle. L'expansif exagère au contraire les actes dont nous venons de parler. Ils ne se retrouvent qu'au résultat final; car, après l'emploi de l'expansif, comme après l'emploi des dispersifs, l'organisme reste en perte, et en proie à un affaissement. Les dispersifs appartiennent aux alcalis, aux alcaloïdes, et, généralement, à leurs sels organiques : carbonates, acétates, citrates, etc., souvent même ils vont au delà, c'est-à-dire lorsqu'ils se montrent unis à des acides minéraux : sulfates, phosphates d'alcali. Les expansifs appartiennent à des corps neutres, ou légèrement acides, et à des acides volatils comme l'alcool, l'éther, le camphre, certaines essences dont je parlerai plus tard. Je doute

qu'un acide bien fixe soit apte à franchir les entraves de l'organisme
pour déterminer de vastes expansions. Les acides sont des agents
de condensation, comme les métaux denses; difflués dans la circulation, ils peuvent amener une expansion médiate, en déterminant
au milieu de l'organisme des condensations très-tendues; mais, je
le répète, je ne pense pas qu'ils soient aptes à s'épandre comme
les corps ci-dessus. Je n'ai pas la prétention de refaire en courant les classifications de la matière médicale; le temps et l'expérience valent mieux que moi pour cela; je me contente de montrer le principe. L'introduction des acides dans l'organisme donne
froid, rafraîchit, dit-on, arrête ou supprime les écoulements hé-
morrhagiques, que nous devons regarder le plus souvent comme un
abus de l'expansion vitale. Ils sont aussi antidiurétiques et consti-
pants. En un mot, ils semblent fermer toutes les voies à l'expansion.
Les alcalis et les alcaloïdes présentent des phénomènes tout opposés.
La densité part de *l'aigre* et se porte vers *l'amer* qui répond à la
dispersion. Le fruit qui croît est d'abord aigre, presque sans exception; il devient doux et se sucre lorsque les gaz de la séve, poussés
par la chaleur, viennent réagir sur la pulpe complexe de ces fruits,
ce qui représente sans doute l'équilibre, une sorte de tonalisation
plus ou moins complète, comme dans *le sucre*, amenant *la neutralité*; puis en brûlant, en se *dispersant* il prend l'amer. Les
pommes pourries, les fruits qui se délitent, les corps qui brû-
lent, perdent une partie de leur densité, cédée à l'oxygène. Le
sucre lui-même, par un changement moléculaire réalisé sous
l'influence de la torréfaction, devient dispersif, à l'état de caramel,
partant amer. Si l'on met du vin aigre nouveau sur le feu, il se
dulcifie, devient sucré et passe à l'amer en se caramélisant. Or,
cette liqueur, comme toute matière organique, se trouve disten-
due par la chaleur jusqu'à l'amertume. Mais certains corps dans
lesquels l'élément carbone domine se tournent plutôt en huile,
en graisse, ou en amertume; la pomme aigre s'adoucit et prend
finalement l'amer, mais, la noisette finit par l'huile et l'huile
rance. La rancité n'est donc pas tant une oxydation actuelle, qu'un
reliquat de l'oxydation, une suite de cette oxydation amenant distension dans ce qui survit à la matière primordiale. L'homme fort,
serré, musculeux dans sa jeunesse, voit ses membres se distendre

organiquement dans son âge mûr et amener l'obésité, la flactuosité. La graisse répond à une certaine distension propre aux corps organisés; et cette graisse, qui est pour la matière azotée et animale ce qu'est le sucre ou la fécule pour la nature végétale, indique une neutralité, un temps de repos, une tonalisation qui finit par la rigidité sénile, la flactuosité extrême et la pourriture. On a dit en thérapeutique que les corps aigres sont froids. Ils sont plutôt froids par leur densité *accapareuse* de chaleur, tel que cela arrive pour les corps minéraux et métalliques eux-mêmes, qu'ils ne le sont par composition RELATIVE. En effet, comme effet définitif les corps aigres sont loin d'être *destructifs* de tension, ainsi que cela se voit pour les corps distensifs; tels que l'opium, la digitale, l'aconit, les venins, etc.

Toute une école de physiologistes prétend que les phosphores organiques ou minéraux sont formés par l'animalisation; que des temps, sans limites assignables, ayant précédé la naissance des animaux supérieurs, les forces diffusées sur notre globe ont été employées d'abord à faire vivre des masses énormes d'êtres aquatiques qui ont créé les bancs minéraux qu'on rencontre dans toute la nature. S'il en était ainsi, il est certain que le phosphore ne représenterait pas autre chose que les carbures réduits par l'animalisation à un degré de dispersion extrême. Aussi, le phosphore prend-il feu spontanément à l'air libre, aussitôt qu'il est dégagé de ses combinaisons arrêtées. Si, au lieu de cela, on opère sur lui certaines condensations, en le tenant pendant quelque temps à une température donnée, il perd la faculté de brûler spontanément à l'air, d'être vénéneux, etc. Que l'on rapproche ces faits de ce qu'on rencontre dans les affections goutteuses, on verra que l'abus des substances riches en pyrophores animaux, les viandes rôties, les ragoûts chargés de jus, les vins fins, le café, le chocolat, enfin tout ce qui est construit moléculairement d'une façon extrêmement divisée semble amener la goutte. Les concrétions goutteuses elles-mêmes, composées en grande partie de phosphate de soude, se déposent dans les tissus, au voisinage des ligaments, des articulations, dans lesquels ils viennent s'engager par la force de la circulation. Chez les animaux herbivores, pour qui la pyrophorie des végétaux n'a pas la même puissance que la pyrophorie des substances animales pour les carnassiers, ce sont les carbonates alcalins qui dominent dans

le sang; comme ce sont les phosphates qui dominent dans les carnassiers. Les carbonates et les phosphates s'équilibrent, en se balan-
çant, dans l'animalité, suivant que l'alimentation se rapproche plus
ou moins du type animal, ou du type végétal. M. Hoefer pense même
que le phosphore est à l'état libre dans les liquides de l'économie,
malgré les dénégations formelles de M. Liebig à cet égard. Les
causes qui ont pour effet de condenser la matière organique ou
inorganique, ont pour effet aussi d'amener, par la condensation de
ces corps, une tension des forces libres engagées dans leur intérieur. Et comme la tension des forces libres les pousse à se répandre
au dehors, il arrive que toute matière condensée agit sur les forces
libres comme une cause de tension ; et, finalement, comme une
cause d'expansion. Il est donc très-utile de ne pas confondre entre
eux les mots *dispersif* et *expansif*. Ces mots, pour moi, s'appli-
quent à la matière particulièrement. Quand je dis un corps dispersif ;
j'entends par là un corps qui agit sur les autres corps en écartant,
sans doute, leurs molécules, de façon à leur donner une contexture
moins rapprochée. Un corps condensateur agit dans le sens inverse.
Mais quand je parle des forces libres les expressions et leur significa-
tion changent. Pour les forces, une matière condensée amène la tension de ces forces et leur écoulement au dehors ; tandis que les corps
qui dispersent les molécules de la matière amènent un effet agglutinatif qui concentre à l'intérieur la puissance des forces libres. Il
est donc de la plus extrême utilité de ne pas confondre ce qui s'applique à la matière avec ce qui s'applique aux forces libres. J'appelle dispersion, puis agglutination ou concentration ce qui se passe
dans la matière qui s'écarte ou qui se resserre. J'appelle au contraire,
condensation, tension, ce qui se passe dans les forces libres. Les
forces libres n'ont besoin que d'un terme pour être qualifiées, le
mot *tension*. Car, la condensation de la matière amenant toujours
la tension des forces, on comprend que ces forces peuvent être dites
tendues en plus ou en moins selon la condensation des substances
qui servent d'appui aux forces en question. Les corps dispersifs ou
condensateurs faisant varier la marche des forces libres en plus ou
en moins, présentent un effet inverse qui contrarie l'intelligence de
ceux qui ne sont pas exercés à l'examen de ces matières. En effet,
quand la *matière* se contracte, la *force* s'épand. Quand la matière

se dilate, la force s'agglutine, se centralise. Il est donc clair qu'on pourrait généraliser l'idée en disant forces centripètes, forces centrifuges; il faudra bien qu'on en arrive là; — si je ne l'ai pas fait moi-même c'est pour ne pas heurter le sentiment de gens habitués à n'appliquer ces expressions qu'à des matières d'étude toute différentes. Pour me faire mieux comprendre encore, voici un exemple que je prie mon lecteur de méditer : Prenez une bouteille de Leyde, la force électrique que vous emmagasinerez dans ses flancs métallisés prendra une tension telle, qu'elle cherchera incessamment à s'épandre au dehors avec les allures foudroyantes. Recevez la même source électrique dans une autre bouteille remplie de copeaux de baleine, ou, à votre volonté, laissez écouler la bouteille de Leyde métallisée sur une lame de baleine... vous verrez la force électrique foudroyante se transformer, sous l'influence du corps dispersif-baleine, en une agglutination de force parfaitement sensible au toucher. Comme si l'écartement matériel de la baleine permettait à l'électricité de se contracter en un effet centripède, au lieu de condenser sa puissance en un effet centrifuge, ainsi que cela se voit avec les métaux. L'explication de ces faits est si ardue que la pratique seule peut rendre claire ce que je dis là. Où trouver une éducation faite dans le sens de découvertes aussi nouvelles?... Est-ce dans l'Université, qui ne connaît pas encore elle-même les phénomènes dont je viens de rapporter ici la très-réelle existence?

XXV

Modification chimique des aliments et des médicaments.

Lorsqu'on traite l'huile de ricin, éminemment purgative, par du jus de brou, et au moyen d'une certaine chaleur qui permet au jus de brou de précipiter les principes spéciaux des substances organiques, il arrive que l'huile de ricin cesse d'être purgative; au lieu de cela, elle acquiert une puissance tonique assez prononcée à cause des faibles quantités de brou qu'elle retient dans son sein. Cela vous donne la mesure de l'innocuité des traitements chimiques appliqués à des substances qui doivent garder telle ou telle propriété. Vous verrons plus loin que l'huile de foie de morue agit surtout par l'essence fétide qu'elle possède à l'état pur; que dire alors des sophistications qu'on tolère à l'égard de cette huile, sous prétexte de la rendre plus facile à prendre. Il n'y a pas une substance, bonne ou mauvaise qu'on ne puisse modifier au moyen du jus de brou; je suis convaincu que les poisons les plus actifs disparaîtraient par l'effet d'un contact suffisant avec ce jus si puissant; il joue, en quelque sorte, le rôle que le sous-acétate de plomb joue dans les analyses organiques; car il entraine avec lui le principe extractif, ce principe individuel attribué à chaque végétal. Mais, telle ne doit pas être la question en thérapeutique; voyons donc les conditions auxquelles sont soumises les diverses substances qui traversent l'organisme. Grimaud rappelle que Galien admettait trois altérations principales du sang : 1° la pituitaire (albumineuse); 2° la bilieuse (oléo-volatile); 3° l'hydraulique (hydropisie). Nous pouvons rapprocher ces idées des matériaux alimentaires qui tendent à produire des effets de ce genre. Ne devrait-on pas joindre aux trois divisions ci-dessus, une quatrième division entièrement dans le génie de l'ancienne médecine? Je veux parler de l'altération atrabilaire, dérivant de l'agglutination de la fibrine et des globules, par élimination des parties les plus liquides du sang, d'où semblent dériver les affections cholériques, etc. Les observations faites à diverses époques sur ces altérations sont généralement très-bien fondées. Si vous n'avez pas l'habitude de manger souvent des œufs mollets, essayez de ce régime pendant quelques jours seulement; l'expérience réussira beaucoup mieux encore si au lieu de l'œuf tout entier vous ne consommez que l'albumine du blanc d'œuf. Vous ne tarderez pas à sentir les conséquences de cette nourriture; les voies nasales se rempliront d'un mucus anormal qui suffira à lui seul pour amener des nausées et très-souvent une céphalalgie plus ou moins intense. Si l'on abuse de ce régime, comme le font les Anglais, on court grand risque de se rendre scrofuleux. L'altération bilieuse se produit facilement lorsqu'on ingère en excès des substances très-sulfurées; des matériaux alimentaires doués de cette pyrophorie organique que j'ai signalée ci-dessus : tels que le café, le chocolat, le beurre roux, les farines torréfiées, les jaunes d'œufs, etc. Le foie a été chargé par la nature de fabriquer les deux produits les plus importants qui doivent équilibrer les éléments de l'assimilation et de l'hématose, la bile et le sucre. On dirait que la nature s'est justement défiée de notre inconséquence et de notre insouciance à cet égard. La bile représente l'élément pyrophorique et agglutinatif qui doit être introduit dans l'alimentation pour en hâter la transformation en produits sanguins. Examinez la bile au microscope vous reconnaîtrez bientôt, à n'en pas douter, cette famille de carbures divisés dont l'emploi est nécessaire pour déterminer activement les combinaisons chimiques. Le foie produit encore le sucre, dont le rôle est de diviser, par une sorte de dissolution et de suspension liquéfiante, les parties peu solubles engagées dans la masse du chyle.

L'école de M. Liebig a cherché à établir deux sortes principales d'aliments dans la nutrition : ceux qui servent à la réparation entière de la machine, les éléments azotés, ceux qui ne font qu'aider à la respiration, les éléments hydrogénés, parmi ces derniers et en tête peut-être se rencontre l'alcool, etc. L'expérience montre, à n'en pas douter, que ces éléments hydrogénés carburés et l'alcool surtout servent non à la respiration, mais aux phénomènes de *départ*, de *tension* organique d'où se créent facilement des forces factices industrielles et peu réparatrices. Si, maintenant, la respiration a été comprise en ce sens par Liebig, le fait devient exact, mais j'en doute, car ses vues sont très-étroites et très-obscures à cet endroit. Lorsqu'on casse du bois, qu'on porte quelque chose de lourd, on voit fort bien que les aliments à tension servent admirablement à soutenir le phénomène des efforts. De même, l'abus de ces liquides déshabituant de la tension normale, amène le tremblement, l'absence, par une diminution de tension suffisante et persistante. Il y a donc une différence immense entre le phénomène RÉSULTANTIEL de *tension* et le phénomène tout organique de respiration. C'est ce que la suite des études nous démontrera clairement.

Les purgatifs n'agissent ni par l'attraction de *similia similibus*, ni par la répulsion de *contraria contrariis*, ni même par l'action croisée de *similia contrariis*; mais par un simple effet de détension exercé sur l'organisme général. C'est une conséquence dont on peut se rendre compte par l'étude de certains médicaments, variables dans leur emploi. Ainsi, la digitale est tour à tour diurétique, sudorifique, purgative, selon les circonstances variées de son absorption. Prenez peu de digitale, elle agira comme diurétique et comme sudorifique; — ajoutez à la dose, elle se fera purgative. Il en est absolument de même d'une substance bien plus compliquée dans son emploi; rangée à juste titre, moins dans les médicaments, que dans le plus efficace de nos moyens de restauration, le lait en un mot. Le lait, pris très-chaud, est connu pour servir de sudorifique vulgaire. Le lait tiède n'a qu'une action alimentaire. Mais il est rare que le lait froid, pris à jeun, ne donne pas des selles abondantes; si surtout il sort d'une cave fraîche ou d'un endroit privé de lumière depuis longtemps. Nous pourrions ajouter que l'eau, pour beaucoup de personnes, revêt ces diverses phases thérapeutiques. L'effet naît donc de la variation de *tension* imprimée à l'esprit *vecteur*, comme on disait du temps des alchimistes, ce que j'exprime aujourd'hui, en vertu de mes expériences, par *force agglutinative*. Les purgatifs minéraux surtout, étant peu chargés de forces libres, ne passent pas dans la réfection organique, et sont expulsés en entraînant avec eux d'autres produits. Tel corps ajoutant à la masse actuelle de cet esprit, sera sudorifique, ou portera vers la peau, sur la périphérie, et tel autre diminuera la force de cet esprit vecteur, et, appauvrissant, par conséquent, la somme des tensions, il forcera les humeurs à se répandre par les voies centrales. Car les humeurs ne se tiennent à la place que nous leur connaissons dans les organismes, que par la *tension* nommée *vie* : si cette tension augmente, il y a, non pas *fièvre*, mais *excrétion périphérique exagérée*; si elle diminue, il y a affaissement, diarrhée, choléra, etc. La fièvre, dirai-je bientôt, est un état intermédiaire qui est constitué par un développement de tension débordée, emprisonnée; sans moyen d'expulsion. Un médicament n'agit pas toujours *thérapeutiquement*, d'après une proportion exacte d'expulsion fécale; ce qui fait que l'action purgative demandée par le médecin peut être atteinte au moyen de corps dont le travail expulsif semble stérile ou fort médiocre; car, en purgeant, le médecin qui veut éteindre le mouvement excessif de la fièvre, ne réussit que quand il a tourné la *tension* excessive de cette fièvre, en une détension suffisante. Un homme

de lettres, je suppose, éprouve des pesanteurs de tête, des fatigues
d'estomac, par suite des constipations qui accompagnent généralement
ment le travail auquel il se livre; si le médecin sait lui ordonner
une tasse de lait froid le matin, de lait doux de la veille, mais ayant
passé la nuit dans une cave profonde et sans lumière, il arrivera
souvent, comme je le disais, que le simple aliment, devenu un remède puissant, rétablira des selles faciles sans purgation apparente,
et ramènera l'harmonie dans l'organisme troublé. Que se sera-t-il
donc passé ici? un phénomène de détension. Voilà comment, en se
rendant bien compte des vraies lois physiques qui président aux
fonctions vivantes, on peut produire de très-grands effets avec de
bien simples instruments. D'après ce que nous venons de voir, on
comprendra sans peine que les meilleurs purgatifs, soient ceux qui
produisent une détension la plus générale possible; la moins entachée
de travail caustique, désorganisateur, etc., à moins que la localisation ne soit justement et expressément l'effet cherché. Car, si
vous employez ces substances dites drastiques, parce qu'elles s'atta-
chent obstinément aux tissus, vous courrez le risque d'une désorganisation partielle, le travail de ces substances se produisant avec
trop d'énergie sur un point seul et pas assez sur la masse. Mais,
pour cette observation, ne confondons pas, comme on l'a fait autrefois, la solubilité avec la dureté. Telle résine, peu soluble, s'accro-
chera aux parois intestinales et rendra les plus mauvais services;
tandis que tel autre corps, d'apparence plus dure et plus dense, se
répandra bientôt dans la circulation générale, à cause de sa grande
solubilité. En laissant de côté le caractère purgatif, touchez le sucre
candi, vous serez étonné de sa dureté, de la résistance qu'il présente à l'écrasement. Mais combien par sa solubilité ne l'emporte-
t-il pas sur tant d'autres matières sucrées qui semblent au premier
abord ne pouvoir lui être sérieusement comparées. Si l'on veut bien
se rapporter à notre théorie des saveurs, rendue si vraisemblable par
toutes les phases que nous avons étudiées, on verra que les corps
détensifs; et surtout les purgatifs, sont généralement amers. Ainsi,
même dans la série minérale sans vie, dans les sels de magnésie, de
soude, etc., l'amertume est flagrante, excessive, ce qui a fait croire
longtemps qu'ils purgeaient par cette saveur même. Mais ce qui
embarrassait beaucoup dans cette théorie, c'est que l'opium quoi-

que bien amer aussi, est loin de se ranger naturellement par ses effets normaux dans la classe des purgatifs. L'amertume de l'opium indique un corps extrêmement distendu, et par cela même *dispersif;* car l'action des corps dans la matière morte, comme dans la matière vivante, semble agir arithmétiquement par soustraction ou par addition; aussi l'opium est-il sudorifique, diurétique et même purgatif en s'y prenant convenablement. L'amer est si bien le type des dispersifs, que l'agent le plus énergique de cette classe, l'acide prussique s'est tiré longtemps des amandes dites *amères,* et qu'il en a conservé l'odeur et le goût. La digitale, l'aconit, la laitue vireuse, etc., sont souverainement amères. La bière qui joue de si mauvais tours à l'hygiène publique, en abâtardissant ceux qui en abusent, dénote son origine dispersive par la saveur franchement amère du houblon dont elle tire à peu près toutes ses propriétés réelles. Les médecins ont si bien confondu l'action astringente de certaines substances plus acerbes qu'amères, comme les tannins, les quinquinas, etc., qu'il sera bien difficile de faire comprendre, après eux, qu'il n'y a aucun rapport de goût entre l'amertume styptique, et à cause de cela acerbe du quinquina, des écorces de saule, de chêne, etc., avec l'amertume franche et réelle de la digitale, de l'opium, des laitues vireuses, etc.; aussi les tannins, par leurs qualités propres, spéciales, gardent-ils un vrai rôle de toniques; tandis que la digitale, l'opium, etc., seront toujours des dispersifs de premier ordre. Pour conclure, disons ceci : toutes les substances chargées de mouvement agglutiné, ou très-propres à s'en charger, passent normalement dans le torrent circulatoire; tandis que les substances peu douées de mouvement agglutiné, ou peu propres à s'en charger, sont repoussées du torrent circulatoire. Donnez-leur, après cela, tel nom que vous voudrez, purgatifs, diurétiques, antiphlogistiques, sténiques, toniques, etc., etc., tout cela ne fait rien au principe!

Passons maintenant à l'étude des *Mystères de la vie,* qui servira à compléter ce qui reste à dire sur le sujet que nous quittons.

MYSTÈRES DE LA VIE.

Vita chimiam abhorret.

Avant d'entrer dans de plus amples détails, je désire formuler ici cinq propositions-principe, appuyées sur des expériences nouvelles; qui, si elles se vérifient, éclaireraient les connaissances physiques, animales et végétales d'un jour tout nouveau.

PREMIÈRE PROPOSITION.

FORME GLOBULAIRE.

Toute substance, et, pratiquement, tout liquide complexe enfermé dans une enceinte et soumis à une FORCE GÉNÉRALE, *se divise au moins en trois parts: une part solide* GLOBULISÉE, *une part* LIQUIDE, *qui peut atteindre dans beaucoup de cas à la forme* ALBUMINEUSE, *une part* GAZEUSE *dont nous ne nous occuperons pas pour le moment.*

EXPÉRIENCE :

Une dissolution organique : dextrine, sucre, lait, sang, bile, etc.. étant présentée à l'électricité, réalise au bout d'un temps trèscourt, les faits ci-dessus énoncés. Toutes ces expériences ont été faites dans des vases ouverts, exposés à de faibles courants électriques dus à des piles Daniell, montées de sulfate de cuivre et de sel marin, ayant les deux rhéophores armés de lames de platine bien pures. (On dira ailleurs comment, dans tous ces cas, l'électricité peut être remplacée par les autres forces libres, *chaleur, lumière;* car l'électricité ne fait que hâter et amplifier les phénomènes produits, autour de nous, sous l'impression de toutes les forces diffuses.) Certains liquides sont tellement avides des *forces libres* qu'ils les soutirent incessamment, témoins les corps résinifiables, les sucs complexes, etc. On a expliqué bien à tort ces faits par une oxygénation, elle entre là seulement comme un détail.

CONSÉQUENCES :

Au moyen des expériences ci-dessus s'explique très-clairement : 1° la marche des fermentations; 2° celle des créations paludéen-

nes ; 3° le mouvement des liquides organiques (voir la proposition
deuxième ci-dessous) ; 4° la naissance des êtres inférieurs du règne
animal et végétal ; 5° la globulisation de tous les liquides organiques, sang, bile, lait, fécules ; 6° l'apparition des liquides pathologiques, confectionnés dans les centres d'inflammation, comme dans
un petit foie, etc.

DEUXIÈME PROPOSITION.

MOUVEMENT SPONTANÉ, CELLULATION, VASCULARITÉ, CAILLOT,
CONFORMATIONS SPÉCIALES.

*Toute globulisation est douée, plus ou moins, de mouvement
spontané ; de sorte qu'on peut dire de la forme globulaire : « Elle
est le point de départ, et le type du* MOUVEMENT *chez les êtres organisés. » Les créations qui la composent semblent vivre des emprunts qu'elles font au liquide albuminoïde fractionné qui les enveloppe.*

EXPÉRIENCE :

De la dextrine soumise à la claustration, et aux forces électriques indiquées ci-dessus, montre trois choses : 1° la SCISSION du liquide (homogène initialement) en globules et en albuminoïdes ;
2° le mouvement spontané de ces globules ; 3° une cellulation de
grande dimension, établie à la partie supérieure du liquide. Cette
cellulation n'est pas, comme on le dit, un élément primordial des
organismes, physique ou chimique ; mais une construction géométrique, architecturale, complexe, subséquente, un étui, un vase
dans lesquels vont se passer les phénomènes généraux de l'économie vivante. Elle naît de la globulisation principe, morte à la vie
individuelle, en atteignant cette forme généralisée qui constitue la
solidarité des appareils zoologiques.

CONSÉQUENCES :

Avec des dissolutions plus complexes que la dextrine on peut
faire passer très-vite l'état globulaire à l'état caténoïde et à l'état
cellulaire ; puis à l'état vasculaire, fibrineux, gélatineux, etc., on
peut former le caillot. Les globules de la bile composent presque

à eux seuls l'élément-gélatine. Ces transitions se touchent et se suivent nécessairement. Quant aux créations inférieures, elles se compliquent de la polarisation variée, successive, multiple, inhérente aux sources de forces libres qui leur donnent naissance. J'ai réalisé des membranes énormes; des membranes de formes organiques spéciales : *Membrane de la coque de l'œuf*, membranes épiploïformes, membranes dermoïformes, etc., par des procédés basés sur les principes ci-dessus.

TROISIÈME PROPOSITION.

FORME ALBUMINOÏDE.

La forme albuminoïde est un RÉSERVOIR *de forces; l'électricité peut y persister pendant* DES ANNÉES. *Cette forme albuminoïde paraît ne posséder aucune trace de globules; où les globules seraient d'une dimension inaccessible à nos lentilles actuelles. Lorsque la force recluse dans ces albuminoïdes baisse ou se perd; les créations, dites organiques, prennent naissance, en entrant dans la voie caténoïde, vasculaire, fibrillaire, etc.; et les dissolutions organiques perdent, en tout ou partie, la faculté de cristalliser.*

EXPÉRIENCE :

Des sucres d'origine, non pas les mélasses liquides, mais les sucres seulement *rapprochés*, ceux des colonies et de la Havane surtout, sont éminemment propres à faire ressortir la puissance de ce phénomène, si important en théorie, et si brillant comme application. « *Une dissolution de ce sucre prend* tant de globules, *d'un côté, et une si grande ressemblance avec le blanc d'œuf*, de l'autre côté, qu'il faut avoir recours aux réactions chimiques pour arriver à les distinguer. » Mais un moyen plus simple se présente à l'expérimentateur : l'électricité étant dans le liquide à l'état latent, il suffit de tirer l'albuminoïde en filandres hors du verre, pour voir ces filandres se jeter brusquement sur les parois de ce verre, comme si l'on avait affaire aux lames d'or de l'électomètre. Dans un autre travail, je ferai voir combien sont distinctes et tranchées les réactions comparatives de ce sucre albuminisé, avec tous les autres sucres connus. Plus tard, ces expériences serviront à faire connaître la pureté organique des liquides. Et comme elles se font bien ou se font mal par certains états météorologiques, on pourra juger de la valeur agglutinative nécessaire à la santé des hommes et à la maturation des fruits; c'est ce dont on a pu se rendre compte cette année même. Les trois premières expériences ayant besoin, pour se produire commodément, de cette agglutination féconde: on suit, avec elles, bien des mystères jusqu'ici inexpliqués dans la physiologie générale; il faudrait ici de trop longs développements pour décrire la marche régulière de ces expériences; mais que l'expérimentateur ne se laisse pas rebuter par les difficultés inhérentes à toutes les expériences délicates: elles ont été répétées tant de fois par l'auteur, que leur réussite ne peut être mise en question.

CONSÉQUENCES :

Ces principes de l'albumination nous font découvrir les lois qui président à la solidification des sucs complexes et organiques : gommes, résines, ligneux, caoutchouc, gutta-percha, liquides concrets, etc. Dans le règne animal, le travail ovulaire est le véritable SCHÈME des claustrations soumises aux forces libres; on peut en dire autant du travail de la digestion, de celui du foie, etc.

Par contre, toute dissolution organique, de complexe passant à un état plus simple, par la cristallisation, l'isolement des éléments définis ou autrement, et devenant impropre aux réalisations ci-dessus, cela nous donne la clef des principes vrais de l'alimentation aussi bien que des tendances hygiéniques qu'il faut favoriser. *Vita chimiam abhorret;* « la vie repousse l'isolement des substances. »

QUATRIÈME PROPOSITION.

DÉFORMATION DES ALBUMINOÏDES : SUCRE, GÉLATINE.

*Le sucre ne constitue pas une formation organique nouvelle, mais une déformation des parties naguère soumises à l'*AGGLUTINATION. *Sous la même influence, les liquides et les corps agglutinés qui se dispersent, produisent de l'*ODEUR, *de la* COULEUR *et de la* SA-

10.

veur, au moment de la dispersion de leurs éléments agglutinés. Les résines, le musc, l'ambre, etc., centuplent leur odorance et leur effet thérapeutique, sous l'influence des alcalis, de l'ammoniaque en particulier, grands dispersifs, tandis que cette odorance est entièrement détruite en peu de temps au contact des acides. Le sucre constitue une SÉRIE MOBILE *de dispersion, qu'on n'arrête pas facilement sur la pente des désagglutinations, une fois celles-ci commencées; voilà pourquoi le sucre est l'*ÉLÉMENT NATUREL *des* FERMENTATIONS, *lesquelles fermentations ont été étudiées jusqu'ici à un point de vue trop étroit, ainsi qu'il est facile d'en juger par ce simple aperçu.*

Deux voies principales concourent à faire apparaître du sucre dans l'organisme : 1° l'action de corps volatils aidant à la dispersion des *substances agglutinées*; 2° la lésion ou l'affaiblissement de la source agglutinante, c'est-à-dire des réservoirs nerveux. Cela est patent à l'égard des gaz condensés dans l'organisme et dans la rate notamment; celle-ci les déversant dans le foie où se rencontrent les éléments de la bile, du sang, etc., il se disperse de leurs éléments en assez grande quantité pour faire apparaître du sucre au sortir de ce grand viscère; quelquefois la dispersion de l'air ambiant, de la mort, de l'état cadavérique suffisent pour changer l'agglutination organique vivante en dispersion par retour, autrement, à faire virer les liquides agglutinés en liquides plus ou moins chargés de sucre. C'est ce qui a été constaté matériellement par un célèbre physiologiste, qui a passé par à côté du principe, attribuant la désagglutination produite par le temps à un ferment *sui generis* qui créerait du sucre. Les ferments détruisent le sucre et n'en créent jamais. On obtient même du sucre en faisant agir des courants sur de l'amidon cuit très-étendu d'eau. Ici, le fait est si tranché, qu'il ne peut donner lieu à aucune ambiguïté.

Après ce que je viens de dire pour le sucre, il me suffit d'ajouter que la GÉLATINE naît des globules, comme le sucre naît des albuminoïdes.

EXPÉRIENCES :

1° Un courant de toute substance volatile; notamment d'essence

de térébenthine, de mirbane, etc., introduit dans de l'urine, du
sang, de la bile, etc., détruit l'agglutination engagée dans ces liquides avec assez de puissance pour faire apparaître du sucre en
des proportions, minimes sans doute, en rapport avec les moyens
artificiels trop brusques dont nous disposons; mais très-sensibles
aux réactifs, quand on veut y apporter le soin et la conscience que
demandent les faits d'un ordre aussi grave, théoriquement parlant.
Il lui faut savoir que beaucoup d'essences, dissolvant les précipités
de cuivre, ne laissent rien apparaître; l'essence de térébenthine
au contraire est très-commode, en ce sens qu'elle favorise le préci-
pité au lieu de le redissoudre; aussi change-t-elle les liquides organiques de sucre, soit prise à l'intérieur, soit mise en contact avec
les liquides sortis de l'économie.

2° Sans même léser les centres nerveux, tout ce qui affaiblit les
réserves de force vitale produit du sucre; il suffit pour se convaincre de ces résultats, de passer en revue les phénomènes physiologiques et pathologiques rassemblés dans les livres au mot diabétisme, asthme, pleurésie, tubercules pulmonaires, bronchite, etc.
(Reynoso, Johnson.) Et, plus particulièrement, il faut se rappeler
que le sucre n'apparaît dans la circulation générale que pendant
la digestion, c'est-à-dire au moment où l'aliment, nouvellement
ingéré, affaiblit les réservoirs nerveux par l'emprunt qu'il est obligé
de leur faire, sauf restitution; la somnolence déterminée chez tous
les animaux au moment de la digestion commençante, établit surabondamment ce phénomène d'emprunt nerveux.

CONSÉQUENCES :

En combinant du sucre complexe avec les liquides organiques,
et en les soumettant à la dispersion dans des vases clos, il n'y a
guère d'odorance et de saveur qu'on ne puisse réaliser; d'un autre
côté, en plaçant l'élément tannin dans un état convenable pour subir
toutes les séries dispersives, il n'y a pas de coloration qu'on ne
puisse atteindre. Il s'ensuit donc de là que la nature, dans la
maturation des fruits, dans la floraison, par conséquent dans ses
couleurs, ses saveurs, ses odeurs, n'a pas d'autre voie d'action.

CINQUIÈME PROPOSITION.

TANNINS, ACIDES, ALCALOÏDES.

Lorsqu'on désagrége certains corps fortement agglutinés, comme cela se remarque dans les produits d'une végétation très-avancée, il se forme des compositions bien différentes, selon la nature intime de l'élément organique. En dehors de la cellulose et du ligneux, éléments qui s'échappent presque entièrement à une solubilité présente et pratique, il se rencontre des corpuscules déliés, globulaires, mais très-condensés organiquement; on les appelle des TANNINS. *Puis vient la masse des composés solubles, divisibles en deux familles : un premier type ayant une tendance à s'unir avec de l'oxygène en excès, un second type ayant de la tendance à s'unir avec de l'azote, un troisième type indifférent, restant dans des conditions neutres, se rapprochant des éléments de l'eau et carbone.*

EXPÉRIENCE :

Lorsqu'on dispose en expérience les combinaisons ci-dessus, on peut enrayer très-souvent la marche des produits, en les séquestrant d'une façon convenable. Mettre du vin en bouteille, c'est empêcher l'adjonction de l'oxygène en excès, qui produirait de l'acide acétique. Saler, fumer de la viande, etc., c'est entraver l'adjonction des unions azotées qui se forment au moment de la dispersion. Les tannins, ayant une origine globulaire, interviennent souvent dans les liquides très-étendus, comme ferments : ce qui produit des effets inattendus et inexpliqués par la science.

CONSÉQUENCES :

On peut dire que toute combinaison organique semble avoir pour base typique un CARBULE hydro-oxygéné, une formation neutre; si à cette combinaison s'attelle de l'oxygène en excès, il se forme des ACIDES; tandis que si c'est de l'azote, on voit surgir les ALCALOÏDES.

I

Coercion et claustration des forces libres.

Je viens de réduire en cinq propositions seulement la construction des formes physiologiques, constituant ainsi une sorte de géométrie organique. Ces cinq propositions sont traitées d'une façon si abstraite, que le lecteur pourrait n'y rencontrer dans beaucoup de cas qu'une table des matières : je vais donc m'efforcer, maintenant, d'en fournir le développement naturel.

Avant d'expliquer ces *mystères de la vie*, qui ont servi de but au travail de tous les chercheurs, portant ce fanal mystique qui soutient l'espérance au milieu des découragements de toute espèce, il est nécessaire de jeter un rapide coup d'œil sur les bases données par les savants de notre âge aux grandes lois qui régissent, dit-on, les évolutions de la matière et les forces libres.

Dans l'enfance de la physique moderne, au moment où l'on venait de traiter du calorique, expérimentalement, on s'aida de cet agent, nouvellement mis à la mode, pour boucher une des plus belles voies d'eau de la logique dynamique. Képler, Bacon, Galilée, Hook, avaient bien admis une force générale, qu'ils désignèrent sous le nom d'attraction universelle, mais leurs pensées, à cet égard, ressemblaient à des figures aperçues à travers un brouillard passablement épais. Newton escamota la difficulté au moyen d'une habile et très-élégante figure de géométrie. Tout s'attira donc dans le monde ! Leibnitz et bien d'autres surent le dire alors : la matière était menacée, avec cette vue dogmatique, de finir par une affreuse marmelade; si Newton n'eût opposé la désopilante idée de sa diagonale. Le monde marche donc aujourd'hui sous le bon plaisir d'une figure géométrique. Tout s'attire, et finira par des confitures dans un temps donné; seulement, les newtonniens assurent contre la casse... nous, et un certain nombre des nôtres, « *après cela le déluge !* » Lorsque le calorique fut élevé, plus tard, à la hauteur d'un dogme scientifique, il prit un remords de conscience aux fils de Newton; ils se demandèrent s'il n'y aurait pas avantage à placer une mécanique de retard à ce cabriolet fantastique, qui entraînait le monde dans l'abîme, comme une ballade de Burger. Sans s'inquiéter des principes les plus étroits de la logique et du bon sens, on mit en antagonisme l'*attraction*, qu'on appela *moléculaire*, pour les besoins de la cause, avec *la force répulsive de la chaleur*. Vous comprenez : DE LA CHALEUR! Pourquoi la chaleur, me direz-vous, plutôt que l'électricité, le magnétisme, la lumière? La chaleur est-elle plus *écartante* que ces autres forces?... Point!... Nos transformations modernes nous le prouvent assez expérimentalement; mais le calorique était à la mode... On venait de lui donner le droit de cité dans la science; on pensa qu'une telle énormité analytique passerait facilement dans l'enseignement sous ce couvert, et l'on pensa bien!... Peu de personnes réclamèrent. Les lumières de l'intelligence dogmatique s'étaient éteintes; on entrait déjà dans la pénombre des ténèbres actuels, où l'on se heurte contre tous les bibelots d'expérimentation, sans rencontrer un seul principe sérieusement théorique. Quel rapport y a-t-il donc entre l'attraction et la chaleur?... A peu près le même qui existe, en grammaire, entre la loi des *H* aspirées et les mots *épinard* ou *porte manteau*. L'électricité écarte, — elle aussi, — les corps au point d'en faire de la fumée, moins que de la fumée! Nous devrions en dire autant de la lumière; les faits organiques végétaux le prouvent surabondamment. On répondra à cela que dans les faits électriques ou lumineux se cachent des faits caloriques. Je pourrais retourner l'argument contre la chaleur... Je préfère demander où l'on a rencontré d'aventure un corps réellement simple, une force réellement pure?... Dans le cerveau des songes-creux!... Un corps pur, une force pure, me disait très-judicieusement M. le docteur Hoefer, est aussi difficile à rencontrer dans la nature que l'absolu dans l'ordre intellectuel. La chaleur n'est donc ni l'antagoniste, ni la contre-partie de l'attraction... c'est la chaleur!...Chose dont on connaît fort bien le *nom*, mais dont on ignore encore trop et l'origine et les allures radicales. J'ai fait voir, au chapitre de l'expérience capitale, qu'une seule force, presque non-définie, suffit pour produire tous les effets attribués aux ressorts de fantaisie tirés des roman mathématiques de Newton, et de l'engouement expérimental sorti du calorique. L'électricité et ses similaires rencontrant une matière écartée, moléculairement, se transforment en force agglutinative, c'est-à-dire centripète, simulant la pesanteur, etc.; la même force, placée en face de corps denses métalliques, se transforme encore en force condensée affectant une forme particulière à l'électricité statique, qui devient tensionnelle. Au milieu... l'équilibre!... C'est pour cela que dans l'organisme nous trouvons les centres nerveux constituant des groupes centripètes; tandis que les liquides dominent dans l'organisme, et que les voies de condensation ou de force ne se rencontrent que dans des points peu nombreux et savamment appropriés. Le globe terrestre et, sans aucun doute, les globes de cette espèce, sont composés de telle façon qu'une matière centrale attire à elle et modifie, agglutinativement, les forces diffuses répandues dans les abîmes de l'espace. De même que Newton, peu mathématique ce jour-là, mais fort heureusement expérimental et physicien, sut pronostiquer dans l'eau, l'existence d'un corps combustible, par la réfraction des rayons lumineux qui traversent ce milieu, de même, sans crainte de nous tromper, en songeant à la force centripète nommée *pesanteur*, nous devons pronostiquer dans l'intérieur du globe terrestre une matière agglutinative d'où dérive cette force centripète désignée sous le nom de pesanteur. Que cette matière appartienne à la classe des carbures seuls, ou à la classe des sulfures, des phosphures, etc., en analysant la matière des nerfs, si ressemblante à celle des cheveux, des poils, des baleines, trèsécartés moléculairement, je conclus de suite à une agglutination de la force libre autour des centres.

Je viens de montrer combien est mal fondée, *logiquement*, la grande théorie physique qui a la prétention de régir les phénomènes généraux; il n'est pas mauvais de faire connaître maintenant, avec quelle ignorance philosophique les modernes ont remplacé les désignations anciennes de haute physique, — pour y substituer cet à-peu-près dogmatique. S'il existe une chose bien avérée, en science; bien ridiculisée dans les livres, les discours, les conversations officielles, c'est assurément la division antique des faits physiques en *ignis, aer, aqua, terra*. Les physiciens, avec une suffisance qui n'a d'égale que leur peu d'éducation philosophique, se tordent les côtes de rire quand ils ont rappelé cette *ridicule* division à leurs élèves. « Nous, au contraire, disent-ils, nous avons eu le génie de classer les corps ou substances en gaz, liquides, solides. » Mais, pourrait leur demander quelque loustic latinisant : « Où placez-vous les forces libres : électricité, chaleur, lumière? — Nous ne les plaçons pas, voilà notre force. » Très-bien! Alors vous ne classez pas! Car, si vous connaissiez le génie des langues, vous verriez que pour le mot *gaz* vous employez une image; comme les anciens avaient employé une autre image en ce qui concerne le mot *ignis*. De même, en substituant à leur mot *aqua* le mot *liquor*, liquide; vous changez une image très-grande pour une image plus restreinte. Quant au mot *solidus*, préféré au mot *terra*, c'est prendre l'ambiguité pour la clarté. Je trouve donc la division ancienne mieux construite, comprise, en un mot, comme établissant une division générale; tandis que votre division des corps en gazeux, liquides, solides, n'offre qu'un tronçon de classification. Pourquoi n'avez-vous pas eu assez de science et de bonne foi pour traduire *ignis*, *aer*, *aqua*, *terra*, par ceci : *ignis*, forces libres; *aer*, corps gazeux; *aqua*, liquides; *terra*, solides. Tout y serait au moins contenu. Les forces libres, électricité, chaleur, lumière ne se transmutent-elles pas, nécessairement et à volonté, en feu réel? Dans tout cela encore le moderne paye d'assurance!

Voilà, très en raccourci, ce que j'ai cru devoir avancer sur la partie physique des sciences; passons à la partie chimique, proprement dite. J'ai déjà fait connaître que ce livre a été fait, dans sa plus grande partie, parallèlement avec mon livre de la *Chimie nouvelle*. En étudiant la science d'une façon aussi synthétique que celle ébauchée dans la *Chimie nouvelle*, il m'était impossible de ne pas toucher à des questions accessoires, entrant très-profondément dans la médecine et les autres branches de nos connaissances naturelles. Depuis que j'ai repris la publication du présent travail, je n'ai eu qu'à préciser ces questions de détail; à revoir les parties incomplètes en face des découvertes actuelles. Ce que je dis pour la médecine, je dois le répéter pour les généralités en chimie, qui constituent, à proprement parler, toute la charpente d'une science si peu édifiée aujourd'hui encore, quant à la partie organique. Laurent, Gérard, Berthelot et un certain nombre de savants, en France et à l'étranger, ont cherché à faire sortir nos connaissances chimiques théoriques de ces ténèbres; je doute qu'ils y aient bien réussi, parce que, comme les médecins, ils entendent construire la méthode chimique

sur la chimie seule ; oubliant que la chimie n'est qu'une partie de
la physique, et que tout ce qui est général dans la chimie rentre de
force dans cette physique, pour les raisons que j'ai données ci-dessus.
Avant M. Berthelot, le dogmatisme chimique s'est porté sur le choix
de certains types organiques saillants, pour en faire des espèces de
passe-partout, au moyen desquels on encadrerait la plus grande
partie, si ce n'est toute la série des phénomènes. M. Berthelot, en-
couragé par des faits scientifiques nouveaux, que nous devons à ses
beaux travaux, a cru pouvoir en tirer une méthode dite synthétique ;
ayant la très-louable envie de se substituer aux anciennes méthodes
à *type-principe*. Je crois que M. Berthelot a montré en cela plus de
bon vouloir que de prévision. En effet, lorsqu'on reste dans les
premiers composés très-élémentaires, le gaz des marais, le gaz de
l'éclairage ; en un mot, dans les carbures et les bicarbures d'hydrogène, il est clair que la synthèse sourit à toutes les combinaisons
très-prochaines ; mais, aussitôt que les faits se compliquent ; je dirai
plus, aussitôt que les synthèses se multiplient, ou se multiplieront,
ce qui est certain, pour un composé donné, on ne saura plus à
quelle formation-principe accorder la préférence ; et l'on risquera à
rester, comme l'âne de Buridan, entre les célèbres picotins. Le
livre de M. Berthelot devra sa vogue, comme tant d'autres choses,
à ce qu'il y a de fautif en lui, dogmatiquement ; tandis qu'on ne
fera pas attention aux fort belles choses de détail qu'il renferme.
C'est ainsi que s'est éclipsée, presque à son aurore, la chimie moléculaire d'un astre rentré sous l'horizon ; qui la basa sur un engouement de son époque. On pourrait continuer les rapprochements.
Il faut des choses plus vastes, plus solides pour fonder les dogmes
d'une science de la taille de la chimie ; de telles bases doivent s'appuyer forcément sur la portion la plus élevée, la plus transcendantale de nos connaissances physiques. Dans l'article des fermentations
j'ai donné un aperçu très-succinct mais très-grave de la façon dont
j'entendais les phénomènes organiques ; quoique j'aie voulu laisser
à cet article à très-peu de chose près la physionomie qu'il avait au
moment où je l'écrivais, c'est-à-dire vers 1854-1855, les faits qui
se sont passés depuis et que vulgarise notamment M. Berthelot, me
forcent à compléter mon article ici, pour ne pas perdre l'antériorité
des principes qui m'appartiennent ; devant l'énonciation de quelques

rapprochements de détail donnés par les chimistes de notre époque, que sans connexion, bien entendu, mais avec une forme si ambiguë, plus tard les lecteurs ne sauraient plus reconnaître ce qui appartient aux uns et aux autres. J'ai beau accumuler expérience sur expérience, je ne puis me décider à publier encore ce deuxième volume de chimie qui doit contenir la méthodologie régulière de mes idées, à cet égard; je suis seul à travailler, ce qui rend beaucoup plus lent une publication facile à activer au moyen de collaborateurs. Comment expliquer à ces collaborateurs, les voies qui me conduisent, sans donner tout le secret de ma méthode? J'aime mieux en confier le tracé général au public, ce qui me permettra ensuite de parler à cœur ouvert. Je ne méprise ni le système des *types-principes*, ni l'essai de synthétisation; malgré cela je crois que la chimie minérale ou organique reposant particulièrement sur la dispersion et la condensation relative des éléments en jeu; la hiérarchie qu'on se propose de trouver devra reposer aussi sur une sériation des composés, basée sur leurs propriétés actuelles de condensation et de dispersion. Lorsque, dans la *Chimie nouvelle*, je présentai des rapprochements si nombreux entre des expériences très-pratiques et les lois de l'optique et de l'acoustique, on me prit pour un songe creux; comment se fait-il qu'on divinise MM. Bunsen et Kirchhoff qui traduisent en fait la même pensée?... parce que leur nom est en *en* et en *koff*; et qu'au lieu de faire concurrence aux Français, *nés malins*, ils entrent dans cette société mutuelle des *réclames* qui se passent la rhubarbe et le séné par toute l'Europe. Humboldt fut longtemps le compère d'Arago et compagnie en Allemagne; Humboldt mort, il fallut des successeurs. Quand à ce pauvre M. Zantedeschi qui a précédé les Allemands dans ces phénomènes, le voilà à peu près réduit à sa propre estime. Mais revenons au dogmatisme. L'ancienne chimie était fondée entièrement sur le principe ci-dessus, qui lui fut donné par l'instinct seul. La médecine de nos jours, après un long divorce, retourne aux idées antiques développées par Hippocrate; j'ai peur que la chimie ne prenne le même chemin, lorsqu'elle aura épuisé le cercle des nouveautés amusantes avec lesquelles elle joue en ce moment encore, comme un enfant joue avec sa poupée. Aujourd'hui, je suis désolé de l'avouer, la méthodologie chimique me fait l'effet de l'histoire de France écrite par Alexandre Dumas, suivant le besoin de ses inimitables causeries. Chacun se fait un d'Artagnan de fantaisie ; on broche là-dessus un ou plusieurs volumes ; de principes généraux il n'est guère question. Or, les corps sont évidemment soulevés ou abandonnés tour à tour par le mouvement ; auquel l'oxygène, le chlore, le soufre, etc., servent de support ; toute la chimie minérale deviendrait d'une clarté incroyable, si on la retouchait à ce point de vue ; n'est-ce pas là ce qui fait qu'un corps va se servir, sans sortir de son individualité seule, de base et d'acide, en se brisant en deux parties inégales, dont l'une, la partie acide, portera plus de mouvement que l'autre, la base ; parce que la première partie porte aussi un poids donné supérieur d'oxygène, de chlore, de soufre, etc., par rapport à l'autre partie, la base, qui n'en porte qu'un poids relativement moindre. Si l'on attache ce principe-type à la chimie minérale, on remarquera qu'il n'y aura rien à changer alors dans la chimie organique. Toute synthèse et toute analyse organique reproduira très-exactement les mêmes faits. Dans la fermentation qui dédouble un élément complexe, vous trouvez des gaz, des essences, des liquides, des solides ; c'est-à-dire toutes les formes possibles d'un mouvement tonalisé, qui se scinde en fractionnements infinis ; multipliables en raison de nos recherches et de notre talent d'analyste. Je suis donc fondé à redemander le retour aux principes, obscurs alors, mais très-clairs aujourd'hui, de la chimie primitive. Les chimistes créent leurs groupes, réalisent leurs synthèses ; pensez-vous qu'ils se préoccupent, en cela, du médecin, du botaniste, de l'industriel?... Nullement! La chimie est à eux, pour eux... et, bien entendu, pour les leurs! Qu'est-ce que cela avance le médecin de savoir que le blanc de baleine peut être considéré comme un acide, un alcool ou un éther?... L'industriel en fera des bougies, mais se gardera bien de le présenter à ses convives. Établissez, si vous le voulez, dans telle ou telle partie de votre ouvrage ces rapprochements éthéréens qui peuvent faire concevoir des idées accessoires plus ou moins opportunes ; mais, avant tout, donnez-nous donc la hiérarchie du mouvement supposé à chaque corps... de la force qui l'anime! puissance qui commande les réactions, les affinités, les fermentations, etc. En un mot, la marche universelle des corps et des mondes! Avec cela le médecin ne sera plus embarrassé au lit du malade. Puisqu'il lui faut faire avaler du mouvement en plus ou en moins à son client, avec le support d'une matière hiérarchisée. Donnez-lui cette hiérarchie ; sans cela, il continuera à suivre les modes, comme un calicot de bonne maison. L'industriel qui cherche un corps, d'une composition donnée, supérieure en mouvement à ceci, inférieure à cela, se perd dans les types, et se perdra dans les synthèses ; pourquoi ne laissez-vous pas là vos dictionnaires dogmatiques pour lui présenter cette hiérarchie certaine, ou au moins appuyée sur quelque bonne volonté ! Je défie un industriel de se reconnaître dans le gâchis dogmatique de la chimie actuelle. Il faut qu'il parcoure toute la matière organique !... Grand merci de vos doctrines ; je suis de l'avis de Buffon parlant des méthodes botaniques ; il en coûte moins d'aller voir sur place dans un jardin les plantes décrites, que d'en étudier la parenté dogmatique.

Voilà, quoi qu'on en dise, l'état dans lequel nous trouvons aujourd'hui les études de haute théorie scientifique. Je tiens à en faire la constatation expresse en ce moment ; car, dans dix ans, ce que j'aurai eu tant de peine à faire entrer dans les faits d'expérience, sera si vulgaire, qu'on ne voudra plus admettre qu'ils ne soient pas sortis tout naturellement des méthodes que nous possédons. Ainsi, pour ne prendre qu'un seul exemple entre plusieurs : aux yeux de la foule universitaire, M. Berthelot passe pour avoir mis la main sur les créations vraiment organiques, en faisant surgir de terre tout ce qui passe par sa fantaisie synthétisante. Personne ne voit que les carbures d'hydrogène, fût-ce même l'alcool et l'éther, sont des composés qui n'ont plus rien d'organique ; je devrais dire qui sont souverainement antiorganiques ; puisque, avec leur secours, on pare industriellement aux mouvements intimes qui produisent les destructions définitives des êtres organisés, qu'on veut garder sous une forme primitive après leur mort. L'alcool est un produit ultime, scindé, qui rentrerait dans les corps dits minéraux, même pour le vulgaire, et au simple aspect, s'il possédait la forme cristalline. Je regarde les travaux de Laurent, de Gérard et de ceux qui ont commencé à virer certaines essences en des essences plus voisines de celles que nous voyons se produire dans les végétaux vivants, comme plus rapprochés des faits organiques. Néanmoins, je saisis, ici, l'occasion de rendre une pleine et entière justice aux très-beaux travaux de M. Berthelot, du moment où ils ne sortent pas du cadre de synthèse-série qu'il leur appartient réellement; ma critique ne s'adresse qu'à la méthodologie qu'on fausserait, qu'on retarderait indéfiniment, si on veut encore la pousser sur des principes de chimie limitée, comme nous avons eu la mauvaise chance de le voir faire depuis si longtemps.

La chimie réellement organique demande un travail qui ne doit employer que les FORCES LIBRES, *sans combinaison d'affinité, de réaction, etc.*

Elle doit changer la forme des corps, par l'intervention d'un mouvement intime qui ne puisse point être attribué à une adjonction ou à une ÉLIMINATION *des éléments en expérience.*

Voilà ce qui va faire la base de ce travail. Je vais prendre des substances organisées bien définies, bien connues, et je les ferai passer par diverses FORMES réellement organiques qui ne leur appartiennent pas normalement, pour composer la série entière des apparences que nous sommes habitués à regarder comme élémentaires, basiques, dans les lois de l'organisme; en un mot, j'essayerai de constituer une sorte de géométrie, enserrant dans ses principes les formes supérieures de la physiologie générale. Entrons dans les faits : pour réaliser les expériences dont je viens d'indiquer la pensée je me sers de piles Daniell, montées au sulfate de cuivre et au sel marin. Généralement, deux piles accolées suffisent. Mais je ferai remarquer avant tout, que pour ne pas subir d'échec il faut que le temps soit chaud et sec; ce qui ne se rencontre ordinairement à Paris que dans les portions les plus belles de l'été, et d'un vrai été. J'ai eu l'occasion de faire une remarque dont je n'ai vu nulle part la constatation sérieuse; c'est que pour les piles à faible tension, l'état atmosphérique possède une influence capitale; il est très-rare aussi, que l'humidité et des mouvements obscurs de forces inconnues ne viennent soit dans l'air, soit dans la liqueur, placer le fâcheux appoint de leur intervention entre l'expérience et le chercheur. Ces travaux peuvent être rangés dans la classe des plus délicats que je connaisse en science; est-ce une raison pour les négliger ou les repousser à cause de cela? Les hommes de cœur et de bonne foi ne seront pas de cet avis, lorsqu'ils songeront à l'importance des faits

et des principes qu'ils recèlent; à l'avenir de recherches fruc-
tueuses qu'ils nous laissent entrevoir. Étant bien entendu que
l'expérimentateur s'est mis à l'abri de toutes les circonstances qui
pourraient dévier ou paralyser ses travaux, voici comment il faut
s'y prendre : la source électrique doit être dirigée dans un vase
sensiblement pur de toute combinaison étrangère; les fils de cuivre,
rhéophores, sont armés à leur extrémité de lames de platine d'une
épaisseur et d'une surface suffisantes pour diffluer convenablement
les courants à travers la masse liquide. La pièce dans laquelle on
établit l'appareil ne doit pas être au rez-de-chaussée; à moins qu'on
ne connaisse assez l'état hygrométrique de cette pièce pour penser
qu'il pourra remplacer suffisamment un appartement sec, en rapport avec les exigences que j'ai rappelées ci-dessus. De trop grands
ébranlements suscités par le voisinage des usines, par la marche
rapide des voitures, laissent à désirer dans l'établissement des
appareils. On comprend que, du moment où l'on veut imiter les
créations intimes de la nature, il ne faille pas en entraver le jeu par
des actions étrangères qui dominent leur activité propre.

II

Des globules.

Le globule n'est pas toujours regardé, et cela à tort, comme le
point initial de toute construction organique. Cependant, sous le
nom de fécule pour le végétal, d'œuf pour l'animal, il est présent à
la naissance des embryons. Cherchons donc quels moyens la nature
emploie pour arriver à cette claustration de formes et de noms
divers. Après des études aussi longues que souvent répétées, je
me crois en droit d'établir le principe général suivant :

Tout liquide COMPLEXE *enfermé dans une enceinte, toute substance, et pratiquement, et soumis à une* FORCE GÉNÉRALE, *se divise,
au moins, en trois parts; une part solide* GLOBULISÉE; *une part
liquide, qui peut atteindre, dans beaucoup de cas, à la forme*
ALBUMINEUSE [1]; *une part gazeuse dont nous ne nous occuperons pas
en ce moment.*

[1] Certaines circonstances préalables (inutiles à développer ici) pourront avoir

Cette forme albumineuse peut être considérée, elle-même, comme composée de globules ; mais d'une dimension tellement minime, relativement, que pour nous, ces globules restent le plus souvent invisibles. Si l'on place, dans un verre à bière, je suppose, une dissolution de dextrine, moyennement concentrée ; et, qu'on la soumette aux courants électriques dont je viens d'indiquer le mécanisme, on ne tarde pas à produire des phénomènes de la plus haute importance ; j'en choisirai un seul, en premier lieu, pour ne pas obscurcir ce que j'ai à dire des globules. La dissolution de dextrine, lorsqu'elle est bien préparée, ne doit plus contenir aucune trace des grains de fécule d'où elle sort initialement ; il est si facile de se rendre compte de ce point, avec un bon microscope, que je ne m'arrêterai pas davantage là-dessus. Au bout d'un ou de plusieurs jours de travail électrique, la dextrine s'est reglobulisée de nouveau ; mais sous une forme infiniment plus petite, que j'ai cru pouvoir évaluer au centième de la forme initiale féculente. Le liquide en expérience a donc répondu exactement aux indications du principe que j'ai posé ci-dessus, en se scindant en diverses parts, notamment en une part solide, globulisée ; une part liquide, plus ou moins agglutinative. Mais, comme la dextrine est déjà agglutinative par elle-même, avant toute expérience, laissons là ce point pour l'instant, nous trouverons l'occasion d'y revenir ailleurs plus avantageusement. Ce que nous disons de la dextrine, nous pourrions le répéter pour tous les liquides organiques connus ; le phénomène serait le même ; ou plutôt, il s'enrichirait dans ses développements, à mesure que nous le choisirions plus complexe. C'est ce que nous pourrons bientôt constater. Quand il s'agira de la bile, du sang, etc. Je ne crains donc pas de le répéter ici, pour fixer des faits si graves : « Tout liquide soumis à une force confinée, se scinde ; et, notamment se globulise. J'ai choisi ici la dextrine pour type d'expérience, afin qu'on ne pût arguer des fermentations et des autres circonstances, prises au point de vue vulgaire, pour dénier le grand principe que je cherche à instaurer dans la science. Non pas que je repousse les idées de fermentation, etc., dans l'étude de ces phéno-

assez épuisé le liquide des éléments complexes pour le jeter immédiatement dans une voie différente, caractérisée par des formes fibrillaires ou vasculaires ; nous reviendrons bientôt sur ce point très-important.

mènes, puisque je vais m'en servir bientôt, pour faire voir que la fermentation n'est que la répétition de l'expérience-type que je viens de présenter. C'est-à-dire la claustration des forces générales dans un liquide pressé par une ceinture périphérique résistante, forces introduites dans ce liquide, au moyen de corps pyrophoriques qui les ont préalablement absorbées ; ou qui sont capables de les accaparer actuellement, au sein même du liquide auquel ils les feront partager.

Je sais que les idées de la CLAUSTRATION DES FORCES LIBRES, ne passera pas facilement ; on jouera avec la multiplicité apparente des créations cryptogamiques-ferment, pour embrouiller la question, et empêcher qu'on ne voie clair dans de niaises classifications ; voici une expérience à laquelle je défie de répondre.

EXPÉRIENCE.

Si l'on choisit une dissolution de sucre modifiable ; j'établirai plus tard aussi ce point très-important ; sucre appartenant aux *sortes* peu ou point cristallisées du commerce, et qu'on introduise au milieu du vase qui la contient une lame de platine mince mais d'une très-grande surface, de façon que le liquide soit là en quelque sorte comme dans les réseaux d'une éponge ; au bout de peu de jours, le liquide sera scindé, globulisé et fortement albuminisé, surtout si le vase a été exposé à une vive lumière dans une serre. J'ai fait voir ailleurs que les corps condensateurs, les corps métalliques, sans avoir besoin d'être réduits en poudre, font subir aux forces libres une contraction qui équivaut à une claustration ; ici le phénomène parle de soi, car l'albuminisation du sucre ne souffre pas d'équivoque dans sa constatation. C'est donc avec raison que les chimistes ont dit qu'il faut dans un liquide devant fermenter, la présence nécessaire d'un composé albuminoïde quelconque. Car, les corps albuminoïdes *ayant seuls la propriété de rassembler une grande somme de mouvement coercé ;* seuls aussi ils peuvent, par une *dispersion* en retour, produire ces scissions génériques que nous confondons toutes sous le nom vague de *fermentation*. Le corps albuminoïde chargé de mouvement contracté, le laisse se dégager sous l'influence des contacts; et le tout entre en dispersion, de formes diverses… en fermentation!

La nature possède donc des moyens infiniment multipliés pour recueillir les forces libres et les diriger sur les substances qu'elle entend organiser; j'ai constaté cela pour les liquides, au moyen des réactions très-saisissables que j'indique; moi ou d'autres étendront à l'infini les mêmes constatations en en variant et la forme et le nombre. Mais le principe unique et supérieur qu'emploie pour cela la nature est la CLAUSTRATION DES FORCES LIBRES; et par claustration on doit entendre une coercion générale qui existe aussi bien quand la force libre s'enroule d'elle-même autour d'une molécule condensante; que dans les cas où le phénomène s'exerce dans un vase le mieux fermé. A ma connaissance je vois deux grandes voies de coercion, pour les forces libres : 1° la coercion dans un liquide, sous l'influence de lames métalliques. Joignons-y celle des poudres métalliques que nous possédons depuis longtemps dans la science et que nous devons au génie de Dobeiriner. A cette première classe se rattache tout ce qui a trait aux actions des terres et des fumiers sur la végétation; 2° coercion par claustration des liquides dans un vase plus ou moins occlus; les liquides n'ayant pas besoin, nécessairement, d'une occlusion de vase, puisque, en tant que liquides, ils réagissent périphériquement sur chacune de leurs molécules. A cette seconde classe se rattachent tous les dédoublements qui se passent dans les fermentations et dans toutes les occlusions innomées dont personne n'a su tenir compte jusqu'ici. Ne citons en passant que la globulisation spontanée de la bile, abandonnée à elle-même en vase clos; celle du sang au milieu de sa claustration vasculaire; celle des carbures innomés produisant des végétations rudimentaires dans les eaux exposées à la lumière et aux forces diffuse; et enfin tant d'autres cas qu'il est inutile ou impossible d'insérer dans une analyse à vol d'oiseau. Après ces expériences, celles qui vont suivre; et bien d'autres que j'ai à ma disposition, je déclare que tout ce qu'on écrit sur les fermentations, au point de vue cryptogamique, est une étude de la plus étroite analyse philosophique. C'est de la myopie expérimentale à la centième puissance; la fermentation n'est qu'une scission globulaire faisant partie du grand et universel axiome que j'ai posé plus haut.

11.

Mais, diront les cryptogamistes, nos globules ont une existence propre dans les liquides... ils naissent, *ils vivent, ils progressent,* etc.?... Mais, bonnes gens, la claustration des forces libres reste-t-elle inactive?... Les scissions ne sont-elles pas en raison des efforts emprisonnés dans vos vases d'occlusion? Malgré cela, vos prétendus cryptogames spontanés ne s'arrêtent-ils pas avec la matière en puissance de globulisation?... Matière globulisable en rapport aussi avec les corps correspondants albuminisés, alcoolisés, gazéifères, etc., selon les circonstances de l'expérience? En doutez-vous?... Prenez le microscope et consultez cette dexterine que j'ai mise en expérience dans le verre à boire au moyen des courants électriques; vous verrez ces globules bien autrement nombreux que les vôtres ; car ici, vu la substance en travail, l'électricité taille en plein drap ; vous verrez, — dis-je, — naître, croître, se multiplier ; vous verrez MARCHER, COURIR, je devrais dire VOLER, si toutes ces désignations ne semblaient pas si impropres au premier moment, appliquées à des petits corps ovoïdes. Ces globules, qui, d'après vos théories n'ont pas le droit d'apparaître dans la dextrine, effaceront les plus étonnantes descriptions qu'une imagination heureuse ait jamais attachée à l'existence cryptogamique.

En effet, c'est là que commence la vie rudimentaire... c'est en ce moment et pour la première fois, que l'homme, heureux élève du plus grand, du plus sublime des maîtres, peut dire : moi aussi je crée..., moi aussi j'attache le mouvement à un être de ma conception ; serviteur infime du divin artiste ce n'est qu'à un globule que je donne la vie... sans doute... mais je donne cette vie volontairement, à jour fixe, dans ma liberté la plus indiscutable... L'homme n'est donc pas maudit puisque Dieu veut bien tendre la main pour lui révéler ses adorables conceptions, en lui faisant bégayer l'alphabet mystérieux qui conduit à la vie générale!...

Est-ce là comment le cryptogamiste entend la physiologie?... Dans ces moments d'étude où le cœur se serre,... où l'angoisse de la découverte suffoque la voix... lui n'aperçoit que des semailles... les semailles de la pourriture!... Les globules de la fermentation sont les enfants du ferment,... de la putréfaction! Gens heureux... vous ne mourrez jamais d'un anévrisme !

Dans les fermentations vues avec des yeux à cornée ultra-convexe il suffit d'être quelque peu botaniste et de ne pas prendre l'objectif d'un microscope pour le verre oculaire. On constate, on décrit, on dessine ; puis on lit un beau mémoire et tout est dit. Dans la physiologie cela ne suffit pas ; il faut prendre la vie là où elle commence et la suivre dans toutes ses phases. Malgré les séductions que nous trouvons à développer la première idée de globulisation physiologique qui soit à ma connaissance, malgré des expériences nombreuses et fort curieuses qui sont entre mes mains sur ce sujet, je me trouve forcé de continuer mon travail, en passant à la CRYPTO-GAMIE, deuxième étape des créations organiques, et contre-partie de la globulisation dont je viens de présenter le développement.

III

Cryptogamie.

La globulisation étant un fait normal dans l'existence des liquides organiques complexes et soumis à une force coercée, on peut concevoir maintenant l'intervention d'un agent extérieur qui vienne contrarier ou modifier les effets ci-dessus. L'agent le mieux connu, en pareil cas est la lumière ; sous son impression, la globulisation se meut dans des sens spéciaux, sortes de polarisations ; et, obéissant à l'impression subie par l'effet lumineux, elle atteint les créations cryptogamiques. De sorte qu'on pourrait établir cette gradation sommaire. En acceptant le globule normal comme premier type, comme type initial de toute végétation, dont la cryptogamie serait aussi la classe-type initiale : « Le globule passe de l'état simple et solitaire à la cryptogamie ou à des végétations supérieures, non définies, en raison des forces libres qui le sollicitent *extérieurement*, et notamment de la force lumineuse. Les fermentations seraient donc des voies industrielles, qui consisteraient à dérober la vie simple du globule aux agents qui peuvent le pousser à cette végétation qui emploierait la substance occluse en des produits inutiles ; tandis que nous voulons les consommer sous leur forme initiale dédoublée en produits, dits de fermentation. En effet, étudiez la marche d'un liquide complexe qui s'est scindé en

globules et en albuminoïdes; vous verrez son agglutination albuminoïde disparaître et employée dans la formation des tuyaux dérivés
de la soudure des globules. La liqueur, en un mot, perdra la consistance qu'elle pourrait avoir primitivement, en produisant la cryptogamie; ce qui a fait dire qu'elle entrait en putréfaction. Ainsi, les
gommes, le sucre épais, la dextrine, l'albumine, etc., perdent leur
consistance première, deviennent comme de l'eau, par la création
de ces barbes multiples que les savants rangent dans la classe des
mucors. S'il est vrai, comme le prétendent les botanistes, que les
espèces inférieures fournissent dès les premières espèces des
spores, sporules, etc.; c'est-à-dire des espèces d'organes de reproduction; nous aurions bien près de nous la loi fondamentale qui
met sur la trace des créations organiques élémentaires. En arrêtant
l'action de l'air, de la lumière et des forces extérieures non définies, on ferait stationner la végétation dans les classes les plus
rudimentaires de la cryptogamie; on pourrait l'arrêter même au
point de départ globulaire; en forçant, au contraire, l'intervention
des forces extérieures, on atteint des végétations plus élevées. Les
forces libres possèdent des polarisations incontestables; mais, les
combinaisons géométriques de ces polarisations, dérivées des sta-
tions successives de l'agent instillateur, prennent des formes et des
dimensions si variées, que l'on est émerveillé des résultats que nous
fournit là-dessus la micrographie; voir même l'étude attentive de
nos grandes végétations à ciel ouvert. Il serait téméraire de m'engager ici plus avant sur ce terrain qui peut soumettre plus tard les
formes botaniques aux lois les plus exactes de la géométrie mécanique; je me bornerai à fournir ce simple aperçu; dans lequel je
suis loin de placer tout ce que je sais et tout ce que j'ai vu; c'est
bien assez déjà, pour la théorie, de me tenir dans les lois générales.

IV

Cellulation.

Il existe un singulier moyen de figurer la cellulation végétale
dans toute sa contexture. Si vous faites chauffer dans un grand

vase de fer étamé de cinquante centimètres de diamètre, de l'huile de ricin avec du jus de brou pur; lorsque l'on pense que la clarification de l'huile a pu s'effectuer, et qu'on abandonne le vase à lui-même, on trouvera l'huile encore lactescente par le battage du mélange entre les deux liquides, séparée en cases entièrement semblables aux cellules des végétaux, telles que le microscope nous les fait voir. Et chaque case semble séparée si profondément de sa voisine qu'on pourrait placer entre elles une lame de couteau sans les déranger. En un mot, des caillots singuliers se détachent de façon à simuler complétement une cellulation retournée, en ce sens que ce qui semble plein dans les végétaux, semble vide dans l'huile de ricin. Ou plutôt est occupé par un liquide transparent; tandis que la partie centrale est lactescente. Il est très-difficile de faire comprendre à qui ne l'a pas vu la singularité de ce phénomène très-net, très-clair, très-prononcé! J'engage beaucoup ceux qui pourront répéter cette expérience à le faire; car il y a là un phénomène de FORME-PRINCIPE qui ne doit pas échapper au physiologiste. J'ai dit comment je supposais que les corps pyrophoriques agissent sur les mucilages pour les constituer organiquement; il n'est donc pas indifférent de les voir fournir la figure normale des cellulations en dehors de tout organisme. J'ai répété la même chose avec du sucre dit cassonade; le phénomène se produit encore de même, mais avec bien moins de clarté et de profondeur.

Mais, passons aux cellulations réelles. Quand l'état globulaire-type n'est pas suffisamment institué pour se jeter de suite dans les voies cryptogamiques élémentaires, il se forme un arrangement particulier, désigné sous le nom de cellulaire, parce qu'il ressemble un peu à la figure des cellules d'abeilles. La forme cellulaire naturelle ne dérive cependant pas, je crois, du même mécanisme que les cellules d'abeilles. Ces dernières ont l'air d'établir leurs hexagones du premier coup; tandis que les liquides commencent par former de simples cercles qui, en se comprimant, en envahissant, même, les uns sur les autres finissent par prendre des diamètres variés, des formes spéciales dont le type rentre assez souvent dans l'hexagonal. Quoi qu'il en soit, la forme initiale est le cercle; ainsi qu'on pourra s'en convaincre en suivant pas à pas l'expérience que je vais présenter maintenant.

SECONDE EXPÉRIENCE.

Nous avons choisi la dextrine pour élucider les questions de globulisation élémentaire; nous pouvons nous servir encore de la même dissolution pour connaître les lois qui président aux mouvements de cellulation; il suffit d'attendre, une fois la globulisation bien formée, que la cellulation veuille bien apparaître à son tour. A un moment donné, les globules de la dextrine sont si nombreux, qu'ils apparaissent au sommet de la dissolution d'une façon visible. Mais leur agglomération ne prend pas généralement une forme confuse; on voit se former des vides et des pleins affectant la forme des yeux du bouillon gras; c'est-à-dire une série de cercles accolés. Bientôt, ces cercles éprouvant un mouvement de distension progressif, se pressent limbe contre limbe, s'envahissent sur leurs contours, s'enchevêtrent; et finissent, en se solidifiant, par revêtir cette forme complexe et compliquée dont nous parlions ci-dessus. Ce que je tiens à signaler, avant tout, c'est que ce qu'on appelle la forme cellulaire, l'élément cellulaire, naît initialement, a comme type la forme vraiment cycloïde.

Quand le mouvement auquel obéissent les globules s'est établi en des centres multiples qui vont composer la cellule, ces globules se soudent, s'affermissent et composent des cloisons très-résistantes. J'ai obtenu des cellulations aussi résistantes que celles des abeilles, et qui avaient trois fois le diamètre ordinaire de celles-ci; il suffit, pour cela, d'augmenter la grandeur du vase récepteur et la force des courants électriques. Je ne crois pas qu'il y ait de bornes assignables aux diamètres qu'on pourrait obtenir par ce moyen. Cette cellulation est nette, solide, et de la plus grande curiosité scientifique. On peut étudier ainsi, sans microscope, la marche que suit la nature dans ses travaux les plus mystérieux; à cause de cela je pense que les chercheurs ne s'arrêteront pas devant les difficultés très-réelles de la mise en train, pour jouir d'un spectacle aussi nouveau et aussi instructif.

V

Forme albumineuse.

J'ai dit en commençant, que mon travail consisterait à créer de toutes pièces, *au moyen des forces libres seules*, toutes les formes physiologiques; nous venons de réaliser le globule, la cryptogamie, la cellulation, arrivons à la forme albumineuse. Quoique cette forme albumineuse coexiste le plus souvent contemporainement avec la formation des globules, je n'ai pas cru devoir la décrire en même temps que la globulisation, la cryptogamie et la cellulation qui dérivent en quelque sorte de la même expérience Ici nous allons changer la dissolution pour montrer avec cette dissolution précieuse, un des plus grands phénomènes physiologiques qu'il soit donné à l'homme d'atteindre, la transformation du sucre de canne, substance si bien définie, en un liquide ayant tous les caractères EXTÉRIEURS du blanc d'œuf. Je dis les caractères extérieurs, et voici pourquoi : les forces libres changent plutôt et généralement la forme des corps que leur composition chimique. C'est ainsi que le phosphore rouge, le soufre chauffé, l'arsenic vitrifié restent bien du phosphore, du soufre, de l'arsenic, quoique beaucoup de leurs réactions aient changé. Voici un nouveau phénomène du même ordre; seulement, comme il s'agit ici de la forme organique la plus puissante, la plus riche, mais la plus obscure, la plus difficile à obtenir; notre travail prend les dimensions d'une grande œuvre; car, sonder les mystères physiologiques qui créent l'albumine c'est entrer dans le sanctuaire de la vie élémentaire; c'est attaquer la place forte de l'inconnu!

Eh bien, aujourd'hui il n'est plus possible d'ignorer comment la nature s'y prend pour former le blanc d'œuf, les gommes, les résines, toutes les matières glutinées en un mot.

Si je soumets aux forces libres : 1° à l'électricité avant tout et par-dessus tout; 2° aux lames de platine à large surface; 3° aux pyrophores, une dissolution de sucre de canne, peu cristallisée (des sortes havane, bambou, etc.), au bout d'un temps assez court, je retirerai ma dissolution, initialement diffluente; non pas légèrement agglutinée, non pas ayant de la ressemblance à ceci, à cela... Je retirerai du blanc d'œuf... et si bien blanc d'œuf, que tout chimiste, désormais, sera forcé, en pareil cas, d'essayer ce nouveau corps à la dissolution cupro-potassique; réactif des albumines, pour ne pas errer sur sa nature. Je n'ai qu'un mot à ajouter pour convaincre mon lecteur à cet égard : j'avoue à ma honte que j'ai été forcé de le faire lors de ma première découverte; ayant peur d'avoir pris un verre à albumine pour un verre à sucre! Et pourtant j'ai assez payé en travail expérimental pour qu'on veuille bien m'accorder quelque discernement pratique. C'est alors que, dans mon dépit, j'ai voulu fixer la valeur analytique du nouveau corps; cela m'a conduit à une série de réactions sur tous les similaires, gommes, dextrines, mucilages, etc., qu'on ne trouve nulle part, et qui établissent une gamme analytique fort curieuse et qui fera l'objet d'un des chapitres de ce travail. L'expérience ci-dessus peut être reprise avec bien d'autres liquides complexes que le sucre natif; c'est ainsi qu'en employant la partie restée liquide des cocos qu'on nous envoie en Europe; partie qu'on croit épuisée globulairement, on obtient une albuminisation très-remarquable, différant dans ses éléments de celle des sucres, en ce qu'elle porte de la gomme, du sucre, etc., j'en dirai autant du petit-lait qui se montre encore assez riche en globules.

Ces travaux sur les mouvements intimes des liquides, sur les agglutinations en particulier, nous poussent bien loin de ce qu'on nous enseigne aujourd'hui; prenons pour juge ce que le dernier traité de chimie imprimé nous donne à cet égard :

C'est la globulisation incessante des sèves dans les troncs, les tiges et les tigelles occlus qui forme la cellulation végétale; du même coup, que les sucres, la gomme, les résines, les caoutchouc, et sont produits par une scission correspondante; aussi franche que la scission du sucre en cryptogame ferment-globule, en alcool et gaz. Dans les sèves on n'a pas su constater l'état globulaire parce que la consistance de ces globules est trop faible pour résister à la tension qu'ils éprouvent à l'air libre, sous l'impression des lois de l'équilibre des liquides. Mais, examinez une tranche cellulaire assez épaisse pour faire voir ses éléments complexes; vous vous convaincrez facilement que les noyaux intercellulaires, qu'on prend jusqu'ici pour ceci ou pour cela, ne sont pas autre chose que la globulisation rudimentaire, qui doit porter l'élément cellule dans des parties végétales nouvelles. Il suffit d'étudier à la main la contexture générale des fruits naissants, pour se convaincre que la globulisation, dans un liquide cloîtré, forme symétriquement la pulpe du fruit. Il en est de même dans la construction de l'œuf animal, le jaune naît par globulisation d'un liquide complexe.

L'alcool, qui fait la joie et la gloire des chimistes classificateurs modernes, n'est pas autre chose qu'un liquide albuminisé puisqu'il a une agglutination normale; ainsi qu'on peut s'en convaincre par la plus simple inspection du verre autour duquel on en fait tourner une partie minime.

Cette agglutination n'est pas aussi résistante que celle du blanc d'œuf sans doute... Mais celle du blanc d'œuf est-elle de la force des térébenthines? celle des térébenthines de la force des caoutchouc? enfin celle des caoutchouc de la force des ligneux? Tout est gradué dans ces éléments, dont le principe seul est uniforme et absolu. L'albumine se place dans la série moyenne, et suffit pour bien nous faire comprendre la loi qui régit ses congestions.

Ici, nous nous trouvons en face d'une question alimentaire de la plus grande importance. Tous les sucres ne s'albuminisent pas ; ou plutôt, les expériences que j'ai tentées m'ont fait penser que la cristallisation avancée, trop avancée, empêchait l'albuminisation. Que conclure de ceci pratiquement?... Est-il sage d'introduire dans l'organisme une matière si agréable, si séduisante qu'elle se montre, sous une forme qui la rend impropre à recevoir et à garder l'impression des forces libres? Ne serait-ce pas là le point de départ de tous ces diabétismes, de ces phthisies qui reconnaissent pour source un appauvrissement des parties agglutinatives des liquides organiques? Cela ne fait pas un doute pour moi ; je me suis assez étendu ailleurs, sur ce sujet, pour n'avoir pas à y revenir ; je me borne à le rappeler pour mémoire. C'est à la science qui prétend diriger l'hygiène publique à aviser!

Continuons!

VI

Odeurs, saveurs, couleurs.

Le travail des forces libres, divisé en globulisation et en albuminisation, *proportionnelle à la faculté qu'a le liquide de* COERCER *les forces libres*, a encore une part que j'ai laissée à dessein de côté, pour mieux me faire comprendre : il s'agit de l'odeur, de la saveur, de la couleur développées dans les créations organiques. Si au lieu d'agir sur une dissolution de sucre albuminisable, vous prenez des fécules, des farines, des carbures, en un mot, moins solubles que le sucre, la force libre ayant un poids trop lourd à soulever n'agira que pour partie sur la dissolution ; et l'on obtiendra ainsi des odorances sans nombre, qu'on a attribuées jusqu'ici à des créations ridicules d'acides organiques qui n'en sont pas coupables. Mais le sucre albuminoïde l'emporte sur tout le reste par la puissance de ses odorances, de ses saveurs, et de ses carbures lorsqu'il arrive au contact de la lumière, dans des cas bien connus physiologiquement. On peut dire même, que c'est la dispersion des forces enchaînées dans les liquides agglutinés, qui crée l'odorance. On dirait que c'est une force qui coule, après avoir été longtemps enchaînée dans son cours. C'est ainsi que l'oxygène, UN CORPS SIMPLE, prend de l'odorance après avoir été forcé de recéler dans ses flancs la force libre électrique qu'on lui impose. C'est ainsi que les résines, les essences, tout ce qui a subi une agglutination, se montre si odorant. La putréfaction est-elle autre chose que la dispersion des forces enchaînées dans les liquides agglutinatifs ? Si l'on isole ces liquides agglutinatifs des composés fixés, il n'y a plus d'odorance pas plus que de putréfaction. C'est ce qui arrive pour les fumiers, les cadavres, l'urine, etc. Je ne crains donc pas de répéter hautement ce que j'ai dit déjà de la fermentation générale, sortant d'une dispersion de mouvement condensé dans un ferment albuminoïde, L'ODORANCE NAÎT DE L'ÉCOULEMENT D'UNE FORCE LIBRE EMPRISONNÉE DANS LES CORPS, et comme la saveur, la coloration, suivent pas à pas l'odorance ; ou la suivraient sensiblement, si nous savions or ganiser nos expériences avec assez d'intelligence, ce que je dis de l'odorance, je le répète pour la saveur et pour la coloration. Voilà pourquoi le chlore, le brôme, l'iode sont odorants et colorés ; ils portent des forces libres dans leurs flancs ; quelles forces, me direz-vous ? Les forces qui les différencient de l'hydrogène, de l'oxygène et de l'azote dont ils sont les congénères ; de la série-type, point de départ de toute action chimique.

Pourquoi les gaz ne seraient-ils pas soumis à la grande loi qui semble régir la nature entière ; et que nous apercevons seulement dans les liquides organiques complexes, parce que nos facultés intellectuelles n'ont qu'une puissance moyenne, taillée à la hauteur de ces combinaisons résistantes.

Je suis convaincu que les substances ont été polarisées par scission dans l'origine ; et que cette scission d'une puissance ineffable est ce qui a constitué la grande œuvre de Dieu... la création ! Tout était néant et repos, dans le monde, avant ces scissions colossales... Dieu, appliquant sa force aux tonalisations trop arrêtées d'une matière inerte, dit : que la scission se fasse, et tout se mit en mouvement dans l'univers. Les forces libres s'appliquèrent aux gaz comme aux liquides et aux solides ; et, par cette incubation magique, ils produisirent la densité relative pour les gaz, la globulisation organique dans les liquides, la cristallisation des solides. L'hydrogène fut l'alcool de la trinité des gaz : hydrogène, oxygène, azote ; parmi lesquels l'oxygène se trouva accaparer la plus grande partie du *mouvement efficace*, et l'azote une sorte de globulisation. Et cette série-type, se reproduisit à des octaves différentes, sous le nom de chlore, brôme, iode, soufre, phosphore, charbon, etc. Dans tous ces cas divers, c'est si bien une force libre qui est en jeu, et qui marche dans les flancs des gaz, des liquides, des solides, qu'on peut la constater par induction dans le cas d'albuminisation du sucre.

EXPÉRIENCE.

En effet, lorsqu'on place la dissolution albuminoïde électrisée dans un verre à expérience, de moyenne dimension ; et, qu'avec une baguette de verre on tire à soi une de ces filandres formées par le filage ordinaire des albumines bien concrétées ; cette filandre s'en va rechercher les bords du verre, au delà des limites du plan extrême du liquide, en formant, s'il le faut, un angle de déviation de quatre-vingt-dix degrés. Décelant son origine électrique, par le signe le plus vulgaire et le plus irrécusable, le contact polarisé, la décharge sur son antagoniste. Il est presque inutile d'ajouter que le temps fait changer tout cela, en diminuant progressivement les effets généraux indiqués ci-dessus. Ainsi, la coagulabilité cesse la première ; l'albuminisation vient ensuite ; ce qui reste le plus longtemps, c'est le pouvoir des décharges électriques. Néanmoins, j'ai conservé pendant un an, une liqueur qui n'avait perdu que la faculté de se coaguler. Rien n'est plus curieux que cet effet électrique placé dans un liquide ; nous sommes si peu habitués aux phénomènes de ce genre, qu'on ne peut s'empêcher, pendant longtemps, de jouer avec les filandres comme des enfants ; l'homme aime tant à saisir le mouvement dans toutes ses phases'... C'est pour cela sans doute que l'aspect de la mer mugissante, le fracas des cascades, le murmure des ruisseaux ont un si grand empire sur nos sens? Mais de telles expériences ne sont pas destinées à constituer de petits jouets pour les physiologistes, le bris des machines à vapeur ressort des enseignements que nous y puisons. On a cherché à expliquer par tous les moyens possibles, même en établissant un négatif et un positif d'antagonisme dans les machines, la rupture violente et inattendue des bouilleurs ; il suffit d'électriser de l'eau ou un liquide complexe, puis de le faire bouillir, pour voir se reproduire les effets de projection, de détonation et de bris qu'on remarque dans les bouilleurs à vapeur. Prenez un tube de verre à chauffer les produits chimiques, placez-le sur un foyer de chaleur quelconque, le liquide électrisé vous surprendra par son opiniâtreté à repousser un mouvement en plus ; celui du calorique en ce cas ; il sera violemment projeté hors du tube, comme s'il y avait dans son sein de la poudre à canon. La surface du liquide reste plane, refuse de bouillir ; mais détone obstinément.

VII

Membrane de l'œuf.

Il se produit des phénomènes extrêmement curieux, lorsqu'on se sert du sucre albuminoïde, avec des combinaisons spéciales. En voici une entre autres : j'avais traité du sucre modifiable coupé d'urine fermentée par des lames de platine soumises à la lumière. Au bout d'un certain temps j'obtins un liquide fermentant *dont l'odeur était identique avec celle de la levûre de bière;* ou plutôt des bières légèrement oxydées. Je mêlai de cette liqueur dans un verre contenant de la farine de froment cuite à l'état de dissolution si légère, qu'on ne distinguait qu'un liquide laiteux une fois le mélange opéré. Il y a mieux, le repos d'un seul jour produisit un faible dépôt floconneux qui laissa la presque totalité du liquide d'une limpidité très-grande. Au bout de huit jours environ je trouvai sur le liquide toujours pur et clair des globules qui surnageaient la liqueur; globules nouveaux, complétement étrangers à ceux qui pouvaient avoir appartenu aux substances engagées dans la dissolution. Je suivis la marche de cette globulisation et j'obtins, au bout d'un temps dont je n'ai plus souvenir, une membrane d'une pureté extrême, résistante à la pression, composée de ces petits globules que j'ai décrits ci-dessus. L'aspect général de cette création offrait une si grande netteté, une si exacte perfection de blancheur et de formes, qu'il eût été impossible de la distinguer de cette belle membrane intérieure de l'œuf des oiseaux, et qu'on nomme *membrane de la coque.* Un fait qui m'a semblé utile à noter, c'est que l'état hygrométrique de l'air avait une influence extrême sur ce produit; l'humidité détendait la membrane d'une façon très-saisissable, surtout au microscope, lorsqu'on en brisait un coin pour en faire une étude séparée; au contraire, les temps secs rapprochaient si fort les globules, que la résistance devenait extrême. J'ai conservé cette membrane jusqu'au mauvais temps, qui a fini par changer l'état membraneux en une cryptogamie variée. Je viens de décrire ce que j'ai vu avec la dernière exactitude, j'abandonne l'examen de ces faits aux réflexions des physiologistes. Avec du soin et du temps que n'obtiendrait-on pas dans cette voie?

VIII

Trame animale, tissus, vaisseaux.

Si l'on veut bien se rendre compte des éléments complexes qui se sont trouvés en présence dans le produit-membrane formé ci-dessus, on verra qu'il existait là tous les éléments propres à consti-tuer une trame réellement animale; car, le sucre, la farine, l'urine fournissent, par leur décomposition, tout ce qui est nécessaire aux constructions de ce genre. Un jour, je voulus voir à fond ce qui se passait dans le feutrement de ces globules qui étaient venus ini-tialement se placer côte à côte, seulement, au sommet de la liqueur. Pour d'autres raisons, que je donnerai bientôt, j'étais amené à me poser les principes suivants dans les créations organi-ques, en prenant les choses depuis le point le plus rudimentaire:

1° Le globule, comme je l'ai déjà dit et fait voir par d'autres expériences plus élémentaires, le globule, dis-je, se forme toujours par la scission des éléments d'un liquide complexe soumis à une force libre. Cette force n'est pas toujours aussi apparente que l'électricité, la chaleur, la lumière.

2° Tant que le globule est régulièrement soumis à cette force, il vague dans le liquide, *il circule* sans essayer de réaliser aucun groupement saisissable. Aussitôt que la force libre qui presse le globule vient à baisser, ce globule commence à *chercher des grou-pements*, dont la forme varie suivant les liquides.

3° Si le mouvement des forces libres continue à perdre de son intensité, au point de devenir assez impuissant pour ne plus soulever et mettre en marche les globules, ces derniers déjà groupés, ou en train de se grouper, subissent une polarisation, propre à leur nature de composition spéciale; et forment des chapelets qui se tubulent, en absorbant dans leur canalisation intérieure des séries entières de globules de même composition qu'eux. C'est à ce moment que la vascularité est réalisée ; et que la vie individuelle du globule cesse, pour se changer dans la vie d'ensemble.

Enfin, par la superposition et le feutrement de ces éléments divers ; peut-être aussi par une anastomose subséquente, les créations s'organisent et obéissent aux lois embryonnaires qui les commandent.

Ayant eu l'occasion de traiter en grand des jus de brou concentrés, il m'arriva de trouver un tonnelet de cinquante litres rempli, au tiers, de caillots noirs en tout semblables à ceux du sang ; forme, consistance, trépidation ; c'était à s'y méprendre ; on sentait même organiquement cette mauvaise impression que fait le sang sur l'homme qui ne s'est pas familiarisé avec les maniements de ces produits organiques. J'examinai au microscope la trame des caillots ; elle était purement globulaire, comme celle du sang. Mais, ayant abandonné un caillot à lui-même, et en ayant repris une coupe au microscope, je fus fort étonné de le voir organisé. D'autres travaux interrompirent de nouvelles recherches, jusqu'au moment où, frappé du travail de la membrane blanche décrite au commencement de ce chapitre, j'en repris parallèlement la recherche sur les caillots de brou. Alors, je pus me convaincre, en suivant pas à pas dans les liquides : 1° leur globulisation ; 2° la circulation et le groupement des globules formés ; 3° la tubulisation et le feutrement de ces globules ; que les phénomènes observés à l'égard de ces deux composés se reproduisent identiquement dans toute la nature. C'est ce qui fit que j'en recherchai et en constatai la similitude sur nombre de combinaisons instaurées suivant cette vue. J'ai gardé en ma possession les caillots de brou dont quelques-uns étaient gros comme le poing. J'ai gardé encore des membranes, une entre autres qui avait, dans le principe, un mètre de long sur cinquante-cinq centimètres de large ; réduite à moitié, aujourd'hui, par tous les emprunts que je lui ai faits ; et qui a été vue par des savants de premier ordre.

IX

Coloration du sang, caillot.

C'est ici qu'on doit placer ce que nous avons à dire de la coloration du sang. Quand un aggloméral de globules se forme en caillot, parce qu'il peut conserver dans sa masse une puissance de liquidité, ou autrement, qui ne le force pas à se constituer en groupes trop définis, et finalement en tubulisation ; ce caillot garde une coloration intense, en rapport avec la couleur de la dissolution qui lui a donné naissance ; c'est ainsi que le brou, le sang, le lait, sont fortement colorés en noir, en rouge, en blanc, etc. Mais, si, aux mêmes éléments on joint du sucre et beaucoup d'eau, ces caillots ne peuvent plus exister comme masse homogène, faisant opposition à la tubulisation qui les menace ; ils se feutrent, se font membrane, ce qui donne naissance à toutes les formations organiques des liquides, que les cryptogamistes ont eu le génie d'appeler micoderma vini, cerevisiæ, etc. Un mot ne suffit-il pas à la science ?...

Nous qui n'avons pas de ces échappées de vue bienheureuses que donne la consécration du génie, nous sommes forcé de remonter jusqu'au principe qui régit ces divers phénomènes ; or, je dirai niaisement : *« Un caillot est une masse globulaire dont la tubulisation est entravée par la puissance relative de sa masse. »*

Au contraire, je dirai des membranes et des formations membraniformes : *« Une membrane est une création globulaire qui a atteint la tubulisation et le feutrement, à cause du peu de résistance qu'offrait sa masse à la tubulisation, opérée par la perte de son mouvement propre. »*

Il ressort des indications ci-dessus, que la coloration du sang, notamment, doit se trouver dans un rapport inverse d'intensité avec la présence de substances qui écartent ses globules comme le sucre, l'albumine, l'eau ; les sels dispersifs en excès, carbonates de sonde, de potasse, d'ammoniaque, etc. Le sang des veines contient moins d'eau que le sang des artères. (Bernard, II° volume des *Liquides*.)

Il n'est pas difficile non plus de se rendre compte à présent pourquoi le caillot des fiévreux, etc., se revêt à la surface d'une *couenne* dite *inflammatoire*. Le sang des fébricitants éprouvant cette distension qui est la cause première de la pyrexie, perd la cohésion de masse dont je parlais ci-dessus et détermine la tubulisation membraniforme des couennes. C'est ce que confirme entièrement les expériences rapportées par M. Claude Bernard, volume Ier des *Liquides de l'organisme*, page 414 et suivantes. On y voit que tous les moyens employés pour conserver à la masse globulaire du sang le mouvement qui leur est propre, favorise la prise en caillot. Qu'on surmène le cheval, par une course prolongée, comme on l'a fait à Alfort; qu'on maintienne l'éprouvette dans l'eau chaude, suivant le travail de MM. Trousseau et Leblanc, le résultat est le même. La fibrination supérieure cesse de s'y montrer. Qu'est-ce donc que cette fibrination?

X

Fibrine.

La fibrine n'est pas autre chose que la tubulisation spontanée de la portion albuminoïde qui existe au milieu de la masse sanguine. Le battage enlevant à cette portion moins protégée que la globulaire contre les atteintes extérieures, la force à se tubuliser; c'est-à-dire lui enlevant le mouvement libre qu'elle possédait pendant la vie du liquide. On croyait autrefois que c'était la trame fibrinaire d'où dépendait le caillot du sang; M. Bernard a fait voir que du sang défibriné pouvait se cailler encore en certains cas. De même, une autre expérience du même physiologiste nous montre de l'albumine de l'œuf, se solidifiant avec les apparences fibrinaires lorsqu'on la mêle avec le liquide du sang. (Page 420, *Liquides de l'organisme*.) N'en est-il pas ainsi encore de toutes les combinaisons qui perdent leur mouvement, par l'association avec des corps en voie de se désorganiser? Il n'est pas même besoin, pour cela, d'avoir recours à des principes étrangers; qu'on fasse une saignée coup sur coup, comme celle indiquée dans le même auteur (*loc. cit.*,

p. 424), on verra la fibrine persister dans le sang, et même augmenter en quantité. La fibrination étant la mort de la forme albuminoïde, cette fibrination doit suivre constamment les états physiologiques ou pathologiques qui déterminent une moindre albuminisation des carbures, par la tension énergique de la force générale organique.

XI

Albumine du sang.

L'albumine étant un produit déjà scindé, ne semble plus posséder la propriété de se globuliser. Aussi, soumise en dissolution dans l'eau aux courants électriques, on n'en tire que peu ou pas de création globulaire; à moins qu'on n'accorde, comme je l'ai dit plus haut, que l'albumine aurait une globulisation si petite, qu'elle serait très-difficile à étudier par le microscope. Il se forme de suite ces filaments décrits par quelques physiologistes et qu'on retrouve aussi dans les sucres non modifiables, et dans certains liquides désorganisés. On pourrait dire, à cause de cela, que l'albumine est un composé très-remarquablement scindé; et comme de tels produits représentent des espèces d'excréments dans l'organisme, il n'est pas étonnant de voir l'albumine dominer dans les selles, l'urine, les mucus du nez, de la salive, etc. Dans l'hiver surtout, la masse vivante comprimée, relativement, par la température extérieure, tend à se débarrasser d'une partie de son albumine d'une façon toute particulière; cela détermine ces rhumes, ces catarrhes trop connus des vieillards. Néanmoins, si l'on admet avec M. Bernard que le sérum du sang est chargé de fournir aux globules la force libre dont ils ont besoin; fait irrécusable; si l'on réfléchit aux lois générales de la physique; on voit que l'albumine est le menstrue qui nourrit ou qui entretient la force libre enroulée autour des globules. L'expérience que je donne pour le sucre modifiable va éclairer d'une façon bien inattendue tout cet ordre de phénomènes. J'ai dit combien il est difficile d'agir sur le sucre modifiable pendant les mois humides ou froids; serait-il trop osé de penser que les maladies putrides, fièvre typhoïde, fièvre jaune, choléra, peste, etc., seraient la conséquence du milieu extérieur sur l'albuminisation des corps qui doivent composer plus tard le sérum? Si ce sérum ne s'albuminise pas assez, que deviendra la statique du liquide complexe appelé sang? Elle se scindera, elle amènera le cortège des maladies putrides : viscosité des globules, sucrage imparfait du sérum, non coagulabilité des palettes, extravasations, hémorrhagies, ramollissements des tissus, etc.

La seule impression nouvelle que puisse subir l'albumine est la tubulisation; aussi est-on certain de la distinguer de tout liquide complexe lorsqu'on voit se former quelque part des fibrilles spontanées comme cela a lieu dans le sucre non modifiable, dans l'urine, etc. Il n'en est pas de même des sucres albuminoïdes sans aucun doute; qui peut prévoir aujourd'hui quel parti on tirera plus tard de liquides dans lesquels on a empilé de l'électricité au point de s'attacher au verre, comme je l'ai dit ci-dessus, par de vraies décharges électro-statiques? Dans le choléra, la fièvre typhoïde et les maladies ataxiques en général, on a essayé tous les toniques possibles; même l'électricité à haute dose; mais cette électricité était à l'état libre, si je puis m'exprimer ainsi; répondant, dans la clinique, à un gaz sec; il n'en sera plus de même ici; cette force libre se trouve dissoute pour la première fois dans un menstrue qui n'a rien de détonant, comme la bouteille de Leyde hydraulique, ou tout autre arrangement sans connexion d'éléments.

Je ferai remarquer en passant combien est grave cette question des modifications albuminoïdes des sucres; car l'hygiène publique peut se trouver déviée, sans qu'on s'en doute, par les changements introduits dans l'alimentation générale. Les hygiénistes répondront à cela : que de tels faits ne peuvent être prévus; je le sais fort bien; mais alors il faut être d'une grande prudence dans les enseignements qu'on applique à la nourriture de tous les jours. Rappelons-nous qu'il existe en nous une certaine chaleur naturelle, sorte de résultante des forces libres engagées dans l'organisme. Cette chaleur ne demande pas mieux que d'emmagasiner son trop plein, en des substances susceptibles de retenir et de condenser ce trop plein pour un emploi postérieur. Or, c'est la forme albuminoïde que semble revêtir les substances qui ont eu la propriété d'accaparer la force libre intérieure en excès, pour créer ces réserves qui sont nécessaires à la marche d'une machine aussi compliquée et aussi exigeante que le corps des animaux. Si l'expérience présentée par M. Cl. Bernard, page 272 et suivantes des *Liquides de l'organisme* est confirmée par l'expérience; s'il est vrai encore que : la question de la coloration du sang, c'est-à-dire la base de l'action organique générale, *se trouve ramenée à la recherche des modifications que l'influence nerveuse apporte dans le sérum;* il est clair que l'albuminisation des substances alimentaires devient un fait capital dans l'hygiène publique. Qu'adviendrait-il donc si nous nous mettons à ingérer des substances impropres à cette condensation si désirable? Il surviendra la phthisie, le scrofule, le scorbut, et ces maladies nerveuses, qui représentent la paralysie des mouvements intimes de l'énormon; et qui, s'attachant aux populations, aux femmes surtout, ne laisseront bientôt plus que des nations de vaporeux et d'aliénés; ces affections mauvaises semblent en ce moment envahir les grandes villes où l'hygiène publique tourne au sucrage exagéré, non albuminisable. J'en ai dit assez ailleurs là-dessus, pour que je n'aie pas besoin de m'étendre plus longtemps sur ce sujet. Seulement, qu'on sache bien, encore une fois, que l'hygiène publique marche dans les faits usuels comme un aveugle qui a perdu son bâton... Le bâton de l'expérience des siècles! On mange du pain comme on n'en fit jamais autrefois nulle part... le vin, le sucre, la bière sont tombés dans le produit chimique. Un élément aussi *singularisé* que le sucre très-cristallisé, n'est plus propre à entrer dans les matériaux de l'organisme, aussi passe-t-il à travers cet organisme comme de l'eau à travers un crible; en y laissant peu de traces certaines de son utilité architectonique; tout au plus sert-il à introduire ces forces factices et éphémères de tension générale que M. Liebig a cru devoir ranger dans des faits solitaires de respiration, parce qu'il n'avait pas la clef du travail organique.

J'en dirai autant à l'égard des urines; on a regardé jusqu'ici l'urination comme une excrétion vague de tous les produits désormais inutilisables dans l'organisme. Et cependant, dans l'urine il y a une partie albumineuse très-notable. Peut-être devrais-je dire très-importante à considérer. Je crois, en dehors de l'idée que je viens de citer, qu'on doit surtout regarder l'urine comme la partie organique liquide qui, ayant été soumise à la globulisation dans plusieurs organes, dits de sécrétion, à cause de cela, a subi cette globulisation de façon à être suffisamment dépouillée des éléments globulisables; elle est donc devenue de peu de valeur réparatrice dans l'organisme. Pour moi, la grande fonction organique, représentée par le travail du foie surtout, consiste à scinder un liquide complexe : 1° en une portion globulisée; 2° en une portion plus ou moins albumineuse, saline, liquide. L'organisme s'empare dans ce travail séparateur des produits fractionnés qui lui sont utiles; et il rejette par des organes excréteurs spéciaux ceux qu'il ne peut employer.

La fonction du foie est si complexe, si générale, qu'on serait tenté de la regarder comme presque entièrement physique. Il agit, sur le sang, au moyen d'une force *énormon* d'une puissance extrême; comme nos piles agissent sur les liquides que nous leur soumettons. Sous son influence, tous les produits de détail se divisent; et les glandes spéciales n'ont qu'à les reprendre pour en opérer le triage et la distribution; soit au dedans, soit au dehors de l'économie vivante. Était-on bien fondé, dans ces derniers temps, à établir une sécrétion automate dans les glandes spéciales, au lieu de conserver l'ancienne idée de triage simple? Voilà ce qui ne me semble pas suffisamment élucidé. Si la glande spéciale effectue une nouvelle mutation sur le liquide qui lui est soumis, cette mutation n'est pas d'une grande importance; elle ne constitue peut-être souvent qu'un changement physique d'épaississement, d'hydratation, etc. Pour prouver que certains organes de sécrétion ont une action propre, M. Bernard (II° volume des *Liquides*, page 7) fait remarquer l'influence de l'essence de térébenthine et des asperges sur l'odorance des urines; ces substances n'ayant point besoin de passer par l'estomac et par le foie pour produire cet effet. Il suffit que je rappelle une expérience sur la dispersion des corps volatils pour ôter toute valeur à cet argument. Tous les corps modifient l'odeur des sécrétions et des excrétions; les essences tournent l'effet du côté dispersif dont l'odeur de violette est une étape fort remarquable; tandis que les substances acides produisent un effet opposé dans des circonstances du même ordre : mêlez de l'huile d'olive à l'essence de térébenthine, et prenez-en une cuillerée à café ; vos urines prendront en certaines circonstances une odeur de cannelle très-franche. Je ne connais pas de limites à ces expériences que j'ai beaucoup variées pour m'en rendre un compte exact. L'organisme, tout entier obéit aux lois nécessaires de la dispersion et de la condensation, produites par l'injection des séries de substances antagonistes. On a remarqué cela plus facilement qu'ailleurs dans les urines ; parce que la constatation en était très-facile ; qu'on se donne la peine de mieux chercher ailleurs, on trouvera les mêmes résultats expérimentaux.

Je le répète, l'urination serait, normalement, le rejet des portions du sang qui ont subi la scission globulaire organique des centres splanchniques glandulaires, etc., et qui ne peuvent désormais se maintenir dans l'équilibre de l'économie vivante. Que de causes concourent à détruire cet équilibre ; et à faire des urines le véhicule, à l'extérieur, des albumines et des scissions repoussées par l'équilibre dont nous venons de parler. Parmi ces causes infinies dans leur variété de combinaison nous devons placer en première ligne le froid et l'eau. J'en ai dit assez sur le froid, voyons quel est le mécanisme qui s'opère dans l'action de l'eau sur la machine vitale.

L'eau qui s'introduit en nous, soit par la périphérie, soit et surtout par les poumons, vient changer l'équilibre de l'énormon, particulièrement de cette force agglutinative concentrée dans le sérum du sang. Si l'on rapproche des expériences nombreuses que nous venons de passer en revue, deux expériences très-remarquables contenues dans les travaux de M. Bernard, à savoir : 1° que l'eau introduite dans la circulation, précipite en quelque sorte de l'albumine qui se dégage par l'urination ; 2° que de la constitution spéciale du sérum dérive telle ou telle coloration, coagulation, etc., on verra que l'eau introduite dans l'économie animale se substitue, pour partie, aux albumines dans l'accaparement des forces nerveuses accumulées ; et que, par suite de cet accaparement, une portion correspondante d'albumine est éliminée. Et, comme l'eau ne possède nullement l'agglutinativité électro-vitale dont jouissent les albuminoïdes, il s'ensuit que l'eau, au lieu de conserver à la réserve électro-vitale cette tendance centripète, enroulante sur les centres nerveux; l'eau, dispersive de sa nature, tend à délayer dans la masse circulatoire les forces si précieusement engagées dans les magasins nerveux; de là sort la fièvre qui n'est que la dilution des réserves agglutinatives de l'élément électro-vital sur les substances albuminoïdes, aptes à les rassembler, les drainer et les conserver dans un état convenable, pour être employées à tous les travaux de l'organisme. Tout ce qui introduit un excès d'eau dans le sang, au delà de l'équilibre normal, amène immédiatement la fièvre; manger des fruits très-aqueux; boire des boissons délayantes; vivre au voisinage des marais; dans des appartements fraichement enduits d'un plâtre qui rejette le surplus de son eau de cristallisation; ne pas se garantir des temps de brouillard, etc., etc.; tout cela conduit au même résultat... la fièvre!

C'est en vain que nos très-révérés cryptogamistes et entomologistes cherchent les créatures intéressantes qui doivent nous donner la fièvre; il suffit de prendre un microscope, on verra par la façon dont l'eau se dépose au voisinage des marais infectants, que c'est à un état globulaire spécial de l'eau qu'est due l'infection dont on cherche si loin la cause. Pourquoi les corps savants rient-ils de M. Raspail, faisant la chasse à ses vers; si eux-mêmes ils n'ont de tendresse que pour des bêtes, invisibles jusqu'ici, et qu'on ne verra pas de longtemps? Les organiciens, en médecine, ont été battus de tout temps par le logicien qui leur montre la vie résistant aux attaques de lésions monstrueuses; tandis que, au dire des organiciens, une follicule attaquée dans l'intestin amènerait la mort. J'en dirai autant aux entomologistes. Il existe des maladies propres à certains pays et à certaines époques climatériques, dans lesquelles le corps vivant est envahi en entier par des animalcules et même par des animaux énormes relativement; visibles à l'œil nu, saisissables à la main; certains animaux portent à l'état normal des parasites innombrables; mes digestions sont souvent viciées par les mêmes créations, spontanées pour l'œil, et rien ne se passe dans tous ces cas de très-extraordinaire pour la santé générale? tandis que des parasitaires introuvables nous foudroieraient dans nombre de cas, choléra, fièvre jaune, typhus, pestes, etc., ou nous mèneraient au tombeau d'une façon intermittente et rhythmique, comme dans les fièvres?... Ces faits sont trop compliqués; ils s'éloignent trop de cette physique générale qui fait la base des travaux de la nature pour qu'il en soit ainsi. C'est l'eau en excès, le froid, les agents accapareurs de mouvement en un mot qui nous donneront la clef de l'énigme.

J'ai vu des gens attraper le choléra, lorsqu'il était endémique; un cartonnier, pour avoir été se promener une heure ou deux dans une campagne humide, dans les bois de Bondi. Un épicier du passage Jouffroy mourut en deux heures pour être descendu à la cave chercher de la marchandise; un charcutier descendait la rue Notre-Dame-de-Lorette au moment du dîner, rapportant avec fierté, du marché, un superbe melon; le docteur Aussandau, dont il était le client, lui dit : « Prenez garde à votre melon! » Dans la soirée, Aussandau, appelé près de lui, le trouva mort et cyanosé. A la Havane, un Français de ma connaissance attrapa la fièvre jaune pour avoir bu une limonade! Maintenant, pourquoi n'attrape-t-on pas en tout temps et en tout lieu le choléra, la fièvre jaune, etc., parce qu'on boirait une limonade, parce qu'on mangerait du melon, etc.? Parce que la qualité et la quantité des forces libres que nous fournit l'atmosphère n'est pas toujours la même; nous passons, avec le cours du soleil marchant dans ses révolutions propres, à travers des espaces qui sont plus ou moins pourvus des forces libres dont nous avons besoin; ces espaces nous fournissent plus ou moins, bon ou mauvais, ce qui produit un état pathologique que nous nommons épidémique, mais qui, au fond, ne représente réellement qu'une façon d'être qualificative de l'aliment, — mouvement dont nous nous nourrissons. Si dans tel lieu de l'espace interplanétaire ce mouvement se trouve dilaté relativement, il contiendra de l'agglutinativité *en moins;* de sorte que nous devrons faire des efforts tout le temps que durera notre passage dans ces régions pour ne pas irriter la faiblesse des forces libres. Au lieu de cela, si nous traversons des contrées interplanétaires dans lequelles le mouvement soit condensé relativement, nous devrons employer journellement et transitoirement des moyens hygiéniques qui nous tiennent au-dessous de notre moyenne organique pour braver les irritations pathologiques qui ne manqueraient pas de se produire. Sans aller jusqu'aux épidémies et aux grandes constitutions médicales tout le monde connaît des natures délicates, chez les femmes surtout, qui sont prises de maussaderies ou de malaise à l'approche de l'eau ; lorsqu'elles sont accidentellement mouillées ; ou seulement lorsqu'elles visitent des endroits humides : je connais telle dame élégante, spirituelle et bien élevée, à laquelle je ne voudrais pas demander grand'chose les jours humides et pluvieux. Dans un certain conte de la Fontaine, il paraît que les sexes étaient retournés, puisque Nicaise avait peur de l'humidité des bois? J'ai connu une singulière femme... elle dévorait son mari de caresses par les temps secs, par le soleil, la chaleur, etc., et elle le battait par les temps humides ; tant son système nerveux se mettait facilement en équilibre de relation avec le mouvement libre extérieur et surtout avec la vapeur d'eau qui lui donnait une fièvre éphémère. Autrefois, Hippocrate et les grands maîtres de l'art médical mirent beaucoup de soin à surveiller ces grands phénomènes qui se révélaient à eux approximativement par la constitution des vents, des météores, du froid, du sec, de l'humide, etc. Aujourd'hui nous avons une telle science infuse que ces belles observations deviennent inutiles, et qu'on peut entendre dire à tel médecin avec une dédaigneuse emphase : « Moi, je ne suis pas chimiste ; » à tel autre : « Moi, je ne suis pas physicien ! » que diraient-ils s'il se rencontrait quelque farceur qui leur répondit : « Vous n'êtes donc que patenté D. M. P. !... »

L'eau, plus ou moins pure, ne peut arriver à des scissions très-tranchées ; il faut pour qu'elle atteigne ce résultat, qu'elle se trouve soumise à la loi fondamentale de toute action physiologique : la claustration. La pente d'un cours d'eau produit un écoulement correspondant ; et c'est cet écoulement relatif qui est antagoniste de la claustration et, partant, des scissions dérivantes. Il existe des rivières qui agissent physiologiquement comme de véritables marais dans leur cours ; ou seulement dans partie de ce cours ; à cause d'une pente trop faible. Et j'ai dit ailleurs ce qu'on doit entendre par claustration physiologique ; c'est-à-dire un état statique isolé des forces ambiantes. De l'eau qui coule, la mer, un fleuve, une rivière, un ruisseau, une masse d'eau quelconque, marchant suivant une pente sensible, ne subissent pas de claustration appréciable. Mais toute flaque d'eau, mare, marais, étang, lac sans

issue ; mer morte, fleuve arrêté dans sa course, rivière dérivée, etc.,
peuvent prendre un commencement et des traces de claustration
physiologique. À ce moment les forces libres ont une action spéciale sur les masses liquides ; elles les scindent en des éléments
actuels et possibles ; d'où dérive, notamment, une FORME *d'évaporation* spéciale à ces scissions ; ayant une grosseur ou une constitution propre ; qui, introduite dans l'économie de certains animaux y apportent des troubles fâcheux. Voilà pourquoi on peut se
garantir de certains effets des scissions paludéennes en se cou-
vrant la figure d'un voile ; ou en prenant diverses précautions équi-
valentes, qui troublent la forme des émissions paludéennes. L'eau,
scindée par le travail de claustration physiologique qu'elle a subi,
perd de sa force agglutinative, et tombe au-dessous de la moyenne
que nous lui reconnaissons empiriquement lorsqu'elle est à l'état
de mouvement libre, mer, fleuve, rivière, ruisseau, source jail-
lissante, etc. Elle entre alors dans l'organisme, avec une avidité
pour le mouvement, qui peut se comparer à un état de causticité
physique ; et notre organisme s'appauvrit d'autant. Ce sont les
albumines de la circulation, et finalement les centres nerveux qui
payent les imprudences que nous commettons en nous mettant en
rapport avec des eaux désagglutinées au-dessous de leur normale.
Tout dans la nature subit cette singulière nécessité du mouvement
général de se CONDENSER en un effet *centriprète*, ou de se DISPERSER
en un effet *centrifuge*. L'eau, qui est un des éléments les plus importants de la création, eût-elle échappé à cette grande loi physiologique ?... Ce n'est guère probable. Voilà pourquoi l'air de la mer
diffère si singulièrement de l'air des lacs intérieurs sans écoulement ; et encore beaucoup plus de celui des marais et des flaques
d'eau de tout nom et de tout espèce. Car, la vapeur des eaux suit
la nature des éléments dont elles sortent, avec aggravations sans
doute ; si l'on veut bien se rappeler que toute gazéification, vaporisation, etc., indiquent constamment un état sur-dispersif, par rapport à un liquide d'origine.

De même que les métaux ou des corps denses poussent les forces
libres à s'agglutiner dans certains liquides ; de même aussi les
carbures en décomposition et des substances poreuses peuvent les
aider à prendre ces mouvements dispersifs que nous désignerons

sous le nom d'effets paludéens. Les ivrognes, qui sont de grands physiciens, à ce qu'il paraît, ont remarqué depuis longtemps que du vin dans cet état dispersif si recherché, qu'on n'obtient que par une longue claustration en bouteille, perd de sa qualité si on le met en contact avec un verre trop épais; de là est née toute une industrie, celle des verres de Bohême; reprise dans ces derniers temps sous le nom de verres-mousseline; verres fort inférieurs aux premiers qui contenaient peu ou point de plomb. Il existe encore là un effet de mutation, dans les agglutinations latentes des liquides. Quand on voit des effets si singuliers se produire pour des contacts insaisissables, que doit-on dire de ce qui se passe pour les eaux thermales et jaillissantes?... Voudrait-on encore soutenir qu'il n'existe là qu'un effet purement chimique?... L'eau distillée reste lourde, malgré une sur-aération; tandis que les eaux de source, presque désaérées sont d'une légèreté proverbiale. D'où cela peut-il venir, si ce n'est d'un phénomène de plus ou moins grande agglutinativité du mouvement libre, introduit dans leur sein? Ce que je viens de dire, en m'étendant sur les liquides doit faire plus facilement comprendre ce qui a trait aux gaz et aux solides. L'air subit un état donné d'agglutinabilité qui varie comme pour les liquides et pour les solides en des circonstances faciles à prévoir. Il n'est donc pas étonnant qu'il amène dans l'économie vivante des états asthéniques ou sur-sthéniques suivant qu'il se trouve au-dessus ou au-dessous de sa moyenne normale. Les solides, le fer par exemple, perdent ou gagnent de l'agglutinativité, ce que nous nommons cohésion, élasticité, etc., en des cas divers, trop connus pour que j'aie besoin de les relater ici. En un mot, tout dans la nature, gazeux, liquide ou solide obéit à la grande loi de l'agglutinativité des forces libres ou à leur dispersion; les liquides restant le type le plus parfait, de cet état, puisqu'il est presque le seul visible. Et cette série prend depuis les éthers, chez lesquels l'agglutination est presque insaisissable, jusqu'aux albuminoïdes sur lesquels on peut la suivre et l'étirer à la filière.

XII

Le sucre.

Qu'est-ce donc enfin que le sucre? D'où vient-il, comment se forme-t-il?...

Pour moi, et sans attendre les déductions sorties des laborieuses expériences auxquelles je me suis livré, je dirai de suite : « Le sucre n'est pas une formation... mais une DÉFORMATION *organique!*... comme l'ammoniaque, la gélatine et tant d'autres produits sur lesquels nous aurons à revenir. Voilà pourquoi les phases du travail-sucre ont tant exercé et mystifié les physiologistes qui s'en sont occupés tour à tour. Toutes les fois qu'un carbure hydraté a été soumis à une agglutination qui a concentré en lui des forces libres centripètes, lors du travail de dispersion en retour il se forme du sucre; ou plutôt, ce travail de dispersion en retour a pour produit du sucre. Prenons un exemple bien connu : des grains d'amidon soumis à une légère cuisson commencent par se gonfler, mais ne donnent pas trace de sucre aux réactifs ordinaires; si on abandonne le magma à lui-même, il ne tarde pas à se produire du sucre aperceptible aux mêmes réactifs. On a expliqué ce phénomène par des réactions de ferments contenus dans la fécule. Comme s'il y avait au monde rien de plus homogène, de plus comparable entre eux, que des grains de fécule? Ce n'est donc pas l'action d'un corps spécialisé sous le nom de ferment qui règle le phénomène, mais une évolution de haute physiologie appelée par moi *dispersion en retour*. Que vous empiliez, vous-même, en quelque sorte, l'électricité dans un liquide composé de carbures hydratés, et qui prend la forme agglutinative; puis, que vous le laissiez ensuite subir cette dispersion en retour; ou que vous alliez observer dans la campagne le fruit, le légume, à forme agglutinée initialement et qui se sucre en dispersant son emmagasinage de forces libres, les faits sont identiquement les mêmes; sans aller si loin, examinez sur vos tables le melon à chair très-féculente; trop agglutiné dans ses sucs pour fournir un élément comestible satisfaisant; aussitôt que par une incision d'essai vous aurez permis aux forces agglutinées d'entrer en dispersion sous l'impression des agents extérieurs, du sucre se développe et le melon devient mangeable. Il en est ainsi de tout fruit qui se gerce, ou qui atteint cette perméabilité dispersive que nous appelons maturation. Les fruits, les légumes ont une circulation qui n'est pas éloignée de la nôtre, à un point de vue physiologique élevé. Tant que notre périphérie reste intacte, notre sang conserve l'agglutinabilité qui soutient notre vie : qu'une scissure se fasse dans ces éléments périphériques?... on sait à combien de dangers cela expose notre vie! Pour les fruits quelle est donc la différence? Tant qu'un fruit ne se crevasse pas sérieusement, l'agglutination centripète continue à s'effectuer : mais aussitôt que la scissure commence, ou encore, comme je l'ai dit, la perméabilité trop grande que l'on nomme maturation, aussitôt aussi le sucre se montre... c'est-à-dire la dispersion en retour. Tous ces faits ont été confondus sous un nom qui a la prétention de tout expliquer, la *fermentation* ; mais qui, au fond, n'explique rien puisqu'il ne donne point l'idée ni de l'origine, ni des évolutions des forces libres se condensant et se dispersant. En voici un exemple frappant : le sucre peut se former dans l'économie animale et végétale par l'intervention des corps volatils et gazeux ; par cette raison, que de tels agents faisant pencher la marche des forces libres du côté de la dispersion dont ils sont souverainement animés, ils hâtent un effet qui pourrait se faire assez longtemps attendre dans la majeure partie des cas usuels. Quel élément classique de fermentation peut-on attribuer à ces gaz?... Aucun! Quelque chose de semblable se présente encore dans ce qu'on appelle la fermentation panaire. Le développement de l'acide carbonique naissant fait passer une partie de la farine en sucre, et non un ferment panaire *sui generis,* comme on le professe.

Mais j'arrive à des expériences dont on va comprendre la haute valeur après les quelques mots d'explication préalable que je viens de donner.

EXPÉRIENCE.

Je prends de l'urine sortant de la vessie : j'en forme deux échantillons dans des tubes à chauffer, aussi égaux que possible, et j'en essaye un aux réactifs du sucre. Aucune indication de ce genre ne se montre. Si alors je soumets le tube jumeau à un courant de vapeurs diverses; j'ai donné la préférence jusqu'ici à la mirbane, j'obtiens à l'instant des indications de sucre. Il est bien entendu qu'en faisant passer les mêmes courants de vapeur dans de l'eau pure il ne se produit pas d'action sur les sels de cuivre; c'est-à-dire que la mirbane n'a aucune action chimique, mais agit par dispersion co-aidante. Ainsi s'explique le fait en apparence si étrange rapporté par M. Bernard (II° vol., *Des liquides de l'organisme*, page 469) de la formation du sucre par l'émulsine et l'amygdaline.

La réaction de l'émulsine et de l'amygdaline ayant produit un composé volatil de la famille des mirbanes, a transformé une partie des fécules en sucre. C'est ce que j'ai produit moi-même de toutes pièces, en faisant passer un courant de mirbane dans de l'amidon cuit et très-étendu.

C'est ainsi que j'ai pu prouver l'opinion que j'avais émise ailleurs de l'action des gaz de la rate sur les éléments carburés du foie; formant le sucre hépatique et déterminant le diabète dans la plupart des cas. Il suffit de se rappeler combien les diabétiques émettent peu par la peau, pour suivre les réactions des gaz condensés par la rate, et divisés à bout portant dans les voies hépatiques. Il y a donc d'autres fermentations-type que la fermentation des corps solides, mycodermes ou non? Ou plutôt, il n'y a qu'une seule fermentation variée comme les combinaisons de la nature... *c'est la dispersion ou retour de toutes les forces libres préalablement agglutinées!*

EXPÉRIENCE.

Les savants de notre âge sont si rebelles à la synthèse expérimentale que je me trouve forcé de montrer pour le sang, ce que je viens de faire voir pour l'urine; sans cela on accuserait la mirbane ou toute autre substance volatile de confectionner dans l'urine un nouveau corps en *titine*, en *dame*, en n'importe quelle autre désinence plus ou moins euphémique. Prenons donc du sang sortant de la veine; choisissons comme ci-contre deux échantillons dont l'un servira d'essai négatif. Aussitôt qu'on aura fait passer le courant volatil dans l'autre tube le sucre se montrera aux réactifs. Est-il bien étonnant, après cela, que l'oxygène, l'acide carbonique, le chloroforme et tant d'autres gaz conservent le sucre dans le sang ; suivant les constatations de M. Bernard et autres ; que de fois ils ont dû en trouver par ces moyens-là où il n'y en avait pas avant l'expérience? De même le sucre se détruira sous l'influence des maladies fébriles, qui tendent à enrayer les dispersions organiques normales. M. Rayer a observé qu'un de ses clients avait du sucre dans les urines dans le cas où il subissait quelque contrariété. Le retrait des gaz de la périphérie sur la rate inonde toujours l'organisme dans ce cas ; et tend à produire du sucre ; nous montrant par là, le mécanisme si simple par lequel le sucre se trouve inonder les liquides animaux. La bile soumise aux mêmes expériences produit le même résultat ; et, cependant, ce n'est pas un produit organique, facile à intimider... la bile !

Pour que je restasse complétement satisfait de la marche que j'avais choisie il était désirable de produire artificiellement des urines diabétiques de toutes les formes signalées par les auteurs. C'est ce que j'ai parfaitement réalisé, en absorbant moi-même, soit par le poumon, soit plutôt par l'estomac des combinaisons volatiles huileuses, gélatineuses, gommeuses, etc. Il n'y a rien qu'on ne puisse imiter ; même la réaction vert-chou caillebotée dont les médecins du diabète se sont émus, et à juste titre, dans ces derniers temps ; car, en des matières aussi délicates à saisir c'est souvent un détail qui met sur la voie de l'ensemble.

XIII

Mécanisme vital de la digestion.

Les physiologistes nous ont dit comment la digestion fonctionne au point de vue chimique ; comment la salive, les sucs gastrique, pancréatique, intestinal, biliaire, etc., agissent sur les aliments pour les ramollir et les dissoudre ; on s'est même vivement préoccupé du rôle physique de la chaleur dans le travail gastro-intestinal ; enfin, on a tenu compte des hypothèses de fermentation, putréfaction, coction, etc., qu'on a sondées par des expériences très-ingénieuses et très-instructives. Une seule chose me semble avoir été oubliée ; mais, comme la fée des baptêmes, c'est la plus importante. Lorsqu'on a exécuté des digestions artificielles, on a obtenu des *magnea* ou des liquides d'une homogénéité et d'une solubilité données ; jamais on n'a atteint l'agglutination vitale, qui part depuis le schyme lactescent, jusqu'à la lymphe filante et incolore. Cependant, si le bol alimentaire brut, intact dans la panse stomacale est le point de départ des digestions ; l'élément lymphe translucide et filandreux, est le vrai point d'arrivée. C'est le bol qui représente l'aliment introduit dans l'économie ; comme c'est la lymphe qui reproduit ce liquide réparateur qui va entrer dans la masse de la circulation, pour faire partie de ses éléments intimes. J'abandonne à mes devanciers le soin de développer le travail chimique qui s'opère dans les voies digestives, depuis la déglutition jusqu'à l'absorption lymphatique ; il y a tant de contradictions dans ces systèmes, qu'il faut laisser au temps et aux expériences le loisir de les accorder. Mais, je vais essayer de montrer une fois, que le suc des aliments est mis à part, comment la machine vivante le saisit, le modifie et le forme pour en obtenir l'élément viable dont la circulation a besoin pour entretenir les organismes. Cette partie physiologique n'a jamais été entamée que par des hypothèses en l'air ; où l'expérience n'essaya point de pénétrer. Ici, c'est l'expérience qui devancera sans cesse les conclusions.

EXPÉRIENCE.

Si l'on écrase quelques grappes de raisin, qu'on en exprime le jus dans un linge et qu'on le soumette au travail de l'électricité, par les voies dont j'ai donné tant de fois l'exemple ailleurs ; cette électricité fera une sorte d'analyse du moût obtenu ; une part de la liqueur, celle qui se montre rebelle à l'albuminisation et à la globulation, se séparera pour former ce qu'on appellera plus tard en fabrication, *le chapeau*, l'autre part restera limpide. Si, maintenant, je suppose, on a pris convenablement ses précautions, comme promptitude de travail et comme température, on aura le temps de filtrer le moût dédoublé, et de replacer la partie limpide sous l'électricité, avant que la fermentation n'ait fait des progrès sensibles dans la liqueur. Dans ce cas la liqueur ainsi scindée et clarifiée deviendra très-rebelle aux fermentation usuelles ; elle se portera du côé des habitudes des sucres modifiables dont nous avons tant parlé : c'est-à-dire qu'elle se scindera de nouveau en albuminoïdes et en globules.

Que se passe-t-il donc autrement dans la vraie digestion? La première impression électrique reçue par les aliments dans les voies intestinales, en dehors des effets chimiques indiqués ci-dessus, produit cette analyse sommaire qui sépare le chyme des parties peu ou point assimilables ; celles-ci parcourent lentement les longueurs des tubes digestifs où ils subissent un triage particulier ; et plus tard une expulsion définitive. La liqueur chylée a traversé la cloison intestinale, pour entrer dans la circulation des lymphatiques généraux qui la classent à leur façon ; la trient et la poussent vers le foie où doit s'effectuer le suprême et grand effort électrique qui l'albuminisera et la globulisera, pour en doter la circulation. Nous remarquons dans ces pérégrinations complexes deux faits de premier ordre, souverainement tranchés : d'abord le premier triage *chymo-fécal* ; ensuite le produit *chylo-lymphatique*. Comme dans notre expérience avait apparu l'analyse des parties *albumino-fibrineuses* ; puis le travail *albumino-globulaire*. Ainsi s'explique ce départ mystérieux des fèces, dont on a tant parlé pour ne rien fonder de sérieux. La redoutable endosmose elle-même a perdu son temps en des suppositions gratuites, qui disparaissaient bien vite, quand on se donnait la peine de faire une contre-épreuve cadavérique. C'est l'électricité vitale qui opère tout elle-même dans ces phénomènes organiques ; et cela, en deux *temps* et en deux *lieux* différents ; comme nous sommes obligés de le réaliser nous-mêmes artificiellement ; le premier lieu, la voie intestinale est séparée de la façon la plus rigoureuse, du lieu interne lymphatico-sanguin. L'analyse des fèces est toute préalable, comme dans notre expérience ; il faut s'y reprendre à deux fois pour obtenir le résultat complexe albumino-globulaire ; ou l'organisme reste confus dans ses réalisations, comme cela se voit dans un animal inférieur, dans une expérience mal faite !

Ai-je besoin, maintenant, de parcourir toutes les conséquences de détail qu'on peut tirer de là?... A quoi bon!... L'homme savant et ingénieux va les saisir de suite... Contentons-nous de joindre ici quelques réflexions seulement qui pourraient échapper à l'œil distrait. Il s'agit d'élucider la fonction équivoque d'un viscère, LA RATE, dont on ne me semble guère avoir deviné la fonction réelle.

XIV

La rate.

Je regarde ce que j'ai à dire de la rate comme une chose d'une importance radicale ; à cause de la nouveauté de l'aperçu, et des conséquences que cela acquiert dans la pratique. *La rate est, pour la circulation des liquides et des gaz, ce qu'est le cervelet pour la circulation des fluides nerveux, UN DÉFILÉ régulateur.* Je ne dis pas pour cela que la rate ne puisse remplir quelque autre fonction encore ; dans la matière organisée il est rare qu'un appareil ne serve pas en même temps à une ou plusieurs fonctions élaboratrices ; chimiques même, si vous voulez ; puis encore à une fonction physique et mécanique. La rate, placée en dehors des autres viscères, représente un cul-de-sac, dans lequel le sang peut être comprimé, atténué, transmuté, entreposé, etc. La vie s'étayant principalement sur une dispersion des substances alimentaires et des forces libres, il est compréhensible qu'il doit exister dans l'organisme un appareil spécial, destiné à parer aux dangers d'un reflux, d'un retrait de cette dispersion normale. C'est bien la rate qui est chargée de cette fonction. Les reins ont entraîné la partie liquide des excrétions ; les intestins, la partie solide ; le poumon, la peau, les gaz qui ont pu les traverser. Mais, s'il y a reflux, le poumon trop chargé s'engoue et repousse le trop plein dans les viscères du centre. De là ces oppressions d'estomac, des reins, du foie, qui prennent mille formes et mille sensibilités diverses pour tourmenter le patient. Certaines personnes se débarrassent assez bien au moyen de nombreuses éructations d'émissions venteuses. Dans l'Orient, en Turquie surtout, il paraît que ce serait une grosse injure faite à son hôte, si l'invité ne rotait pas outre mesure pendant et après le dîner. Mais pour beaucoup d'Occidentaux qui suivent les lois

nouvelles de la politesse antirotante, les gaz reflués vont se loger
dans la rate, chargée de les retenir, de les emmagasiner en les
comprimant dans ses aréoles extrêmement dilatées. Ceci n'a rien
de bien fâcheux quand tout reste dans les bornes du possible; mais
lorsqu'il y a constance et excès dans les reflux, la rate et les organes
qui s'avoisinent se trouvent pénétrés par ces reflus d'une façon déplorable; ce qui amène une distension énorme des aréoles, des capillaires; et alors des douleurs, aiguës ou sourdes, correspondant
à ces divers états. L'homme voué par l'hérédité, par le climat, par
état pathologique à ces funestes reflux, finit par subir le supplice
de Prométhée dévoré par un vautour; la tension extrême des aréoles de la rate, celle de tous les tissus infiltrés de gaz, amène un état
nosologique si violent que le suicide devient la seule idée dominante. Car, de semblables efforts de tension ne peuvent se maintenir sans qu'une partie très-importante de l'énormon général ne
soit forcée de s'appliquer en ce lieu pour arc-bouter une force aussi
prédominante. Il arrive que le cerveau privé des condensations
suivies et puissantes qui lui sont nécessaires, s'habitue à des rê-
veries sans connexion, déterminées par le peu de liaison de l'énormon général dans son centre crânien. Ce centre énormon est déplacé; perd l'équilibre et trébuche dans un coin de l'organisme,
où il se confine pour n'en plus sortir. Tel est le résultat général
de ces reflux concentrés du côté de la rate; mais voyons un peu
quel est le mécanisme de détail qui engendre ces effets regrettables.

La rate communique avec trois centres principaux; avec l'estomac, avec le foie, avec les reins. Aussitôt que les mauvais temps
arrivent, les gens délicats, c'est-à-dire les natures sujettes à des reflux de dispersion sentent un poids se concentrer vers l'épigastre.
Elles perdent la facilité de respirer librement, sentent des inappé-
tences plus ou moins sérieuses, éprouvent des nausées, des éructations, des vomissements, etc. Si le reflux se porte au-dessus du
diaphragme, il se crée ce qu'on appelle un rhume ou simplement
une irritation de poitrine. De même, le reflux marchant plus haut
encore et du côté de la tête peut engendrer ces phénomènes si
mutables, si étranges qu'on appelle grippes, angines, etc. Ici, je ne
dois guère m'occuper que des résultats à tendance chronique qui

portent sur le foie, sur le rein, par les sympathies de la rate. La
rate s'opile, comme disaient les anciens ; d'où le dicton si connus
« se désopiler la rate » pour dire se dégager des tristesses, des souf-
frances qui entraînent à leur suite les obstructions de ce viscère.
La rate peut donc s'opiler ; mais normalement il faudrait quelle
n'acceptât cette fonction que dans la mesure de ses forces ; comme
cela est permis à un condenseur normalement établi. Malheureusement, il est des natures animales chez lesquelles la rate est ou
trop petite, ou trop peu intensible, ou trop peu résistante, pour le
travail de compression qu'elle se trouve avoir à exercer sur des reflux exagérés. Cependant examinez les réticules intérieures de cet
organe... Quelle élasticité !... De même, quelle résistance dans l'enveloppe extérieure, d'une fibrosité inusitée partout ailleurs dans
l'organisme ! Malgré toutes ces admirables précautions mécaniques,
il arrive cependant alors que l'organisme se trouve dans la position
d'une machine qui manque de condenseur ; ou qui n'a qu'un condenseur insuffisant. Sous l'influence de ces reflux, les maladies
qui sortent d'un mauvais fonctionnement de la peau, soit à l'état
constitutionnel, comme les diabétiques, les phthisiques, les albu-
minuristes ; soit éphémèrement, par la scarlatine, l'érysipèle, la
variole, etc., amènent bientôt un trouble jusque dans la composition du sang. Il en est de même physiquement pour les hommes
de lettres ; pour tous les gens qui manquent d'exercice ; pour ceux
qui ont peur, qui sont sous le joug monastique, disciplinaire, etc.,
la phthisie s'en empare très-souvent. Qu'on se rappelle cet ordre
cité par Laennec, où tous les sujets étaient pris de phthisie au
bout d'un an de leur entrée dans l'établissement. On ne saurait
donc attacher une trop grande importance au travail des gaz ; disons mieux à ce travail complet et complexe de l'énormon qui di-
rige le mouvement de tension vers la périphérie. La politesse, la
discipline, les imprudences d'hygiène et de nourriture concourent
grandement à rendre l'exercice normal de plus en plus difficile.
Nous l'avons dit, et nous serons même forcé d'y revenir, la question des fonctions de la rate est une des choses les plus neuves en
science, les plus importantes, et cependant, les moins appréciées.
C'est généralement, à l'exagération du travail fonctionnel de la rate
que sont dus les productions anormales de la circulation : sucre,

gélatine, etc., productions qui disparaissent, au contraire, dans les
maladies spéciales qui résorbent les gaz. Nous allons retrouver tout
cela aux titres divers de la pathologie.

CÆTERA DESIDERANTUR.

Ici s'arrête, inachevée, la dernière œuvre de Louis Lucas. Ici s'est
reposée cette plume si laborieuse ; ici ce vaillant esprit a clos la série
de ses découvertes; ce n'est point que ses publications eussent atteint le terme qu'il s'était proposé, ni que sa volonté se fût lassée
à ce rude labeur de ramener toutes les sciences à une des grandes
lois universelles; lui que rien ne pouvait éloigner de ses chers travaux, ni plaisirs de la fortune, ni désirs ambitieux, ni les douces
joies de sa famille. Mais il avait dépensé à cette gigantesque entreprise ses forces et sa vie; il a eu le sort de ceux qui, explorant des
pays inconnus, succombent sous leurs propres efforts. Louis Lucas
a été frappé par la mort le 9 janvier 1863; il était né en 1816, à
Condé-sur-Noireau (Calvados).

Cette mort laisse à tous ceux qui l'ont connu les regrets les plus
justes. Celui qu'ils ont perdu était, en effet, un de ces hommes rares
dont les pensées élevées ne sont que le reflet du plus noble caractère;
leur admiration et leur estime n'eurent jamais besoin de scinder en
deux parts sa vie et son œuvre. Son œuvre et sa vie furent également respectables. Ils regrettent dans Lucas le savant profond, l'ami
dévoué et délicat, l'heureux scrutateur de la nature, l'excellent
père de famille, le publiciste éclairé, l'écrivain habile et spirituel,
et l'homme de bonne compagnie. Tous ces mérites se complétaient
en lui par la modestie la plus digne, par une aménité bienveillante
puisée aux sources mêmes de la bonté, mais qui laissait cependant
à sa parole convaincue une force capable de lutter contre ce qu'il y
a de plus résistant au monde, l'assurance des esprits dominés par la
routine.

Louis Lucas, s'étant proposé d'établir entre les sciences cette solidarité sans laquelle tout dépérit dans le monde intellectuel et moral comme dans l'ordre matériel, eut d'abord à étudier les méthodes jusqu'alors suivies par les savants; il les vit divisés en deux grandes écoles : les uns, ayant à leur tête Pythagore, Platon et toute la pléiade des philosophes grecs, s'égaraient en des hypothèses gratuites, et cherchaient à inventer plutôt qu'à découvrir les lois générales. Les autres, et parmi eux tous les savants modernes, s'absorbaient dans l'expérimentation successive des phénomènes isolés sans se préoccuper assez des causes auxquelles les effets se rattachent nécessairement. Lucas vit ce que l'une et l'autre méthode avaient d'insuffisant, mais il ne se montra injuste ni envers l'une, ni envers l'autre, et conçut l'idée de concilier ces deux systèmes par l'adoption d'*une unité commune* prise dans une loi générale déjà reconnue, et appuyée sur l'expérimentation des faits.

Mais où trouver une loi assez vaste pour relier les travaux de la nature, les montrer parallèles entre eux et tous dépendants les uns des autres, malgré l'admirable diversité qui déguise les termes de leur équation? Lucas chercha donc une science assez avancée pour présenter une loi appuyée sur des faits bien coordonnés; il s'arrêta à l'acoustique, dont s'étaient occupés, depuis plusieurs siècles, tous les mathématiciens célèbres sans qu'ils l'eussent cependant conduite au degré de clarté et de simplicité que lui conféra Lucas.

Lucas, voyant la loi du mouvement nettement indiquée dans cette science, chercha à la retrouver ailleurs, convaincu que la Providence a constamment suivi dans l'organisation de la matière les principes les plus simples, quoique d'une variété infinie dans leurs applications; il espéra, en se rendant bien compte d'une loi évidente, la voir se reproduire dans un cercle de faits voisins et pouvoir la poursuivre ainsi de cercle en cercle, sans laisser tomber de ses mains le fil conducteur qui devait le guider dans le labyrinthe scientifique, lui servir d'unité pour mesurer toutes les sciences et les soumettre à un principe unique.

A ceux qui verraient dans Lucas un novateur impatient de toutes règles adoptées et ne relevant que du caprice de son opinion, rappelons qu'il fut, au contraire, le vrai disciple des autorités les moins contestées. Il a réalisé en effet ce que rêvait Pythagore et ce qu'espérait Socrate lorsqu'il désirait voir partir toutes les sciences d'un même point et aboutir à un centre commun. Il a compris les préceptes de Bacon, qui prescrivait dans son *Instauratio magna* la comparaison des phénomènes les plus dissemblables en apparence, mais dépendant au fond d'une raison unique, et qui écrivait : « Celui qui n'aura pas mêlé, confondu et réduit tout ensemble, ne verra pas l'unité de la nature et n'en pourra rien interpréter. » — Il a suivi Newton, qui dut le fondement de son optique aux séries musicales; Rumfort, qui y rattacha sa théorie du froid et du chaud; Kepler, à qui les lois acoustiques révélèrent les lois astronomiques, quoique l'acoustique n'eût encore été étudiée que d'une manière superficielle et avec une négligence incroyable. Il s'est enfin montré le disciple d'Herder, qui aspira si vivement au principe de connexion et qui recommandait à tous les savants de retrouver partout l'action de la loi simple, éternelle, unique, qui fait tourner tous les astres autour d'un centre commun. Ne sont-ce pas là les mêmes principes appliqués par Lucas avec tant de précision et d'ampleur, et ne croirait-on pas entendre parler un de ces hommes illustres, lorsqu'il dit dans *la Chimie nouvelle* :

« Nous pouvons avancer que les phénomènes planétaires et les phénomènes sériels, chimiques, lumineux, électriques, calorifiques, sont tout un, et nous aider des phénomènes astronomiques pour expliquer le spectre solaire, les anneaux électriques, la formation des corps simples, comme nous pouvons, par contre, tirer des conséquences du spectre, des anneaux et des corps simples, pour expliquer les grands points du système planétaire. Nous fondant sur l'identité typique des séries lumineuses, électriques, calorifiques et chimiques avec celle de la résonnance acoustique dans laquelle on trouve maintenant d'immenses ressources de rapprochement, nous emploierons souvent cette dernière science dans le développement des phénomènes, par la raison que la théorie acoustique est sûre et claire, tandis qu'on peut regarder comme moins connues celles de la lumière et de la chaleur. »

L'Acoustique nouvelle fut donc le premier ouvrage de Louis Lucas, ouvrage utile aux physiciens autant qu'aux musiciens, élèves et maîtres; la seconde œuvre qu'il donna au public fut *la Chimie nouvelle*, qui renferme sous ce titre, beaucoup trop simple, des observations d'une abondance et d'une richesse extrêmes sur la physi-

que, l'astronomie, la géologie, l'électricité, la lumière, le magnétisme, le calorique et l'analyse chimique. Son troisième ouvrage fut
le *Roman alchimique* dont la presse a si peu parlé, car, selon l'aveu
même d'un journaliste en renom, « en présence d'un tel livre,
la critique s'arrêta, étonnée et peureuse; par crainte de se four-
voyer dans un éloge intempestif, elle préféra se taire. »

Quel était donc le but de Lucas dans cette œuvre d'imagination,
cachant sous une forme gracieuse un but profondément philosophique? Il dit lui-même quelque part : « Je n'ai pas voulu laisser
échapper l'occasion de ce livre sans rendre hommage aux grands
philosophes, aux modestes savants, aux vieux alchimistes, ces con-
servateurs si méconnus des traditions hermétiques. Je me fais gloire
d'être l'un de leurs plus fervents disciples, et je leur tends la main
à travers la tombe! »

Et c'est nous aujourd'hui qui, avec le même respect et le même
regret, tendons la main à notre cher Louis Lucas, qui les a rejoints
par-delà la tombe. C'est avec raison qu'il les honorait ces fiers inves-
tigateurs de la force universelle. Rompu à leur exemple au maniement des éléments, Lucas voulut en poursuivre l'examen dans
l'organisme de l'homme, et passa de la physique générale à la
physiologie, à la pathologie et à la thérapeutique. Ses études sur
cette dernière branche devaient clore *la Médecine nouvelle*, ouvrage
si remarquable par les découvertes, les expériences capitales qu'il
renferme, et par l'invention de plusieurs instruments qui suffirait
seule à la gloire de Lucas. Nous nous abstiendrons avec déférence
de parler plus au long de ce livre, laissant à un des éminents écri-
vains de *la France médicale*, le docteur Favre, le soin d'accomplir
selon son cœur l'engagement religieux qu'il a pris d'en parler
comme il le mérite.

Quel est donc le lien général des ouvrages de Lucas? quel est le
titre qui les unifie? Le voici :

DU MOUVEMENT ET DE SES APPLICATIONS.

Le mouvement! c'est l'agent universel, un et uniforme dans sa
nature, qui a été constitué par Dieu comme le promoteur de la

variété infinie des phénomènes et catégories physiques, cause de toutes les combinaisons et permutations que nous observons autour de nous. A ce point de vue, toutes les sciences ne sont que des modifications parallèles d'un fait unique, le mouvement suprême.

Pour pénétrer jusqu'aux merveilles les plus inespérées, on peut donc s'adresser indifféremment à chaque division sensoriale du mouvement. Chacune d'elles reproduisant le tout, chacune d'elles étant comme l'écho et le microcosme de toutes les autres, chacune d'elles confirmant toutes les autres par son harmonieux consentement.

L'homme qui veut s'instruire et comprendre Lucas doit donc étudier avec lui le mouvement dans son état libre, dans sa tension, sa condensation et ses dilations, dans son antagonisme et ses groupes contrastés, dans ses limitations, ses résistances et ses défilés; dans son équilibre en tonalités différentes, son entrée en séries, ses déterminatives et ses résolutives, en un mot, dans toutes les évolutions qui lui sont propres et dont l'acoustique nous offre le type le plus ravissant.

Philosophie du mouvement, analogie des sciences, harmonie de la nature, voilà l'œuvre entreprise par Lucas, et cette œuvre nous la dédions sans crainte de la résistance soulevée par les préjugés, de l'impatience et de l'aigreur des intérêts froissés, des dépits de l'amour-propre jaloux, à tous les amis du progrès des sciences et de l'humanité.

Ici je dois cependant confesser une crainte, c'est que Lucas n'ait trop spiritualisé le mouvement au détriment des séries véritablement spirituelles, seules capables de liberté et de vertu; et qu'en ne signalant que Dieu et le mouvement, il n'ait fourni, à son insu, des armes au panthéisme et au fatal dualisme contre lesquels il s'est élevé tant de fois et d'une manière si puissante.

Voilà, si je ne me trompe, les grands principes qui ont présidé au plan de cet édifice immense que nous avons la douleur de voir inachevé. L'architecte disparu avant le temps, qui pourra compléter son œuvre? Certes, Lucas se préparant à soumettre toutes les sciences au même travail d'unification, a laissé de nombreux manuscrits pleins de découvertes précieuses et d'observations qui compléteraient ses livres déjà parus. Mais, quel que soit l'empressement de l'amitié à ne rien laisser perdre du talent de Lucas, quel que soit le désir de sa famille de contribuer par la publication de ses notes à rendre un légitime hommage à son chef disparu, quelle que soit l'impatience du public de connaître les découvertes qui sont consignées dans ses manuscrits, comme elles touchent non-seulement à la science mais encore à l'industrie, madame Lucas croit devoir garder ces manuscrits en dépôt jusqu'à l'âge où ses fils pourront les apprécier et les utiliser.

C'est donc à eux qu'appartient la tâche pieuse de reprendre l'œuvre paternelle là où la mort l'a interrompue, d'étudier avec tout le respect de l'amour filial ces notes dont la plus simple en apparence contient des richesses d'observation et de direction dont ils devront profiter pour aller plus avant encore, ne se bornant pas à collationner ces précieux manuscrits, mais cherchant réellement à succéder à leur père et à compléter sa gloire par leur propre gloire.

FIN DU TOME DEUXIÈME.

TABLE DES MATIÈRES

CONTENUES DANS LE SECOND VOLUME

DIGESTION.

MYSTÈRES DE LA VIE.

PARIS. — IMP. SIMON RAÇON ET COMP., RUE D'ERFURTH, 1.